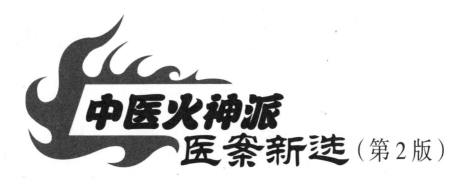

中医火神派
医案新选（第2版）

张存悌　张泽梁　主编

U0385754

辽宁科学技术出版社
·沈阳·

图书在版编目（CIP）数据

中医火神派医案新选 / 张存悌，张泽梁主编. —2版.
—沈阳：辽宁科学技术出版社，2020.8
ISBN 978-7-5591-1498-3

Ⅰ．①中… Ⅱ．①张… ②张… Ⅲ.①中医流派 – 医
案 – 汇编 – 中国 – 现代 Ⅳ．①R249.7

中国版本图书馆CIP数据核字（2020）第016696号

出版发行：辽宁科学技术出版社
　　　　　（地址：沈阳市和平区十一纬路25号 邮编：110003）
印 刷 者：辽宁新华印务有限公司
经 销 者：各地新华书店
幅面尺寸：170mm × 240mm
印　　张：17.5
字　　数：310千字
出版时间：2010年5月第1版
　　　　　2020年8月第2版
印刷时间：2020年8月第3次印刷
责任编辑：寿亚荷　丁　一
封面设计：刘冰宇
版式设计：袁　舒
责任校对：王玉宝

书　　号：ISBN 978-7-5591-1498-3
定　　价：70.00元

联系电话：024-23284370　13904057705
邮购热线：024-23284502
邮　　箱：1114102913@qq.com

编 委 会

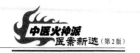

![内容提要]

　　火神派是指以清末名医郑钦安为开山宗师，理论上推崇阳气，临床擅用中药附子的一个医学流派，具有十分独特的学术风格。百余年来代有传人，像吴佩衡、祝味菊、范中林等均以"吴附子""祝附子""范火神"之名而驰名医林，因屡起重症、大症而广为人所传颂。当前，火神派已成热门话题，引起医坛的广泛重视。

　　本书收集了22位火神派名家的近400个精彩案例，精心加以点评，内容涉及内、外、妇、儿、五官各科，既有常见病，又有疑难杂症，用药独特，疗效突出，令人大开眼界，展现了火神派丰富各异的临床经验，读之尽可领略火神心法。全书选案精严，点评精当，给人诸多启迪。第2版较初版增加了两位医家的60个案例。

　　本书是作者继《中医火神派探讨》《中医火神派医案全解》之后编纂的另一部医案专著，各书互为补充，绝不重复。不仅可以推动火神派的传承发扬，而且有助于各家学说和基础理论的研究，具有较高的学术价值。适合中医界和中医爱好者阅读，尤其是中医院校的学生会从中受到教益。

火神派是清代末期由四川名医郑钦安创立的一个重要医学流派，以注重阳气、擅用附子而著称，具有十分鲜明的学术特色。百余年来代有传人，像吴佩衡、祝味菊、范中林等均以"吴附子""祝附子""范火神"之名而独步医林，因屡起重症、大症而为人所传颂，至今犹有传承而方兴未艾，在现代医坛上大放异彩。

　　编者近年来一直在研究火神派，2007年撰著了《中医火神派探讨》一书，对火神派学术思想进行了深入探讨，限于体例，无法展示更多的精彩案例。编者认为，要真正弄清一个医家的学术思想和用药特点，光看其理论不行，必须研究他的医案，甚至是大量的医案，前贤所谓"读书不如读案"是也。"多读医案，绝胜于随侍名师而相与晤对一堂，上下议论，何快如之。"如同跟师学徒一样，"晤对一堂"，要有相当数量的侍诊案例提供体察机会，才能感悟师辈的独特心法。

　　事实上，火神派诸家理论上推崇扶阳是相当一致的，但在用药上则风格各异，甚至可以说派中有派，显示出丰富的独特经验，要弄懂这一点则非医案莫属。为此，编者在2008年编写了《中医火神派医案全解》，颇受欢迎，至今已连印6次，堪称畅销。随着学习和研究的不断深入，编者又有许多新的体会和感悟，因而对《中医火神派探讨》加以修订，出版了该书第2版。与此同时，自然也收集到很多火神派医家的新案例，因此拟再编写一本医案集，与《中医火神派医案全解》互为补充，让读者开阔视野，领略更多名家的精彩医案，此即本书的由来。

一、突出火神派学术思想

　　既然是火神派医家医案选，其主旨当然是弘扬火神派学术思想，

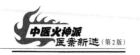

首先要尽量将火神派名家收集进来，具有充分的代表性；其次选录案例以能够体现其学术观点为原则，具体地说，就是能体现这些医家注重扶阳、擅用附子等温热药物的案例。概括地说，就是选人、选案两件事，这就需要编者的眼光和见识了。

1. 所谓选人，就是要选出自火神派名家的案例

火神派所倡导之扶阳也即温法，本为中医八法之一，从这个意义上说，谁都会扶阳，会用附子，并无独特之处。火神派之用附子，以广用、重用著称，自有一套鲜明特色，与其他医家之用附子大有分别。一个医家偶尔用了几次附子，平时用药缺乏火神派的风格，当然不能称为火神派。如叶天士也用过附子，与郑钦安不可同日而语，叶天士显然不是火神派。唯有火神派这般运用附子章法，才可称为火神派。市面上有些所谓扶阳方面的书，就犯了这种毛病，将偶尔用了几次附子的医家当作火神派看待，收录其医案，未免有谬种流传之嫌。

本书所选医家，皆为擅长广用、重用附子者，具有明显的火神派风格，学验俱富，医名称著。如素有"卢火神"之称的卢铸之，原是郑钦安入室弟子，但其医案所见甚少，此次收录3例；还有近代的岭南名医易巨荪、黎庇留等，云南名医李继昌、姚贞白、戴丽三以及赵守真、曾辅民、孙秉严等；还有就是火神派名家的传人如吴佩衡的嫡外孙顾树祥、顾树华等；再有是在火神派潮流中涌现的"少壮派"如余天泰、傅文录、庄严等，均经再三考量选定，可以说，本书汇聚了火神派老、中、青3代扶阳的精彩案例。

从上述入选医家可以看出，大多是本次新发掘所致，与目前读者所熟知者相比可谓面目一新，这正是编者意图所在——提供新信息，不炒"冷饭"。

2. 所谓选案，就是要选体现火神派用药思路和风格的医案

为了着重推介火神心法，当然要挑选体现火神派用药风格的案例，对其他方面的医案不作涉猎。事实上，作为医家的基本功，火神派汗、吐、下、和、温、清、消、补八法俱会应用，各家都有很多温法以外的精彩案例，因其不属本书重点，故少予收录，这一点应当指明，免得读者以为这些医家只会扶阳。任何一个火神派医家都不仅擅用附子，如同朱丹溪虽以滋阴著称，但对气、血、痰、瘀等杂病也多有经验，叶天士独创卫气营血温病辨治体系，但对内伤杂病也多有研究。欲求其学术全貌，可找各家专著全面了解，本书最后附有这些参考书目。

二、选案精严，着眼启迪作用

选案精严是历代编选医案集都应遵守的原则，清代徐灵胎说："凡述医案，必择大症及疑难症，人所不能治者数则，以立法度，以启心思，为后学之所法。"江瓘在编辑《名医类案》时说："变法稍有出奇者采之，诸庸常者不录。"这些前贤论述，是编者精选案例的准则。

三、统一体例，细致编改，精心点评

火神派各家虽有共同的扶阳基础和擅用附子的特点，由于时代差异和个人记述习惯的不同，其医案风格各异，差别很大，有的记录颇详，有的过于简略，有的不无冗词，这是很正常的。完全照抄照录可能省事，但读者却要费神，这不是负责任的表现。作为编者有责任统一体例，尽量让读者节省时间和精力。为此，参照现代医案范式，对所录案例进行精心编改，主要是对冗赘的文字予以压缩，使之趋于精练；对晦涩的文句予以加工，使之顺畅，有点儿再创作的味道。当然前提是忠于原著，不改变原意。此外，对旧制计量单位径直改为今制。

原著中已有按语者，本书立为"原按"一栏保留。此外，多数案例都根据编者认知，加了点评文字，立为"点评"一栏，不敢称画龙点睛，着实下了一番功夫，希望对读者有所启迪。实际上，这也是编写医案专著的惯例，清代俞震的《古今医案按》即以按语精当为后世

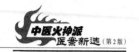

称道。限于水平，这些点评不一定恰当，还望贤达指正。

四、病证标题同时示以方剂名称

历代医案类专著多以病证为纲，目录上仅标以病证名称。编者在此基础上标以该案所用主方，用破折号隔开，如"鹤膝风——阳和汤"，表示该案所用主方为阳和汤，一案中前后换方者，以"/"线分开。这样做的好处是便于读者对比研究和记忆，确有提纲挈领之意，重点突出，清晰省力。编者在治学中于此颇感受益，这一点也是承袭了《中医火神派医案全解》的做法。在编排上，以医家为单元，兼顾用方和病种为纲，合并同类项，显得纲目清晰。

经过上述加工编辑，期望本书文字流畅，条目清晰，理法凸显，易于理解，得其真传，编者的工力也许就主要体现于此。所谓一样的案例，不一样的编法，应该有不一样的效果，读后自有感觉。

五、本书与《中医火神派医案全解》绝不重复

编者筹划本书时立下一个原则，即本书所选案例与《中医火神派医案全解》绝不重复，所录医案均系重新选录。即或《中医火神派医案全解》中已经入选的名家如吴佩衡、唐步祺、祝味菊、李统华、周连三等的医案再次入选，也均系重新发掘，与前书绝不重复。这样做，首先是因为本书与《中医火神派医案全解》互为补充，可称姊妹篇，不应重复。其次，就是要对得起已经购有《中医火神派医案全解》的读者。本书所选案例近400例，超过前书140余例。

关于如何阅读医案类专著，前贤论述可供参考。清代周学海说："每家医案中必有一生最得力处，细心遍读，是能萃众家之所长矣。"陆懋修认为："书本不载接方，以接方之无定也，然医则全在接方上见本领。"现代秦伯未则称："凡医案观其变化处，最耐寻味。"读案如临帖，古人云："碑要熟看，不宜生临。心得其妙，笔如入神。"是说要熟读于心，心得其妙，下笔自有章法。读案亦如此，要得其精

髓，切忌徒记几个方药，生搬硬套。当然，本书如能与《中医火神派探讨》《中医火神派医案全解》互相参阅，当然会相得益彰，具有互补意义。

本书资料主要选自有关著作和杂志报道，特此向作者和出版单位表示衷心感谢。

张存悌

2020 年 6 月

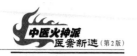

火神派简介

火神派医案新选

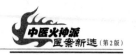

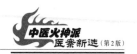

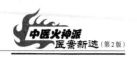

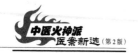

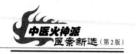

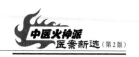

HUOSHENPAIJIANJIE

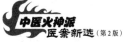

中医火神派
医案新选（第2版）

火神派简介

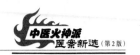

一、火神派释义

所谓火神派，是指以清末四川名医郑钦安为开山宗师，理论上推崇阳气，临床上强调温扶阳气，以擅用附、姜（生姜、干姜、炮姜）、桂（肉桂、桂枝）等辛热药物著称的一个医学流派。其中，尤以擅用附子为突出特点，乃至诸多火神派医家和传人被冠以"某火神"或"某附子"雅号。广义上说，一个医家如果重视阳气，擅用附子，就可以称之为"火神派"。从一定意义上讲，不擅用附子，就不能称其为火神派。

可以用两句通俗的话来概括火神派的特点：万物生长靠太阳，百药之长属附子。前一句是说推重阳气，后一句则讲擅用附子，两者不可分割。

有学者将该派称为"温阳派"或"扶阳派"，自有一定道理。而从学术个性化角度看，火神派之称谓则更通俗，它见之于文献并且流传于群众之中，因此火神派之称谓更显特色。这就如同李东垣学派可以称作"脾胃派"，也可以称作"补土派"，但后者更通俗，更具特色。同样，将郑钦安学派称作"火神派"，显然更通俗，更具特色，自然也流传更广，在民间尤其如此。

火神派诞生于清末同治、光绪年间，因此有学者称之为"传统国医中最年轻的一个流派"。百余年来，传其学者代有其人，著名的有吴佩衡、祝味菊、范中林、唐步祺、卢崇汉等，他们均被称为"某火神"或"某附子"，于今在医林中依然独树一帜，发挥着重要作用，推崇、传承其学可称方兴未艾。

火神派完全符合构建一个医学流派的主要条件，即有一个颇具影响的"首领"郑钦安，有两部传世之作《医理真传》和《医法圆通》，它有完整而独特的理论体系，编者对《中医火神派探讨》曾作过系统的归纳。有以吴佩衡、唐步祺、卢铸之等为代表的若干传人延续至今。他还创制了代表本派学术特点的几首名方，如潜阳丹、补坎益离丹等，而其用药特色之鲜明更是超乎寻常，包括本书所选在内的大量成功案例可以作证。

这些都表明火神派是一个特色突出而经世致用的医学流派，与其他医派相比可以说毫无逊色。编者认为它是继伤寒派、金元四大家、温补派、温病派之后的第八个医学流派。作为建议，它有理由补充到高等院校《中医各家学说》教材中去，体现这一中医发掘、研究的新成果。编者相信，火神派独特的学术价值，必将逐渐彰显出来，历史将证明这一点。2007—2009年连续3年召开的全国三届扶阳论坛已是一个良好的开端。

归纳一下，编者对火神派的学术思想概括为如下4点：

（1）以阴阳为纲，判分万病，"功夫全在阴阳上打算"，是其最基本的学术观点。郑钦安提出的阴阳辨诀、"用药真机"，具有十分重要的临床意义。

（2）重视阳气，强调扶阳是其理论核心；临床擅用附子，对姜、附等药物的应用独树一帜。

（3）对阴证的认识十分全面，对阴火（包括各种血证）的辨识尤其深刻，独具慧眼，此为其学术思想最精华的部分。

（4）阴盛阳衰的病势观是其学术思想的重要前提。

这些学术观点前后呼应，一以贯之，形成一个独立的学术体系，即火神派学术思想的主要内涵。详细内容可参阅《中医火神派探讨》。

二、重视阳气，肾阳为本

郑钦安根据《素问·生气通天论》中"阳气者若天与日，失其所则折寿而不彰，故天运当以日光明"之义，提出火神派最重要的学术观点就是重视阳气，崇尚扶阳。也就是说，在阴阳两纲中，他并非等量齐观，而是特别看重阳气，阳主而阴从。在人身各种阳气中，他又特别推崇肾阳即元阳，认为是人身立命之根本，当然也是人体疾病善恶转化的关键。

1. 阳统乎阴，阳主阴从

郑钦安认为元阴元阳是人身立命之根本，但是在阴阳两纲中，表面上看，阴阳在相互为用的关系中处于等同地位，互为消长，缺一不可。然而在相互消长的过程中，表现出的却是"阳统乎阴""阳主阴从"的现象。因此他认为阴阳二者之间的关系，关键在于阳气，阳为主，阴为从，只有阳气致密于外，阴血才能固守于内。二者虽说互根，但又有主次之分。所以郑钦安特别重视阳气，认为"阳者阴之根""有阳则生，无阳则死"。郑钦安推崇辛热扶阳治法，擅用姜、附等药，显然都是建立在注重阳气的理论基础之上。在其著作中，他反

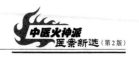

复阐述这些观点：

"阳者阴之根也，阳气充足，则阴气全消，百病不作。"

"阳旺一分，阴即旺一分；阳衰一分，阴即衰一分。"

"阳统乎阴，阳者阴之主也，阳气流通，阴气无滞。"

"人身所恃以立命者，其惟此阳气乎。阳气无伤，百病自然不作，有阳则生，无阳则死。"

"人身立命就是一个'火'字。""人之所以立命者，在活一口气乎。气者阳也，阳行一寸，阴即行一寸，阳停一刻，阴即停一刻，可知阳者阴之主也。"（《医理真传·卷二》）

2. 肾阳为本，人身赖之

"人生立命全在坎中一阳""坎中一阳"即肾阳，为人身阳气之本，立命之根，这是郑钦安在注重阳气的基础上进一步提出的观点。人身阳气有上中下部位之分，上焦有心肺之阳，中焦有脾胃之阳，下焦有肝肾之阳，但是，"下阳为上、中二阳之根"，下焦肾阳是上焦、中焦阳气之根。也就是说，在诸种阳气中，他又特别强调肾中阳气的作用，称之为"真阳""元阳""真火""龙火"。"肾中真阳为真气，即真火"，在其学说中，他也反复强调这一点。

"少阴乃水火交会之地，元气之根，人身立命之主也。病至此际，是元气虚极，剥至于根……这一点元气澈上澈下，包罗天地。"（《医法圆通·卷四》）

"凡人之身皆赖一团真火。""真气命根也，火种也。""人活一口气，即此真气也。"

"有形之躯壳，皆是一团死机，全赖这一团真气运用于中，而死机遂成生机。"

"有形之躯壳，皆后天之体质，全赖先天无形之真气以养之。"

"人身立命，全赖这一团真气流行于六步耳。真气乃人立命之根，先天种子也。"（《医理真传·卷二》）

"夫人之所以奉生而不死者，惟赖此先天一点真气耳。真气在一日，人即活一日，真气立刻亡，人亦立刻亡，故曰人活一口气，气即阳也，火也，人非此火不生。"（《医法圆通·卷四》）

三、注重扶阳，擅用附子

火神派的学术思想前面已经概要介绍，这里再详细阐述一下其最重要的学术观点。郑钦安重视阳气，在人身各种阳气中，又特别推崇肾阳，认为肾阳是人身立命之根本，这是就正常生理而言的。在病理状态下，自然也重视阳气，认为"万病皆损于阳气""阳气无伤，百病自然不作。有阳则生，无阳则死"。也就是说，阳气衰弱与否是疾病善恶转化的关键。故其治病立法，首重扶阳，临证时首先考虑元气损伤情况，以辛热之药扶阳抑阴，擅用干姜、附子、四逆汤之类方药，形成非常鲜明的用药风格。

1. 注重扶阳，元气为本

注重阳气是郑钦安倡导火神派的理论基础。那么在人体患病时，他自然也要以元气为本，倡导扶阳，对扶阳抑阴有着深刻的认识，形成独具特色的扶阳理论。这方面郑氏有很多论述："外感内伤，皆本此一元有损耳""病有万端，亦非数十条可尽，学者即在这点元气上探求盈虚出入消息，虽千万病情，亦不能出其范围。"（《医法圆通·卷三》）"仲景立法，只在这先天之元阴、元阳上探取盛衰，不专在后天之五行生克上追求。附子、大黄，诚阴阳二证之大柱脚也。"（《医理真传·卷二》）

他以中风一证为例，突出表达了推崇扶阳的观点："众人皆作中风治之，专主祛风化痰不效。予经手专主先天真阳衰损，在此下手，兼看何部病情独现，用药即在此攸分。要知人之所以奉生而不死者，恃此先天一点真气耳。真气衰于何部，内邪外邪即在此处窃发。治之但扶其真元，内外两邪皆能绝灭，是不治邪而实以治邪，未治风而实以祛风，握要之法也。"（《医理真传·卷二》）也就是说，并非见风祛风，见痰化痰，而是"专主先天真阳衰损，在此下手""治之但扶其真元"。

还有健忘一证，老年人居多，世人多以为心脾不足，精血亏损所致为主，用药"专以天王补心、宁神定志诸方"，确是市习常法。郑氏则认为，此证"总以精神不足为主"，属阳气亏虚，治应培补阳气，"方用白通汤久服，或桂枝龙骨牡蛎散，三才（封髓丹）、潜阳等汤，缓缓服至五六十剂，自然如常"（《医法圆通·卷二》）。突出扶阳理念，令人耳目一新。

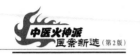

又如癫、痫二证，"缘由先天真阳不运，寒痰阻塞也""以予所论，真气衰为二病之本，痰阻是二病之因，治二证贵宜峻补元阳，元阳鼓动，阴邪痰湿立消，何癫痫之有乎？"（《医理真传·卷四》）与通常治法确实不同。

再如小儿痘证，世医"见下陷不足之症，用药总在这参、芪、鹿茸、归、芍，以为大补气血，究竟致死者多"，"而不知在人身立命之火种上用药""以为四逆汤乃伤寒之方，非痘科之方，不知此方正平塌下陷痘证之方，实补火种之第一方也"（《医理真传·卷四》）。本书所选吴佩衡麻疹4案，堪为范例。

举一反三，可悟郑氏推崇扶阳思想的真谛，即并非头痛医头，脚痛医脚的对症下药，而是"治之但扶其真元"，从扶阳着手，以元气为本，此乃"握要之法"。

清·王昂云："医以辅养元气，非与疾求胜也。夫与疾求胜者，非味杂辛烈，性极毒猛，则得效不速，务速效者隐祸亦深，吾宁持久缓而待其自愈也。"徐灵胎也认为："诊病决生死者，不视病之轻重，而视元气之存亡，则百不失一矣。"以上所论治病以元气为重的观点与郑氏推重肾阳的观点可谓异曲同工。

2. 擅用附子，独树一帜

理论上火神派推崇扶阳原则，在具体遣方用药上，则以擅用附子、干姜、四逆汤等温热方药著称，道理何在？郑钦安说："用药者须知立极之要而调之。""热不过附子，甜不过甘草，推其极也。古人以药性之至极，即以补人身立命之至极，二物相需并用，亦寓回阳之义。""非附子不能挽欲绝之真阳。"郑钦安反复提到："附子大辛大热，足壮先天元阳。""能补坎中真阳，真阳为君火之种，补真火即是壮君火也。""肉桂、附子、干姜，纯是一团烈火，火旺则阴自消，如日烈而片云无。况肉桂、附子二物，力能补坎离中之阳，其性刚烈至极，足以消尽僭上之阴气，阴气消尽，太空为之廓廓，自然上下奠安，无偏盛也。"（《医理真传·卷二》）

总之，他认为附子为热药"立极"之品，用以"补人身立命之至极"的元阳，自是顺理成章。后来祝味菊先生称附子为"百药之长"，唐步祺先生称附子为"热药之冠"，应该都是从郑氏对附子的推崇演绎而来。

归纳火神派擅用附子的经验，可以概括为广用、重用、早用、专用等几个特点，下面分别述之。

（1）广用：火神派治疗阴证几乎方方不离附子，认为："凡一切阳虚诸证，如症见少气、懒言，身重、恶寒，声低、息短，舌润、舌黑，二便清利，不思水饮，心悸，神昏、不语，五心潮热，喜饮热汤，便血、吐血，闭目妄语，口臭难禁，二便不禁，遗尿遗屎，手足厥逆，自汗，心慌不寐，危候千般难以枚举，非姜附何以能胜其任，而转危为安也乎？"（《伤寒恒论·问答》）仲景应用附子，以"脉微细，但欲寐"为指征，病至少阴方用。郑氏则提出"凡一切阳虚诸证"均可应用，不必等到病至少阴才用。显然，郑氏扩大了附子的使用范围。

纵观火神派广用附子，主要有两种形式：

其一，直接以附子为主药，最常见的就是四逆辈。郑钦安在论述四逆汤的功能时说："凡世之一切阳虚阴盛为病者皆可服也。"（《医理真传·卷二》）"此方功用颇多。得其要者，一方可治数百种病。因病加减，其功用更为无穷。予每用此方救好多人，人咸目予为姜附先生。"（《医法圆通·卷四》）显然，郑氏扩展了四逆汤的治疗范围。

其二，在应证方剂中另加附子。这是因为"下阳为上、中二阳之根，无下阳即是无上、中二阳也"（《医理真传·卷二》）。凡见阳虚，均可加用附子。例如治阳虚怔忡心悸，方用桂枝龙骨牡蛎汤，"再重加附子""加附子者，取其助真火以壮君火也"（《医理真传·卷四》）。又如治头面畏寒者，"法宜建中汤加附子"。鼻渊、鼻浊而流清涕者，缘由阳衰不能统摄津液，治以封髓丹加安桂、吴茱萸，"甚者，加姜、附二三钱，屡屡获效"（《医法圆通·卷一》）。

（2）重用：郑钦安认为，"阴盛极者，阳必亡，回阳不可不急，故四逆汤之分两，亦不得不重"（《医理真传·卷三》）。其书中随处都有"峻补坎阳""大补元阳""大剂四逆汤"之语。例如，他治疗阴证口臭，"予曾治过数人，虽见口臭，而却纯阴毕露，即以大剂白通、四逆、回阳等方治之"。若二三剂后不见症减，认为病重药轻，"仍宜此法重用多服"（《医法圆通·卷一》）。可以说，火神派擅用附子，不仅体现在广泛应用附子上，更主要的是体现在重用附子的剂量上。虽然郑氏没有留下医案，但据唐步祺先生讲，郑氏用附子常至100g、200g……超越常规用量，可谓前无古人。很多文献都记载"他常用大剂姜、桂、附等辛温燥烈之药，治愈阳虚重证而饮誉蜀中"。能用附子也许并不难，能用超大剂量者方显胆识与风格，人们称之为"郑火神"，也许更多的是惊叹于他所使用的超常剂量。仲景应用附子，最大量是3枚（桂枝附子汤及白术附子汤），约合今制80g，而且主要用于治疗寒湿痹痛。用于回阳时，四逆辈类方最多不过大附子1枚，约合30g。所以郑氏用量显然超过仲景，

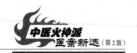

这正是火神派超常之处，显示出其独特风格。后世火神派传人如吴佩衡、范中林、唐步祺、李可等用附子也常至 100g、200g，甚至更多，确实显示出鲜明的用药风格，本书许多案例都可以证明这一点。后人常常议论火神派的惊世骇俗，也许主要是指他们投用附子时的超常剂量，"令人咂舌"。

（3）早用：火神派扶阳，提倡早用姜、附，"务见机于早"，稍见阳虚端倪即应用之，免致虚阳上浮、外越甚至酿成脱证，延至病势严重时才用。郑钦安在论述四逆汤时指出："细思此方，既能回阳，则凡世之一切阳虚阴盛为病者皆可服也。何必定要见以上病形（指头痛如裂、气喘促等阳虚欲脱之状）而始放胆用之，未免不知几也。夫知几者，一见是阳虚证而即以此方，在分量轻重上斟酌，预为防之，方不致酿成纯阴无阳之候。酿成纯阴无阳之候，吾恐立方之意固善，而追之不及，反为庸者所怪也。怪者何？怪医生之误用姜、附，而不知用姜、附之不早也。"（《医理真传·卷二》）四逆汤本为阳虚厥逆而设，不要等到阳虚欲脱时才用，"务审机于先"。他强调"凡见阴气上腾诸证，不必延至脱时而始用回阳，务见机于早，即以回阳镇纳诸方投之，方不致酿成脱证之候……凡见阳之下趋诸证，不必定要限以上病情（指四肢厥逆，二便失禁已成脱证）而始用逆挽，务审机于先，即以逆挽益气之法救之，自可免脱证之祸矣"（《医理真传·卷一》）。

（4）专用：郑钦安与张景岳在理论上都重视阳气，但在具体用药上则大相径庭。张景岳温补讲究阴阳互济，熟地与附子常常同用，体现阴中求阳；郑钦安则专用姜、附等纯阳温热之药，讲究单刀直入，不夹阴药。在《医法圆通》"阳虚一切病证忌滋阴也"一节中他明确表示："凡阳虚之人，多属气衰血盛，无论发何疾病，多缘阴邪为殃，切不可再滋其阴。若更滋其阴，则阴愈盛而阳愈消，每每酿出真阳外越之候，不可不知。"

他认为，扶阳专用温热药物乃仲景所倡："仲景为立法之祖，于纯阴无阳之证，只用姜、附、草三味，即能起死回生，并不杂一养阴之品，未必仲景不知阴中求阳乎？仲景求阳，在人身坎宫中说法；景岳求阳，在药味养阴里注解。相隔天渊，无人窥破，蒙蔽有年，不忍坐视，故特申言之。"（《医法圆通·卷二》）"今人亦有知得此方者，信之不真，认之不定，既用四逆汤，而又加以参、归、熟地，羁绊附子回阳之力，亦不见效。病家等毙，医生束手，自以为用药无差，不知用药之未当甚矣。"（《医理真传·卷四》）

郑钦安多次批评将阳八味（金匮肾气丸）视为扶阳必用之方的观点："方

中桂、附二物，力能扶坎中真阳，用此便合圣经，何得又用熟地、枣皮之滋阴，阴邪既盛，就不该用此。丹皮之泻火，益火而反泻火，实属不通"（《医法圆通·卷四》）。

不仅如此，他还认为人参是补阴药而非扶阳之品，"用为补阳回阳，大悖经旨"，与景岳视人参为温阳要药截然不同。"仲景不用参于回阳，而用参于大热亡阴之证以存阴，如人参白虎汤、小柴胡汤之类是也""至于阴盛逼阳于外者，用参实以速其阳亡也"（《医理真传·卷三》）。应该说郑氏这些观点，确实言之有理，持之有据。

本书以大量案例诠释了火神派广用、重用、早用、专用附子的成功经验，帮助读者领略火神心法。

郑氏反复批驳了世习对附子等药的偏见，其一是"阴阳不明"，当用而不会用："世人畏附子、干姜，不啻砒毒，即有当服附子，而亦不肯服者，不胜屈指矣。嗟呼！阴阳不明，医门坏极。"（《医法圆通·卷二》）其二是喜清恶温，专究平稳，当用而不敢用："只因世风日下，不究病之阴阳，专究方药之平稳。不知水懦弱，民狎而玩之，多死焉；火猛烈，民望而畏之，鲜死焉。总之，水能生人，亦能死人；火能生人，亦能死人……学者苟能洞达阴阳之理，自然头头是道，又奚疑姜、附之不可用哉。"（《医法圆通·卷四》）

当然，火神派擅用姜、附，并非一概滥用，而是在准确辨证，认定阴证的前提下施之，"不知予非专用姜、附者也，只因病当服此……予非爱姜、附，恶归、地，功夫全在阴阳上打算耳"（《医法圆通·卷四》）。"总之用姜、附亦必究其虚实，相其阴阳，观其神色，当凉则凉，当热则热，何拘以姜、附为咎哉？"（《伤寒恒论·太阳少阴总论》）由此可以看出，火神派立论施法并不偏颇。

以上仅对火神派的主要学术观点和用药特色作一梗概介绍，若要详细了解，可参看《中医火神派探讨》（第2版）一书。

HUOSHENPAIYIANXINXUAN

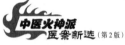

中医火神派
医案新选（第2版）

火神派医案新选

一、戴丽三医案

　　戴丽三（1901—1968），云南四大名医之一，曾任云南省卫生厅副厅长等职。出身中医世家，其父戴显臣为清代云南名医。戴氏继承家学，随父学医，潜心攻研岐黄之道，博采众家之长，擅长内、妇、儿科多种临床疑难杂症，精研《伤寒论》，擅用经方，擅用大剂量附子治疗疑难杂症，附子用量从30g至120g，一般出手都是60g。案中屡见引用郑钦安言论及"用郑钦安姜附茯半汤""郑钦安姜桂汤"等语，显见对郑氏学说颇有功底。《戴丽三医疗经验选》是其代表著，精选了他40多年的学术研究成果和经验，本节案例均出自该书。

1. 小儿慢性肾炎——茯苓四逆汤 / 白通汤

　　孙某，男，8岁。全身水肿3月余，以面目及四肢为甚，求医殆遍，多以五苓散、五皮饮一类方剂施治。又兼西药利尿剂屡用无效，反而病势日增。某医院诊断为"慢性肾炎"。现症见：面青暗滞，精神委顿，四肢不温，口不渴，水肿按之凹陷久而不起，舌白滑，脉沉细。证属元阳衰惫，治宜扶阳抑阴，方用茯苓四逆汤去人参：

　　附子60g，茯苓15g，干姜15g，炙甘草6g。附子先煎煨透无麻味后，再下余药，3剂。服上方药后，小便通畅，肿势减轻。继用理中汤加附子：

　　附子60g，党参15g，白术9g，干姜9g，炙甘草6g。3剂。服药后肿胀继续减轻。唯小便量尚少，显系温阳之力犹嫌不足。予以白通汤，重用姜、附，交通肾阳，宣达气机。药用：

　　附子90g，干姜24g，葱白3茎。2剂。服药后，小便通畅，肿势大减。原方再服5剂，症状消失。

　　点评：小儿慢性肾炎水肿，以五苓散、五皮饮一类套方治之，也算对路。然脾肾两虚，元阳衰惫，徒事利尿，舍本逐末，故而乏效。水为阴邪，水湿积聚之处，便是阳气不到之所。患儿全身水肿，面青暗滞，精神委顿，四肢不温，已属元阳不振，气化衰惫。戴氏认为本病属阳虚，治应直接温补阳气，宣通气化，

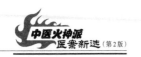
虽不利尿而尿自通，不消肿而肿自退，即使用茯苓四逆汤也去掉人参，免其恋阴，温阳讲究单刀直入，颇见功力。

郑钦安有"万病一元论"观点："外感内伤，皆本此一元有损耳""病有万端，亦非数十条可尽，学者即在这点元气上探求盈虚出入消息，虽千万病情，亦不能出其范围。"（《医法圆通·卷三》）他以中风一证为例，突出表达了推崇扶阳的观点："众人皆作中风治之，专主祛风化痰不效。予经手专主先天真阳衰损，在此下手，兼看何部病情独现，用药即在此攸分。要知人之所以奉生而不死者，恃此先天一点真气耳。真气衰于何部，内邪外邪即在此处窃发。治之但扶其真元，内外两邪皆能绝灭，是不治邪而实以治邪，未治风而实以祛风，握要之法也。"（《医理真传·卷二》）也就是说，并非见风祛风，见痰化痰，而是"专主先天真阳衰损，在此下手""治之但扶其真元"。本例水肿用茯苓四逆汤和白通汤取效，正体现了郑钦安这一观点。

2.胃痛——四逆汤 / 潜阳丹加肉桂

李某，男，34岁。因胃脘疼痛，反复发作，大便色黑而住某医院，诊断为胃溃疡。经治疗2月余，输血2000mL病情未见好转。症见胃痛腹胀，嗳气，反酸，畏寒肢冷，声低息短，少气懒言，面色青暗，舌质青滑，脉沉。证属肾阳大虚，阴寒凝滞，气机不畅。治宜扶阳抑阴，回阳祛寒。方用四逆汤：

附子60g，干姜15g，甘草6g。此方专以驱散阴邪，峻扶元阳。

郑钦安说："凡人一身，全赖一团真火（即元阳、真阳、肾阳），真火欲绝，故病见纯阴。""四逆汤一方，乃回阳之主方也……既能回阳，则凡世之一切阳虚阴盛为病者，皆可服也。"故余临证以来，每遇阴寒重证，均以此方投之，往往应手取效。

服2剂，胃痛大减，精神好转，大便黑色转淡，微觉腹胀。再就原方加肉桂9g，砂仁6g，此两味药是阴证开窍药，温胃散寒，并具升降气机之力。服2剂，各症续减。改用潜阳丹加肉桂：

附子60g，砂仁6g，龟板15g，甘草6g，肉桂9g。此方有纳气归肾之妙。方中砂仁辛温，能散脾胃寒邪，且有纳气归肾之功；龟板咸平，滋阴潜阳，补血止血；附子辛热，能补肾中真阳，配龟板能阴阳两补；肉桂辛甘大热，补肾阳，暖脾胃，除积冷，通血脉，配附子能温肾强心，配砂仁温胃散寒；复用甘草之甘以补中，则先后天并重，阴阳两补。

服 2 剂，大便颜色转黄，唯稍觉腹痛，前方加炒吴茱萸 6g，温中止痛。嘱服 2 剂，诸症消失。

点评： 本例胃痛，病变虽在胃脘，兼见全身虚寒，辨证为肾阳亏虚为主，以四逆汤回阳祛寒而愈。临证之际，须细审病机，切忌见痛止痛。此老先引用郑钦安之论，后借用郑氏名方潜阳丹，真火神派传人也。

3. 发热咳喘——四逆汤加味 / 桂枝加附子汤

金某，男，2 月婴儿。素秉羸弱，因发热、咳嗽，诊断为小儿肺炎，曾服退热等西药，病情转危。来诊时症见神迷、发热，目闭不开，颜面发青，唇色淡白。喉间痰鸣，咳嗽气喘，冷汗淋漓。舌淡润，苔薄白，脉沉小而紧。观患儿素禀本亏，元阳稚弱，忽感寒邪外侵，又经药物克伐，遂致浊阴上逆，中阳不守。若不急扶元阳，速驱浊阴，势将出现元气暴脱之危候，急用四逆汤加味：

附子 15g，干姜 5g，桂枝 5g，茯苓 9g，制南星 5g，炙甘草 3g。四逆汤回阳救逆，温脾肾之阳，加桂枝宣通心肺阳气，茯苓健脾利湿而和中，制南星祛风痰。

次日发热减轻，冷汗已收，面转红润，目开神清。喉间痰鸣消失，危象悉除。继用桂枝加附子汤：

附子 15g，桂枝 5g，炒杭白芍 5g，炙甘草 3g，烧生姜 3 片，大枣 2 枚。连服 2 剂，诸症消失。

原按： 此证虽系阳虚感受外寒而致，但不用麻黄附子细辛汤者，是因患儿冷汗淋漓不止，已有阳气欲脱之象，故不再用麻辛之散，必须急用四逆汤以回阳救逆，驱逐寒疾，使患儿元阳得扶，危症消除。继用桂枝加附子汤以扶阳和阴，调和营卫，巩固疗效。

4. 舌痛——四逆汤

李某，男，30 岁。舌尖疼痛已 2 月，久治不愈，前医用黄连解毒汤等方未效。察其舌滑润多津，舌尖不红，口不渴、心不烦，脉沉无力，显系阴证。舌为心之苗，若属阳证，当见心烦、舌红、咽干、嗜水、脉数等象。今所见皆属不足之证，用黄连解毒汤实"以寒治寒"，徒自耗伤胃气。因据脉证改用四逆汤峻扶元阳：

附子 60g，炙甘草 6g，干姜 6g。服后舌尖疼痛大减，继服 2 剂，即愈。

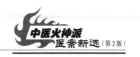

5.唇口疼痛——四逆汤／封髓丹

解某，男，30余岁。唇口疼痛不能忍，前医用清热解毒之剂如石膏类，疼痛加重，一周来因剧疼未能入睡，转余诊治。症见舌质青，苔滑润多津，脉沉细，无邪火炽盛之象。盖口为脾之窍，唇为脾所荣，其病机在于下焦浊阴太盛，阳不潜藏。阴邪弥漫，寒水侮土，脾土受制，经络不通而反映于口唇，形成本证。治法当以扶阳抑阴，方予四逆白通合方：

川附子30g，干姜6g，甘草6g，葱白2茎。服3剂，疼痛大减，里阳渐回，舌青渐退，脉转有力。仍予四逆汤，改川附子为盐附子，剂量加大：

盐附子60g，干姜6g，炙甘草6g。服1剂后，下黑水大便甚多。此系浊阴溃退佳象，脾阳渐复之征。唇口肿势已消，为巩固疗效，予封髓丹交通阴阳，引火归原。服2剂，病遂平复。

6.崩漏——独参汤／四逆汤／龟龄集／归芍理中汤加炮姜／人参养荣丸

戴某，女，49岁。月经紊乱，每次经来淋沥不净。某日忽血崩不止，头晕眼花，冷汗如洗，猝然倒地，昏迷不省人事，其势甚危，急来求诊。症见舌淡无华，两尺脉芤，面色苍白，手足逆冷。此冲任之气暴虚，不能统摄阴血，血遂妄行。当务之急，宜速补血中之气。所谓"有形之血不能速生，无形之气所当急固"，嘱急取高丽参30g，浓煎服之。服后元气渐复，神志苏醒，流血减少。续予扶阳之剂，以恢复气血阴阳平衡。此即《内经》"阴平阳秘，精神乃治"之理，拟方用四逆汤，干姜易炮姜：

附子90g，炮姜30g，炙甘草9g。此方温扶元阳而固真阴，为治本之剂。服1剂，肢厥回，冷汗收，流血止。仍感头晕、神倦，面色尚淡白。此乃肾精亏耗，阴阳俱虚，宜补阴回阳，阴阳并治。方用龟龄集2瓶，每次服5分。

上药服后，头晕及精神好转。改以温中摄血、加固堤防之剂，方用归芍理中汤加炮姜：

当归15g，炒杭白芍9g，党参15g，白术12g，炮姜15g，炙甘草6g。连服3剂，症状消失，面色红润，唯觉神倦，继用人参养荣丸调理而安。

点评： 此案初因病势危急，本"血脱益气"之旨，用人参大补元气，挽救虚脱。继用四逆汤回阳固阴以治本，干姜易炮姜以止血，终获止崩之效。崩后肾精亏耗，阴阳俱虚，故以龟龄集补肾填精。接以归芍理中汤加强统血之功，终用人参养荣丸气血双补以善后。思路清晰，信是老手。

7. 戴阳证——白通汤加猪胆汁、童便

施某，女，17岁。因发热持续不退入某医院治疗未愈，前医曾用葛根芩连汤、银翘散和白虎汤等方，而发热日增，求诊于戴氏。现症见：高热，全身冷汗不止，声低息短，四肢逆冷，面赤如朱，身重难以转侧，二便如常，不思饮，舌青滑，右脉沉细，左脉浮大无根。证属阴寒过盛，虚阳上越之假热证，治宜交通阴阳，收纳元气。方用白通汤：

附子60g，干姜12g，葱白3茎。附子先煎煨透，舌尝无麻味后，再下余药。2剂，水煎服。

上方服药1剂，发热及病情如故。戴氏认为药已对症，疗效不显，是由于阴寒格拒过盛，药不能直达病所。应从阴引阳，本着"甚者从之""热因寒用"治则，于原方加猪胆汁数滴，童便1杯。服后热竟全退，冷汗也止，面赤身热大为减轻，唯四肢尚冷，继以干姜附子汤峻扶元阳，交通上下：

附子60g，干姜15g。服后诸症悉愈。

点评：本例为"戴阳证"，多因误用寒凉所致。"戴阳证"之假热最易与实热混淆，若不加审究，极易误治。既是真假相混，必有本质可寻。患者虽然高热不退，但全身冷汗不止，声低息短，肢冷，脉浮大无根，知其内寒之所在，已显阳脱之象，发热面赤则为戴阳之证。结合前服寒凉不效，认定为真寒假热之"戴阳证"，急用白通汤回阳收纳，但因阴寒格拒，初不显效，后于方中加猪胆汁、童便反佐，服之方验。可知此证反佐之道不可忽也。

8. "阴阳交"——益元汤

汪某，男，15岁。发热不退已近1个月，夜重昼轻，汗出不止，有时汗净而热不退。服西药解热剂，热虽暂退旋又复热，且热度极高。目上视不瞑，烦躁不安，喘促气微，汗出如洗，急来求余会诊。症见舌紫而腻，脉浮大而劲，壮热汗出，热不为汗衰，此病名"阴阳交"。《内经》论之甚详，属温热病之坏证（逆证），预后多不良。所幸者尚能饮食，胃气未绝，尚有一线生机。盖汗出热当退，今热不为汗衰，发热和汗出兼而有之，足证气机不收，阳越于上，故发热汗出也。肾属水而主五液，若肾水不能温升，心火不能凉降，坎离不济，阴阳不交，升降失司，则为此病所以至危之理也。王叔和云："汗后脉静，身凉则安；汗后脉躁，热甚则难。"但若治之得法尚可挽救。治法当在通阳交阴，使气得收，津液能藏，俾能热退汗敛，则病可愈也，乃用《张氏医通》益元汤

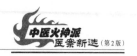

加猪胆汁，勉力救治：

附子60g，干姜12g，制艾叶9g，麦门冬12g，甘草3g，炒知母6g，炒黄连3g，西洋参9g，五味子10g，生姜3片，大枣3枚，葱白3茎，猪胆汁1杯，分3次调入药内，点童便数滴为引。此方以附子、干姜温肾培其本元为主，辅以艾叶温肝暖肾，佐麦门冬、知母、黄连清上焦之心火，借以育阴退热；西洋参、麦门冬、五味子能益气、止汗、润肺、清心、滋水；葱白通阳交阴，童便引热下行，加胆汁之苦降导药力入于丹田。此方原治面赤身热，不烦而躁，思饮不入于口，阴盛格阳之戴阳证。今借用是方以治此证，甚为恰当。因方中附子、干姜、甘草四逆汤也，西洋参、麦门冬、五味子生脉散也，合以艾叶、生姜、大枣保其精也，黄连、知母、猪胆汁、童便攻其邪也。一攻一守，保精攻邪，庶使正能胜邪，则热自退，汗自收也。

上方于是日上午服后，下午5时许，其父来告："服药后，眼已能闭，热也稍退，喘促较平，汗出减少。"遂将原方附子加至120g，嘱其再进1剂。服后深夜汗收、热退、喘促全平，诸症已减。旋又下肢水肿，遂予白通汤调理而愈。观此病之所以得愈，全赖能食，胃气未败也。

白通汤系交阴阳之方，也即交水火之方。附子补先天之火以培元，干姜温后天之土以暖中，葱白能引心火下交于肾，附子启肾水上济于心。水火既济，阴阳互根，而得其平秘矣。故对"阴阳交"之证，也可先投白通汤，若服药拒纳，以益元汤加童便反佐为治。

另治李某，男，43岁。也患上证，症状与之同，唯烦躁较甚，脉空大而散，舌润苔白腻，满口津液。病已半月，幸能食。投以白通汤，烦躁止而神安，热退而汗收。周身旋出斑疹。经用三豆汤加乌梅、桑叶、薏苡仁服3剂即愈。越3年复病，症状同前。先延二医诊治，一用小柴胡汤，一用白通汤，均无效。复延余诊，询其不能饮食已6天，断为胃气已绝，不予书方，果次日而亡。

点评："阴阳交"一证，《素问·评热病论》曰："有病温者，汗出辄复热而脉躁，疾不为汗衰，狂言不能食，病名阴阳交，交者死也。""人所以汗出者，皆生于谷，谷生于精，今邪气交争于骨肉而得汗者，是邪却而精胜也。精胜则当能食而不复热，复热者，邪气也。汗者精气也，今汗出辄复热者，是邪气胜也。不能食者，精无俾也。病而留者，其寿可立而倾也。且夫热论曰：汗出而脉尚躁盛者死。今脉不与汗相应，此不胜其病也，其死明矣。狂言者是失志，失志者死。今见三死，不见一生，虽愈必死也。"

所谓"阴阳交"系指阳邪交于阴分，交结不解，消耗阴气所致，为温热病中的危重症候。汗出而热不去，死有三候：一不能食，二脉躁疾，三狂言失志，故曰"三死"。但临床上有阴气被耗所致"阴阳交"，也有阳气外越，气机不收所致"阴阳交"。症候不同，治法殊异，临证时须细心审查，不可误治。本病预后之好坏，全在是否能食，以判断胃气有无，有胃气则生，无胃气则死，这些经验是很宝贵的。

考益元汤出自明·陶华《伤寒六书·杀车槌法》，由熟附子、干姜、黄连、人参、五味子、麦门冬、知母、葱白、甘草、艾叶、生姜、大枣组成，临服入童便3匙，顿冷服。主治伤寒戴阳证，症见面赤身热，头疼，不烦而躁，饮水不得入口者。此是元气虚弱，无根虚火泛上而致戴阳证。戴氏此方重用附子是为特出之处。《张氏医通》中未见益元汤记载。

9. 失血——干姜附子汤

吴某，男，74岁。因头顶部外伤流血过多，入某医院急救，经用冷水洗涤创口后，进入昏迷状态，且寒战不止，求治于戴氏。现症见：蜷卧，血虽止而目瞑不语。检视创口，正当巅顶部位。舌淡青滑，脉沉。证属阴寒重症。急用峻扶元阳，驱散阴寒，温暖血脉为治，方用大剂量干姜附子汤：

附子120g，干姜30g。急煎急服，2剂。服1剂后寒战止。再服1剂，神志转清。因患者年老体衰，元阳本虚，非大剂连服，不能尽功。续以附子汤、四逆汤调理旬日，逐渐平复如初。

原按：巅顶乃督脉与厥阴肝经会合之处，督脉为阳脉之海，寒气侵入，阳气抑遏，故发寒战。厥阴乃多血少气之经，流血过多，气随血散，寒气侵入，阳气困顿，心窍不宣，故现昏迷。治疗关键在于峻扶元阳，振奋全身气机，故用大剂量干姜附子汤。附子温下焦之元阳，干姜培中土之生气。药专力宏，量大效速，凸显火神风格。

10. 心悸——附子甘草汤/补坎益离汤/潜阳汤

吕某，男，77岁。素性勤苦，虽年高尚在操持家务。近2个月来，渐觉心悸、气短，日愈加重。小便频数，屡治无效。察其脉代，舌白滑。患者告曰："诸医皆谓吾病系阳虚，但扶阳方中若加肉桂，反觉心悸更甚，不知何故？"余曰："扶阳不离姜、附、桂，但附子无姜不热，无桂不燥，是以扶阳方中加桂则燥

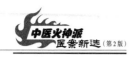

性大增，纯阳刚烈，过于兴奋，故有不受。然若调剂得宜，则又不忌。"

所现诸症，显系心肾阳虚，中阳不足，元气不能收纳所致。心阳虚，阳神不藏，以致心悸、气短，肾主五液，肾阳虚衰，元气不能收纳，上不能统摄阴液，而致涕泪交流，下不能约束膀胱，而致小便频数。且心肾之阳相通，互相影响，肾阳虚衰，可引起心阳不足，心阳不足亦可伤及肾阳。故肾阳虚者，心阳易虚；心阳虚者，肾阳也多感不足。然其相互交通之作用，全凭中气为之斡旋，所以郑钦安说："中气者，调和上下之枢机也。"此证之治，宜补阳以运中，补中以助阳，先后天同时兼顾。但用药应刚柔相济，适于病情，遂处以郑钦安附子甘草汤：

附子60g，炙甘草9g。方中附子辛热，补先天心肾之阳，其性刚烈；甘草味甘，专补后天脾土，其性和缓。甘草与附子相伍，可缓和其刚烈之性。同时，脾得先天真阳以运之，而中气愈旺，愈能交通先天心肾之阳，此先后天并补之剂也。

上方连服3剂，症情好转。宜加强补中作用，兼补心气。原方加高丽参，由6g加至15g，服3剂，诸症大减，且觉安静、恬适。至此，心肾之阳恢复，欲图巩固，须阴阳兼顾，本《内经》"阴平阳秘，精神乃治"之旨，易方郑钦安补坎益离汤和潜阳汤加味：

第一方，补坎益离汤：附子60g，桂心9g，蛤粉15g，炙甘草6g，生姜15g。

第二方，潜阳汤：附子60g，龟甲15g，砂仁6g，桂心9g，炙甘草9g，高丽参9g。

补坎益离汤用附、桂补心肾之阳，蛤粉补肾阴，启下焦水津上潮，姜、草调中，最能交通上下。虽附、桂同用，然有蛤粉补阴以济之，甘草之甘以缓之，不但刚烈之性大减，且水火互济，心悸自不作矣。

潜阳汤中龟甲潜阳滋阴，附、桂补心肾之阳，加高丽参补益元气，又得砂仁、甘草理气调中，使上下气机交通，水火调平矣。

上方各服2剂后，诸症消失，精神也较前增加。

点评：此证心肾阳虚不耐肉桂之燥，选用附子甘草汤回避之，颇具圆通之巧。所用三方皆郑钦安所拟，此老于火神派学说用功深矣。

11. 脏寒癃胀——肉桂生姜汤/白通汤加味/四逆汤合金刚丸加味

李某，男，40岁。腰痛，小便急胀，夜睡不安，经封闭、理疗等久治未愈。

诊其脉沉而弦，舌青滑。此证腰痛兼小便急胀，显系肾阳大虚，肝气下陷所致。以肝主疏泄，肾主闭藏。治法应大温心阳，暖肾温肝，方用肉桂生姜汤：

肉桂9g，生姜30g。

上方肉桂一味，黄坤载谓："味甘辛，气香，性温，入足厥阴肝经，温肝暖血，破瘀消癥，逐腰腿湿寒，驱腹胁痛。"张锡纯谓：肉桂"性能下达，暖丹田，壮元阳，补相火。其色紫赤，又善补助君火，温通血脉，治周身血脉因寒而痹，故治关节腰肢疼痛。"因此，余临证每用肉桂强心，暖肾温肝而升肝木之下陷。生姜辛温，黄氏谓本品"入肺胃而驱浊，走肝脾而行滞""调和脏腑，宣达荣卫"。二药配伍，不仅温扶心阳，更能暖肾温肝。

服上方1剂，即感腰痛减轻，小便急胀也减，睡眠也较安适。进一步强心温肾，以交阴阳，方用白通汤加味：

附子60g，干姜15g，葱白3茎，肉桂9g，茯苓15g。方中白通汤以交阴阳，加肉桂、茯苓以升肝木下陷，附子得肉桂又能强心温肾。3剂诸症好转大半。继以扶阳祛寒，补肾强腰，四逆汤合金刚丸加味：

附子60g，干姜9g，炙甘草6g，炒杜仲9g，炒续断9g，肉苁蓉9g，菟丝子9g，萆薢9g。此方以四逆汤扶元阳，余药补肝肾，强腰膝，治腰痛。连服10余剂，症状消失。

原按：本例症状虽较简略，从舌脉可知为阳虚，寒湿阻滞。此与肝经湿热所致小便急胀又有不同。阳虚之小便急胀，当有面色㿠白或青暗、身重畏寒、目瞑嗜卧、少气懒言、手足逆冷等症。治宜温阳散寒，故可用肉桂生姜汤。属肝经湿热者，多见口苦咽干，胁痛烦躁易怒，小便虽急胀，其色必黄赤，舌苔黄腻，脉象弦数。治宜清肝经湿热，可用龙胆泻肝汤之类。证型不同，治法迥异。

肉桂生姜汤系戴氏习用之强心方剂，药简义深。凡心肺疾患，出现心肺阳虚或心阳不振，症见唇舌青暗，心胸闷痛，喘急憋气，寒痰上泛者，俱可用此方治之。本方又治心肺阳虚所致鼻流清涕不止等症。

金刚丸出自刘河间《素问病机气宜保命集》，由炒杜仲、肉苁蓉、菟丝子、萆薢各等份研末，猪腰子酒煮同捣为丸，用治肾虚腰痛骨痿。

12. 阳虚寒湿——理中汤加味／枳实栀子豉汤／姜桂苓半汤

胡某，男，51岁。因恶寒发热，不思饮食，经服发汗药后，热仍不退。某中医断为暑热，用栀子、滑石、黄芩、黄连之类，服后寒热似疟。改用西药治

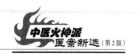

疟之针剂，又觉四肢酸软无力，手足厥冷，眼神发呆，彻夜不眠；改服中药附子、干姜、参芪等益气回阳之剂，服后变为神昏、谵语、发痉；又改投麦门冬、黄连、黄芪、厚朴、瓜蒌壳、枳壳、石菖蒲等药，症现呕逆不止，头目眩晕、心神恍惚，手足厥冷至肘膝。已4天未大便，病已半月，症势垂危。来诊时除上症外，且见面容惨白，双目无神，舌心黑而干燥，切其脉沉而细微。此乃寒湿不化，元气不收所致。然从其呕逆不止，神气困顿观之，唯恐元气虚脱而莫救。急用下方：

公丁香4g，肉桂6g，柿蒂5g，苏条参15g，白术9g，干姜12g，法半夏9g，茯苓15g，砂仁6g，甘草6g。此方乃理中汤加味而成。因病已半月，药石乱投，致中阳大虚，呕逆不止，此为胃气欲绝之候。先后天本属一气，胃气欲绝，肾气亦将败越。理中汤以中焦虚寒立法：姜、术温运中宫之阳，条参、甘草甘缓益脾。如此组合，有刚柔相济之妙；加丁香、肉桂以温中降逆；柿蒂苦温下气；法半夏辛温化痰。四药合用，更显降逆之功。茯苓健脾利湿，砂仁扶气调中。诸药与理中汤相配，既祛痰不耗气，又降逆而不滞气。

服药后至晚8时，呕逆减轻，突然腹痛便急，解下黑色粪便甚多，至夜半呕逆全止。次日来诊，肢倦身软，胸闷，脉转滑大，舌腻而干。此胃浊不化，前方加附子60g以助命火。此所谓"益火之源，以消阴翳"者也，合理中汤则先后天之阳均得兼扶，而胃浊自降矣。

服后胸闷全消，神形转佳，但觉心烦不安，腮肿及牙龈隐痛。处以枳实栀子豉汤加苏条参：

炒枳实6g，焦栀子9g，淡豆豉9g，苏条参15g。枳实栀子豉汤为仲景宽中下气，交心肾、除虚烦之方，加苏条参以顾护元气。服后心烦大减，但腮肿未全消，牙略痛，用自拟方姜桂苓半汤化裁：

干姜12g，桂枝12g，茯苓15g，胆炒半夏9g。方以干姜除寒散结，桂枝温经通脉，茯苓利水行痰，半夏胆汁炒更能化痰降逆，引浮越之阴火得以潜藏。

服方1剂，腮肿消，牙痛止，天明时又现两腿疼痛且水肿，舌白腻。此因上方之散寒降逆，寒趋于下，故腿现水肿，总由寒湿未尽，阳不宣达所致。续处下方：

麻黄6g，杏仁9g，桂枝9g，白术15g，薏苡仁15g，甘草6g。此为麻黄加术汤和麻杏苡甘汤之合方。有使蕴积之寒湿由尿、汗两解之妙，服后腿痛即减，水肿未全消，继以苓桂术甘汤加附子及四逆汤加苓、术调理而愈。

原按：此病初起，杂乱投药，导致症变多端，脾肾欲绝，出现呕逆不止，

实系阳虚、寒湿不化之证。至于舌黑而干,乃阳虚而津液不能上承,并非热象。阳虚乃病之本,寒湿乃病之标。自始至终抓住这一关键用药,无论其阴邪上越为牙疼腮肿,下泄为腿肿痹痛,症状虽异,而致病之本源则同。从扶阳气、祛寒湿出发,步步为营,竟收全功。

13. 长期发热——麻黄附子细辛汤

李某,女,18岁。感寒后发热40余天不退,曾经中西医治疗,症状如故。现症见:胸满,食少,日晡发热,恶寒蜷卧,不思水饮,二便自利。面色晦暗而黑,舌润滑,脉沉细如丝。属伤寒太阳、少阴两感之重症。治宜温经解表。方用麻黄附子细辛汤:

附子60g,麻绒6g,细辛3g。附子先煎煨透,无麻味后再下余药,1剂。服药之后,发热竟退,余症亦减。仍宜扶阳抑阴,交通心肾阴阳,处以下两方:

（1）附子60g,干姜12g,甘草6g。3剂。

（2）附子60g,干姜15g,葱白3茎。3剂。

以上两方交替服用后,精神大佳,饮食增进而愈。

原按:发热40余天,查前所服处方,有按阳虚治者,用四逆汤、白通汤;有按阴虚治者,用青蒿、地骨皮、鳖甲之类及甘露饮等,均无效果。按脉证分析,戴氏认为四逆扶阳而不能解表散寒;白通交心肾之阴阳而不能交表里。用麻黄附子细辛汤交通表里,令表里阴阳相和,再投四逆扶肾阳以治本,白通交心肾之阴阳,表里内外阴阳皆和,故病得愈。太、少两感之证,方用麻黄附子细辛汤比单用四逆汤多了解表之功,正邪兼顾,故而收效。善后以四逆、白通两方交替服用,亦有新意。

14. 头痛——小白附子汤加减

武某,男,45岁。头痛引左颈麻木疼痛不能转侧已10余年,多方治疗,效未显,转余诊治:其脉濡滑,舌淡苔白腻。痛甚时欲呕,常感四肢酸困。证属寒湿不化所致,拟温阳化湿通络为治,予自拟小白附子汤:

小白附子30g,天麻15g,法半夏10g,茯苓15g,葳蕤仁20g,川芎6g,藁本6g,独活6g,白芷6g,防风6g,桂枝10g,甘草3g,生姜10g,大枣10g。守方服用至30余剂,10余年之顽固疾患竟愈。至今多年未发。

原按:小白附子汤一方,为余多年临床常用有效方剂。举凡体功不足,阳

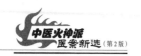

虚外感，或寒湿阻滞经络所致之头痛，用之均有疗效。余曾以此方治一李姓妇女，40余岁，患两下肢剧烈疼痛，且出现对称性红斑。诊为营卫阻滞，气机不调，用小白附子汤加羌活、秦艽5剂而愈。

点评：戴氏小白附子汤与补晓岚所制补一大汤药颇有相似之处：组方相同药味多，都有八味大发散之成分，唯戴氏方偏于发散，补氏方则温散兼顾；治疗病证相似，都用于治体功不足，阳虚外感，读者可参看《中医火神派探讨》"补晓岚"一节。戴氏所称小白附子似指中药白附子，与附子不是一个品类，参见本节第21案。

15. 捻颈风——麻黄附子细辛汤加味 / 小白附子汤加减

张某，女，40岁。初病发热身痛，旋即风痰上涌，颈项强直，不能转侧，面青神迷，口噤不开，舌不能伸，脉沉细而紧。脉证合参显系太阳经脉为寒邪所滞而引起。因太阳与少阴互为表里，少阴主里，今寒邪入于阴分，正邪相搏，浊阴上逆，蒙蔽清窍。法当温经散寒，祛风化痰，方用麻黄附子细辛汤加味：

附子30g，麻绒6g，细辛3g，制南星9g，全蝎6g，雄黄6g，僵蚕6g，胆炒半夏9g，生姜汁2匙。方中用麻黄附子细辛汤固元阳，开腠理，散寒邪而退热；加雄黄以辟百毒，胆炒半夏降上逆之浊阴，配制南星、姜汁以化散风痰；全蝎、僵蚕祛风化痰而开窍，既引诸药上行，又能升清降浊。

服2剂，热渐退，神渐清，口能微开，舌可半伸。唯面色尚青，身犹困重，颈项仍不能转侧，脉弦紧，舌苔白腻。此太阳气机闭塞，寒湿阻滞，改以自拟小白附子汤加减：

制小白附子30g，天麻9g，茯苓15g，薏苡仁9g，法半夏9g，川芎6g，防风9g，白芷6g，羌活9g，桂枝9g，炒杭白芍9g，甘草6g，烧生姜3片，大枣3枚。服2剂，口已能开七八，舌能伸出，脉转缓和。发热全退，痰涎减少，神志已清。宜扶心肺之阳，以化未净之痰，方用郑钦安姜桂汤：

生姜15g，桂枝9g。服3剂，口全开，舌体伸缩自如，面色复常。因阳气不足于上，则上焦之阴邪弥漫，以致风痰上涌而闭塞脏腑经络气机。是方能升扶上焦阳气，故服后阳气得升，阴邪得散，痰涎得化，余症也减，仅觉头部微痛，是上逆之浊阴未净，仍宜扶阳抑阴，宣散阴邪，四逆汤加味：

附子60g，筠姜12g，桂枝9g，细辛2g，甘草6g。

服2剂，诸症痊愈。

点评：所谓"捻颈风"，是指感受外邪后，出现风痰上涌，颈项强直如有人捻，口噤不开，舌不能伸等症状而言。本例属于虚寒阴证，故先以温经散寒，继以活络祛风，终以温扶阳气而愈。案中有"用郑钦安姜桂汤"之语，可证此老对钦安之学下过功夫。

16. 寒凝经脉耳后起核——麻黄附子细辛汤／桂枝汤加附子、香附、麦芽／封髓丹

李某，女，8岁。发热，面青，神迷，脉沉，舌润。耳后起核，大如拇指。病已1周。脉证合参，证为阴邪上犯，寒滞太阳经脉。今患儿面青无神，法当扶阳以祛寒，处予麻黄附子细辛汤：

附子30g，麻绒3g，细辛2.5g。此方之效用在于温经散寒。方中附子辛热扶阳，麻黄、细辛辛温散寒，使客邪外散，耳后之核可消，发热也当随之而解。

次日复诊，脉仍沉，核微消，发热已退，再处下方：

附子30g，桂枝6g，炒杭白芍9g，生香附9g，麦芽15g，炙甘草6g，烧生姜3片，大枣3枚。此桂枝汤加附子，再加香附、麦芽以行滞散结。服后面色唇口均转红润，核已消2/3，但出现鼻出血，身出红斑。此乃阳气通达之象，继用封髓丹：

黄柏10g，砂仁3g，炙甘草6g，3剂，诸症全消而愈。

17. 中耳炎——麻黄附子细辛汤／龙胆泻肝汤加减

童某，男，5岁。左耳流脓，且发高热，体温39.7℃，西医诊为中耳炎，曾用青霉素等药，发热未减，流脓依旧，延余诊治：左耳中有清稀脓液渗出，精神委顿，有"但欲寐"之势。二便通畅，舌质青滑苔薄白，脉沉细。四诊合参，断为寒邪入于少阴肾经。肾开窍于耳，今寒邪侵入肾经，滞于耳窍，故现上述诸症。治宜温经散寒，鼓邪外出，方用麻黄附子细辛汤：

附子30g，麻黄6g，细辛3g。服1剂后，发热即退，面色唇口转红，脓液转稠，脉转弦数，舌质转红。病已由寒化热，所谓"阴证转阳"，其病易治。宜用清肝降火之剂，乃予龙胆泻肝汤加减：

龙胆草5g，栀子3g，黄芩6g，车前子6g，柴胡6g，生地15g，泽泻6g。服3剂后，耳中流脓渐止而愈。

点评：凡遇寒邪外遏，宜先予温经散寒，待表邪已祛，转入温扶。但若阴证转阳，则应施以清凉。不知此理初诊即以寒凉泻火，致寒邪凝滞，变生他证，

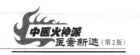

病遂难愈。本例因小儿生机旺盛，易虚易实，故 1 剂温扶而立见转阳。若系成人、久病，虽数剂温扶也难有此明显转机。临证之际宜注意患者年龄、体质、病程及服药反应。尤须注意阴证转阳，切勿再执于温扶，所谓药随证变、帆随风转是也。

18. 水肿——麻桂各半汤加味／藿香桂枝汤加减／干姜附子汤、白通汤、真武汤

王某，女，70 岁。全身水肿，发热，身痛，喘息，烦躁，胸闷胀，大便秘结。病已多日，经治未效。症见面青无神，舌白滑，脉弦滑。询其起病之因，系由风寒侵袭，兼有积滞。前医不分表里，以致表邪未除，积滞已成，阻遏气机，阴霾满布。当今施治，应分 3 步：先解表宣肺，兼调营卫；继而表里两解，兼消积滞；后予温壮阳气而治本。一诊先用麻桂各半汤加味：

麻绒 6g，杏仁 9g，桂枝 9g，杭白芍 9g，苏叶 6g，防风 9g，独活 6g，甘草 6g，生姜 3 片，大枣 3 枚。服 1 剂，发热身痛即见减轻，表邪渐解。但胸闷胀如故，此里气未和，积滞未消。宜表里两解，兼消积化滞，用自拟方藿香桂枝汤加减：

藿香 6g，神曲 9g，枳实 6g，法半夏 9g，焦山楂 15g，苏叶 6g，白芷 6g，桂枝 6g，杭白芍 9g，甘草 6g，生姜 3 片，大枣 2 枚。服 1 剂，胸闷胀减轻，喘息亦减，唯大便多日不通。以面青无神、舌白滑观之，此因年高，阳气不足，阴寒凝结。宜温壮阳气，单刀直入，交通上下，使陷者得升，浊者自降。方用干姜附子汤：

附子 60g，干姜 15g。服后大便通，烦喘止，唯吐酸频作。此由阴邪太甚，服阳药如离照当空，坚冰见融之佳象。今大便虽通，而肿势未消。脾肾阳虚，阴寒尚盛。宜温阳祛寒，健脾利水。继用白通汤、真武汤各 3 剂后，浊阴化而水归壑，肿胀消而身轻健。

原按："先表后里"，是《伤寒论》重要治则之一，临证时必须牢记。本案既有脾肾阳虚，又有风寒外束，且有肠胃积滞。根据《伤寒论》"太阳病，头痛发热，身疼腰痛，骨节疼痛，恶风无汗而喘者，麻黄汤主之"及"太阳与阳明合病，喘而胸满者，不可下，宜麻黄汤"。后者所云阳明系指里证。说明表里并见时，不可用下，应以解表为主。故首先用麻桂各半汤加味，使病邪得以外出。第二步用藿香桂枝汤表里两解，兼化积滞，表邪解，积滞消，为第三

步用药创造了条件。孰先孰后，做到胸有成竹。

19. 左臂疼痛——麻黄加术汤合麻杏苡甘汤加桑枝

赵某，男，21岁。左臂疼痛2月余，曾用西药镇痛及温阳除湿祛风等剂无效。症见：左上肢举动困难，疼痛较剧，无红肿，无汗，恶寒，舌质正常，苔薄白，脉浮紧。询其得病之由，因夜卧当风，风寒湿邪客于经络。法当除湿祛风散寒为治，选用麻黄加术汤合麻杏苡甘汤加桑枝：

麻绒 6g，桂枝 9g，杏仁 9g，白术 12g，生薏苡仁 15g，甘草 6g，桑枝 15g。连服 2剂，得微汗，遂痊愈。

原按：臂痛一证，虽系小恙，治不得法则迁延难愈。本证属中医痹证，痹者，不通之谓也。遵仲景"若治风湿者，发其汗，但微微似欲汗出者，风湿俱祛也"。麻黄加术汤乃除湿祛风散寒之重剂，麻杏苡甘汤乃发汗利湿解表之轻剂，轻重合剂，善治风寒湿痹。症虽恶寒乃表阳被遏，由脉浮紧可知，非少阴病之恶寒可比，故不用大辛大热之附子，只用通阳化气的桂枝，俾卫阳振奋，则恶寒自罢。是方之中尤妙在麻黄配白术，虽发汗而不致过汗，白术配麻黄善祛表里之湿，可达微汗而解，更加桑枝横达肢臂而通络。方虽简而效灵验。

20. 水肿——附子桂枝独活寄生汤/济生肾气汤/右归饮合桂附八味丸/白通汤、四逆汤/鸡鸭食补方

邓某，男，50余岁。全身水肿，历时半年，经住院治疗，抽水、利尿均未见效，病势危重，症见：面色不华，额部黧黑，头身倾视，毛发、爪甲、皮肤、唇齿均见憔悴枯槁之象。目无精光，神倦息短，动则喘促。两脚显著水肿，腹部鼓胀，小便短涩。失眠，多梦，肿势延及阴囊。舌苔黄腻而润，脉空无根。"冰冻三尺，非一日之寒"，病势至此，也非一朝一夕。综合言之，此病五脏虚损，精血大亏，神气将脱。所幸尚能进食，食能知味。精神虽困顿，神志尚清楚。生机未绝，应尽力救治。但五脏俱病，何以为主？经曰："肾为先天之本。"应以肾为根本。故此证之治，必须峻补命门，俾元气得复，其证始可望愈。然久病之人，最易感受风寒湿邪，导致经络闭塞，应先温阳解表疏通经络，然后再以峻补命门之剂，始可化气而行水。辨证清，立法定，遂决定先用自拟方附子桂枝独活寄生汤：

附子 60g，桂枝 9g，杭白芍 9g，法半夏 9g，茯苓 15g，川芎 6g，独活 6g，

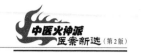

防风 9g，桑寄生 15g，陈皮 6g，乌药 9g，甘草 6g，生姜 3 片，大枣 2 枚。服 3 剂，感到全身舒适。说明经络疏通，急宜直补命门，兼利水治之，方用严用和济生肾气汤：

附子 90g，熟地 15g，怀山药 15g，茯苓 24g，泽泻 9g，怀牛膝 9g，肉桂 15g，粉丹皮 6g，山茱萸 12g，车前子 9g。

汪昂解是方曰："桂附八味丸滋真阴而能行水，补命火因以强脾，加车前子利小便则不走气，加牛膝益肝肾，借以下行，故使水道通而肿胀已，又无损于真元也。"

喻嘉言用此方主张以附子为君药，指出："肾之关门不开，必以附子回阳，蒸动肾气，其关始开，胃中积水始下，以阳主开故也。"此言实有至理。

余治此病，因恐病重药轻不能胜任，故施上方作以大剂。初服数剂，病未稍动，守方服至 27 剂，有时加赤石脂 60g 于方中，以加强补土之力。至是小便渐利，肿也渐消。然五脏俱虚，补肾当兼补肝血，用景岳右归饮合桂附八味丸化裁：

附子 60g，熟地 30g，怀山药 21g，山茱萸 12g，泽泻 9g，肉桂 15g，杜仲 30g，土炒当归 15g，枸杞子 15g，小茴香 6g，茯苓 15g，炙甘草 3g，赤石脂 60g。方中附子、肉桂温补肾阳，配熟地、山茱萸、山药补阴，可使阳复而阴有所依附；而熟地、山茱萸、山药补阴，得桂、附之助阳，可以蒸腾肾气，使肾阳旺盛；仍用茯苓、泽泻渗利水湿，补中有泻；用杜仲、枸杞子强腰肾，当归补肝血，赤石脂、小茴香健脾利气。服至 20 余剂，小便较长，肿势大消。唯每天午后肿胀反复，此由阳虽回但尚不足以制阴。改以白通汤、四逆汤各数剂后，午后肿胀得以控制。再以理中汤温脾阳祛中寒，由此肿势全消，息已不短。然患者骨瘦如柴，羸弱不堪，心悸失眠，脉如蛛丝，足不任地。此久病后真阴枯涸，有转痿证之虞，应本"损者益之""精不足者，补之以味"之旨，用血肉有情之品服食，处方：

枸杞子 30g，海参 30g，猪蹄筋 60g，老肥鸭 1 只，老母鸡 1 只。材料配齐，混合炖熟，仅饮其汁，一日数次。方中老鸭最能滋阴，为虚劳圣药；老母鸡治虚损，长于养血补气；猪蹄筋填精补髓；海参、枸杞子滋肾益精。服至 5 剂，脚已能立，且能行走，皮肉渐充，毛发爪甲均转润泽，心悸失眠已除，饮食增进，病情遂逐渐好转而康复。

点评：此证虚损水肿，五脏俱病，病情复杂且严重，戴氏先予扶阳开表，祛其表邪；次予济生肾气汤温阳利水，着眼于祛湿；后以右归饮合桂附八味丸阴阳并补，重在补虚；再予白通、四逆专以扶阳，终以食补食疗收功，移步换法，次序井然，终于起此重证，颇见功力。

21. 视物不明兼头痛——小白附子汤 /《局方》密蒙花散加防风

曹某，女，35 岁。左目红肿疼痛，羞明畏光，视物不明，牵引左侧头痛。某医院诊断为：①急性结膜炎伴发角膜炎。②视神经萎缩。经治疗 2 月余，未见好转，因来就诊。症见：六脉弦涩微紧，舌淡苔白，左目引左侧头部剧痛，视物不明，头发脱落，兼见四肢酸困，腰痛。综合脉证，殆由外邪入侵，初期失于表散，以致由表入里，又兼肝肾两虚，内外相合，故现上述症状。病虽 2 月之久，病邪系由表而入，仍应先从表解。予解表祛风，散寒除湿，开太阳气机之剂为第一步，处以自拟方小白附子汤：

制小白附子 30g，明天麻 9g，藁本 9g，葳蕤仁 9g，法半夏 9g，茯苓 15g，川芎 6g，防风 9g，独活 6g，白芷 6g，桂枝 9g，炒杭白芍 9g，烧生姜 3 片，甘草 6g，大枣 3 枚。此方即天麻汤加小白附子。方中葳蕤仁尚有祛风明目、滋润等作用；小白附子系天南星科多年生草本植物独角莲的块根，善于祛风痰、通经络、逐寒湿，最祛头面风邪，治偏正头痛及身肢酸痛。

上方服至 10 余剂，头痛大减，目痛也随之缓减，四肢酸痛及腰痛已止。唯目红痛未全退，视物仍不明。转而专治目疾，以养肝祛风为主，方用《太平惠民和剂局方》密蒙花散加防风：

密蒙花 9g，羌活 6g，防风 9g，刺蒺藜 9g，菊花 6g，木贼 6g，石决明 15g。此方原治"风气攻注，两眼昏暗，眵泪羞明，睑生风粟，隐涩难开，或痒或痛，渐生翳膜，视物不明及久患偏头痛，牵引两眼，渐觉细小，昏涩隐痛；并暴赤肿痛，并皆治之"。密蒙花为眼科专药，养肝祛风，明目退翳，主治目赤肿痛，多眵多泪，羞明畏光，目昏生翳等症；羌活、防风祛风止痛；木贼、菊花疏散风热而明目；刺蒺藜平肝疏肝，祛风明目。三药合用，善治目赤肿痛翳膜遮睛。石决明平肝清热，益阴明目，也为治目疾要药，与诸明目药相用明目之功愈大。是方本"肝开窍于目"及"肝主风"之旨而用，肝气得平，肝风得散，则头目痛之外症可随之消散。

服 3 剂后，左目红痛及头痛已基本消除。为巩固疗效，复用小白附子汤加黄芪补气升阳，达表固卫。服数剂后诸症悉除，唯视力未全恢复，脱发未生。

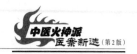

此因患病日久，体内精气消耗，营血不足、肝肾两亏之故。转用补气益血、滋养肝肾、明目生发之剂。处以下方：

党参15g，柏子仁9g，山茱萸12g，菟丝子15g，玄参9g。方中党参补脾胃，益气血；心主血，用柏子仁补心血，安心神；肾主水而藏精，精气上注于目，用菟丝子补肾益精，《名医别录》称其"久服明目"；肝藏血，目得血而能视，用山茱萸滋阴助阳，养血涩精，《名医别录》称其"久服明目强力"，山茱萸配党参又能气血双补。尤妙在以玄参入肾滋水，以涵肝木。如此组合成方，气血肝肾均有裨益，不患目之不明，发之不能再生矣！守方服至20余剂，视物渐明，头发再生，病遂痊愈。

原按： "开门法"为戴氏治疗某些久病和慢性病的主要经验之一，凡外邪所致之病多先用此法。所谓"开门"，是宣畅太阳气机，亦即"开门逐寇"之意。病邪侵犯人体，常由太阳而入，若能及时解表则不致留邪为患。唯病日久表里混杂，通过"开门"，可使经络宣畅，外邪得出，病之真面目得以显现，为下一步用药创造条件。在用此法时，只要病机属寒，则不为假象所惑，概以辛温宣散投之，然后再据病情转化灵活施治。

22. 寒入厥阴——当归四逆加吴茱萸生姜汤加味／吴茱萸四逆汤

杨某，女，15岁。病已1周，初病发热呕吐，腹泻，头痛，恶寒，先后延医诊治无效。现呕逆不止，腹痛硬满，面赤，烦躁。仍感头痛，恶寒，手足僵冷。查以前所服诸方，均以小柴胡汤为基础，甚至加三棱、莪术攻伐，服后月经适来，病更加剧。

查脉细而欲绝，舌淡紫，与上述病情合参，乃寒入厥阴，其病在肝。肝与胆相表里，肝寒而气郁不升，则影响于胆，气逆不降，故呕逆不止；厥阴为风木之脏，木郁克土，故腹痛硬满。寒入于阴，阳浮于上，故面赤；吐泻后阳气与津液俱伤，心肾不交，水火离隔，故烦躁；厥阴外证未解，故头痛、恶寒；肝脾不和，阳明不能达于四肢，故手足僵冷。小柴胡汤乃和解少阳之方，其所以误者，因感于发热、呕吐，未注意尚有太阳表证之头痛、恶寒，阳明之下利也。若当时投以葛根汤两解太阳、阳明之邪，则其病当早愈。由于越经用药，引邪深入，柴、芩皆清泻肝胆之品，反复用之，攻伐太过，以致病情加剧。幸患者年轻，生机旺盛，正气尚能支持，急投以当归四逆加吴茱萸生姜汤加味：

当归12g，桂枝9g，炒杭白芍12g，炒吴茱萸6g，细辛2g，通草6g，炒小茴香 6g，砂仁 6g，川黄连 3g，炙甘草 6g，烧生姜 3 片，大枣 3 枚。方中当归、桂枝、杭白芍温经活血，细辛散少阴之寒，吴茱萸、生姜散寒止呕，炙甘草、大枣补中生血，通草通经络利关节，尤在泾渭有"通脉续绝之功"，加小茴香、砂仁以理气通滞而止痛，少加黄连配吴茱萸，取"左金"之意，平肝而为反佐。

次日来诊，上方服后呕逆全止，肢已转温，面赤、烦躁、腹痛均减。续处以吴茱萸四逆汤：

附子 60g，炒吴茱萸 9g，干姜 12g，炙甘草 6g。此方本可先用，其所以不用者，在于本病既经误治克伐，不但厥阴外证未解，且使肝血为寒所凝而不能畅运，故先予当归四逆汤温血达表以做向导。继用吴茱萸四逆汤，温中扶阳，驱除浊阴。如此始可引邪向外一举而平。服第二方后，诸症悉除，且满身出现红斑，此病邪由里达表，已收预期之效。乃因势利导，以四逆汤振奋阳气，驱邪外散，遂告痊愈。

点评：*寒入厥阴，手足僵冷，救治四逆，何以不首选附子、干姜？陈平伯说："盖厥阴肝脏，藏营血而应肝木，胆火内寄，风火同源，苟非寒邪内患，一阳之生气欲绝者，不得用辛热之品，以扰动风火。"明言少阴里寒阴盛之四末不温，与厥阴之寒邪郁滞之手足厥寒者有所区别。本案先用当归四逆加吴茱萸生姜汤温血达表除其中寒。继用吴茱萸四逆汤温中扶阳，满身出现红斑，系"病邪由里达表"之象，无须惊诧，仍用四逆汤收功。*

23. 颤抖——术附汤合姜附茯半汤加味 / 附子桂枝独活寄生汤加南星 / 附子理中汤加味

刘某，男，60 岁。右侧手足颤抖不止，历时 2 年多，中西医治疗无效。症见：右手颤抖不已，不能取物，亦不能持物。畏寒身重，面色晦暗不泽，精神不振，甚感忧愁。舌苔滑腻，脉象三五不整。所服处方多系养血祛风，清热涤痰之类。此证时日已久，若再迟延，则有"偏枯"之虞。审其病根在于脾肾阳虚，风痰郁阻。肾阳即命火，命火不足，火不生土，则脾阳不振，水湿难运，湿痰停滞，阻碍肺胃气机之宣达。脾主四肢，肺主一身之气，脾肺之机能受抑，木气鼓之，故手足颤抖也。其标乃风痰，其本在脾肾，故滋阴养血，平肝息风，非其所宜。根据以上分析，先以壮火扶阳、健脾燥湿、祛风豁痰之剂。用术附汤合郑钦安姜附茯半汤加味：

附子 60g，漂白术 30g，生姜 30g（取汁分次兑入），茯苓 15g，法半夏

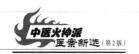

9g，制南星 15g，明天麻 9g，白芥子 6g，甘草 6g。此方附子配白术名术附汤，专治肾阳虚衰、湿浊停聚之证；生姜、附子、茯苓、半夏即姜附茯半汤，郑钦安谓为"回阳降逆、行水化痰之方"；加南星祛风湿，化顽痰，天麻镇静息风，白芥子利气豁痰除寒暖中，嘱服 2 剂。

药后精神较好。为求根治，宜予温肾扶阳、调和营卫、祛风散寒燥湿之剂。因此证不仅肾阳大虚，脾湿不运，而且肺胃气机郁滞，易致营卫失调，风寒湿邪阻遏经络不通。若舍疏通经络、调畅气机之剂，方药不易到达病所。乃用自拟方附子桂枝独活寄生汤加南星：

附子 60g，桂枝 9g，炒杭白芍 9g，法半夏 9g，茯苓 15g，川芎 6g，防风 9g，独活 6g，桑寄生 15g，乌药 9g，制南星 9g，甘草 6g，烧生姜 3 片，大枣 3 枚。服 2 剂，自觉颤抖有所减轻，腻苔已退，此乃寒湿虽化而未净。由于经络疏通，脉由三五不整转为弦大，是脾肾之阳未复也。乃用附子理中汤加味：

附子 60g，党参 15g，漂白术 15g，干姜 15g，法半夏 9g，茯苓 15g，制南星 9g，明天麻 15g，代赭石 15g，紫石英 15g，赤石脂 15g，甘草 6g。此方附子温壮脾肾之阳，理中汤大振中州，执中央以运四旁，此乃理中之旨也。加夏、苓燥湿健脾，降逆化痰；南星祛风痰；天麻、代赭石、紫石英、赤石脂镇肝息风，降逆除湿。

连服 3 剂，颤抖大减，右手已可取物，精神舒畅，脉象由弦大而变柔和，舌苔薄腻。此阳气尚虚，寒湿未尽，用附子汤与桂枝汤合方：

附子 60g，党参 15g，白术 15g，茯苓 15g，炒杭白芍 9g，桂枝 9g，甘草 6g，生姜 9g，大枣 3 枚。此方主旨在于温扶元阳，补脾化湿，调和营卫，通畅经络。连服 3 剂，症状消失而收全功。

原按：颤抖之病，方书记载甚少，王肯堂《证治准绳·杂病》谓："颤，摇也；振，动也。筋脉约束不住而莫能任持，风之象也。"王氏分型，有阴血不足，有气虚，有心虚，有挟痰者。临床所见，尚有湿热所致者，此多见于嗜酒之人，亦有阳虚所致者，本例即是。根据病史及以往所服方药，结合现时表现，断为脾肾阳虚，风痰郁阻。采用壮火扶阳、健脾燥湿、祛风化痰之法，竟获痊愈。其关键性用药在第三诊，方中所用代赭石、紫石英、赤石脂等味，为养肝、祛痰、降逆之要药，由本及标，故见效迅速。但初诊、次诊方，是为第三诊创造条件，奠定治疗基础。若不经过前两个步骤，开始即用第三诊处方，则不易有此功效。临床治病，应当分清标本缓急，做到胸中有数。否则欲速而不达，事倍而功半。

24. 饮癖——苍术丸

王某，男，42 岁。嗜饮浓茶，常吐清水，每吐甚多，已达 10 余年之久。中医作反胃治之，用温运法以丁香、干姜、附子、吴茱萸以及四逆汤等方化裁，见效不大。后改五苓散、胃苓汤健脾利水也无效。每年夏季病发尤剧，乃专程来昆诊治：

脉弦滑满指，舌苔厚腻，面色黄暗，胃脘满闷，食少。脉证合参，诊断为饮癖。处以徐灵胎香砂胃苓汤加高良姜，服后其病如故。因思此证予温运或健胃利水之剂，未可厚非，何以不效？恍悟此病历 10 余年之久，脾虚是其本，饮聚是其标。《内经》云："能知标本，万举万当。"治本应从健脾燥湿入手，脾健自可运湿，饮何由生！乃予专治饮癖之苍术丸，改为大剂汤药：

苍术 60g，大枣 12 枚。嘱日进 1 剂。方中苍术苦温，能燥湿健脾。《名医别录》谓能"消痰水"；大枣甘温，补益脾胃。二药相合，补散兼施，刚柔相济。苍术之散得大枣之补以济之，则不致过散；大枣之补得苍术之散以调之，则无壅滞之弊。调剂得宜，大有益于脾胃，故多服而无害。

患者连服 20 剂，吐水减其半。仍守原方加灶心土 30g 以助扶脾之力。再服 20 剂，病遂痊愈。乃告患者宜少饮浓茶。愈后经追踪观察半年，未见复发。此方用治反胃吐酸等症，疗效也佳。

点评：此案颇奇，既为饮癖，当属阴证，用姜附、四逆可称正治，五苓、胃苓汤利水也不为误，却都无效。投以专治饮癖之苍术丸，终收良效。可知即或姜、附也不能包治阴证也。考苍术丸出自《类证治裁》，系苍术一味为细末，枣肉为丸，治饮癖、呕酸嘈杂、心悬如饥。选本案聊备一格。

25. 寒凝发颐——封髓丹加吴茱萸、肉桂

陈某，女，25 岁。住某医院诊断为腮腺炎，用夏枯草等药物及青霉素等，久治无效。邀余会诊：左耳下虽肿，但皮色不红，触之欠温，不思饮。舌质青滑，脉沉缓。此因肝寒木郁，阴寒之邪凝滞少阳经脉，致成此证。予封髓丹加味：

焦黄柏 9g，砂仁 6g，甘草 6g，吴茱萸 6g，肉桂 6g。

本方以交通阴阳为目的，黄柏、甘草苦甘化阴，砂仁、甘草辛甘化阳，合以吴茱萸、肉桂温肝、散寒、解凝。如此则阴阳得以交通，肝胆之气机得以升降。

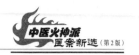

连服 2 剂，肿势已减。再服 2 剂，病即痊愈。

附：热毒发颐——银花甘草汤加味

高某，男，10 岁。患发热，两耳垂下部肿大，疼痛，西医诊断为腮腺炎，用西药治疗，已 10 余天，请余往诊。症见张口困难，饮食难下，便秘，舌紫，两脉弦数。脉证合参，系感受风温之毒，热毒壅结于颐部，病在少阳、阳明两经。用银花甘草汤加味：

金银花 9g，甘草 6g，紫草 6g，黑豆 15g，绿豆 15g。此方乃轻扬之剂，功能清热解毒，凉血养肝，导引热毒外散。

上方服 2 剂，热减，肿势大消，疼痛较缓，口已能开。原方加紫花地丁 9g，夏枯草 9g，以增强清热解毒、清肝散结之力，服 2 剂即愈。

此案热结阳经，因势利导，给予凉散，不可过用苦寒，以防热毒内陷，致生他变。

原按：以上两例发颐（腮腺炎），一寒一热，寒者所见皆"阴象""阴色"，热者所见皆"火形""热象"，可资对比。其中寒凝发颐经用清肝及消炎而久治不愈，症见肿处不红、不热，不思饮，舌质青滑，脉沉缓等寒象，断为阴证，以交通阴阳，调和气机而愈。通过症候分析病机，同病异治，两例均达痊愈目的。

26.腹痛——霹雳汤/大橘皮汤加干姜/大黄附子汤/调胃承气汤

赵某，男，32 岁。腹部疼痛，大便不解，曾用苦寒消导之药无效，自吃香蕉数枚，意欲通便。大便未通，反而腹痛加剧，两胁作胀，从深夜至天明剧痛不止，冷汗淋漓，辗转呻吟，至次日午后，扶来我所就诊。查其脉弦紧，舌质略青，苔白腻，面色青暗，表情苦楚，不思食。此系肝寒胃冷，寒湿凝滞，木不疏土之故。处以经验方"霹雳汤"：

附子 30g，炒吴茱萸 6g，公丁香 4g，木瓜 6g，丝瓜络 6g，灶心土 30g。方中附子壮阳补火，散寒逐湿，治脾胃虚冷；吴茱萸温肝逐寒，散湿开郁，驱厥阴之浊邪，为治心腹疼痛要药；公丁香温中、降逆、暖肾，治心腹冷痛，且有壮阳之功；木瓜平肝达郁、舒筋止痛；丝瓜络通经络，散结滞，行血脉；灶心土温中燥湿，暖胃止痛，《本草便读》说："其功专入脾胃，有扶阳退阴散结除邪之意。"此方之用，目的在温中、疏肝、燥湿、止痛。不用甘草者，欲使药力由中焦而达丹田也。

上方服 1 次后，即觉腹痛减轻，尽剂则腹痛消失，且思饮食，面已不青，脉转缓和。形神安定，情志舒畅。但皮肤出现红色斑块。此为病邪从里达表之佳象。宜因势利导，用通阳化气之剂以调畅气机，方用刘河间大橘皮汤加干姜：

陈皮6g，猪苓9g，茯苓12g，泽泻12g，白术9g，桂枝9g，木香4.5g，槟榔9g，六一散9g，干姜9g。方中五苓散（前五味药）化气行水，桂枝又能通阳、开肺气、散风邪；陈皮、木香健胃理气；六一散清热利湿；加干姜以助桂枝通阳之力。

服1剂斑块即消，但寒结未化，大便不爽。湿从热化，注于膀胱而小便短赤。予《金匮要略》大黄附子汤：

附子30g，大黄9g（同煨），细辛3g。服1剂，大便通畅，但觉肛门灼热、口渴，是湿热又注于大肠。宜泻热和胃，用调胃承气汤：

大黄6g，炙甘草4.5g，芒硝6g（另包）。前2味同煎取汁，每次调入芒硝3g，连服2次。上方服后，症状消失而愈。

原按：《灵枢·五邪》云："邪在脾胃，阳气不足，阴气有余，则寒中肠鸣腹痛。"这是指阴寒所致之腹痛。因"背为阳，腹为阴"，腹部既然属阴，则喜温而恶寒，故腹痛以寒证为多。本例脉证合参，再结合服苦寒药及香蕉后腹痛加剧，断为肝寒胃冷所致腹痛，殆无疑义。因寒则凝，阳气不能舒展，无力运送，故大便停滞不通，此为寒结。至于肝寒见症，孙思邈《千金方》谓："肝虚寒，病苦胁下坚，寒热腹满，不欲饮食，腹胀，恹恹不乐。"由于肝寒而导致木郁，郁则肝之疏泄和升发机能受制，必然影响脾胃之消化吸收，此"木郁不能疏土"之谓也。《内经》云"木郁达之"，达即条达舒畅之意，故初诊用"霹雳汤"，予吴茱萸、木瓜温肝散寒，以遂其条达之性；附子、公丁香、灶心土扶阳，温中散寒除湿而培脾土；丝瓜络通络散结而利血脉。药证相符，1剂痛止。此方凡肝胃虚寒所致腹痛、胁痛、呕吐，用之多效。

又：本例因寒结滞于里，温通之后，邪气外达，乃出红斑。后因邪郁酿热，终成湿热下注，故治法先后不同。

27.鹤膝风——阳和汤加味／内托生肌散

周某，女，9岁。左膝关节肿大，住某医院诊断为骨结核。治疗2月，前后开刀5次，病情如故，请余会诊。面色㿠白，左膝关节肿大且僵冷，不能站立。开刀之处淅淅流下清稀黑水，无疼痛感觉。终日嗜睡，舌润无苔，脉沉迟无力。详询病史，知发病由于冬令玩雪引起。寒邪侵入经脉，治不得法，迁延日久，

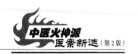

郁而不解。脉证合参，当用通阳化滞和血之法，用加味阳和汤：

麻黄绒 6g，熟地 15g，白芥子 9g，鹿角霜 15g，桂枝 6g，肉桂 5g，炮姜 9g，当归 15g，甘草 9g。方中熟地、肉桂、鹿角霜温肾阳固肾阴；麻黄绒开腠理；白芥子消痰化积，消皮里膜外之痰；熟地得麻黄绒则不凝滞，麻黄绒得熟地则不表散；重用鹿角霜 1 味，温补而不黏滞；肉桂、桂枝并用者，取其温心、肺、肾之阳；加当归以补血、活血，全方配合有扶阳固阴之功。

上方服 5 剂后，面色渐转红润，左膝关节稍转温，肿势渐消。原方去鹿角霜，每剂加服鹿茸粉 1.5g 兑入，再服 5 剂。取鹿茸补精髓，壮元阳，大补督脉，强筋健骨。

上方服后，膝关节转温，且能站立。面色红润，食欲增进，精神转佳，患部所流之清稀黑水转为黄色脓液。此肾阳虽复，尚需补气活血、生肌，方用张锡纯内托生肌散加减：

生黄芪 30g，天花粉 10g，乳香 6g，没药 6g，山茱萸 15g。此方重用黄芪，取其性温、味甘，《神农本草经》谓"主痈疽，日久败疮"。以其补气而能生肌，其溃脓自可排除；天花粉治痈肿疮毒，配合生黄芪增强生肌排毒之功；乳香、没药一能调血中之气，一可调气中之血，合用则宣畅脏腑，疏通经络，善治疮痈瘀滞；山茱萸温肝、补肝以通九窍。全方共呈益气生肌、排脓疏络、解毒之功。服用 7 剂后，创口逐渐愈合。

原按：阳和汤一方，为治阴疽内陷方，具有通阳化滞和血之功，故名"阳和"，如日光一照，寒邪悉解。唯原方剂量过轻，不能胜病，故师其意而不泥其方。病无常形，医无常方，药无常品，顺逆进退存乎其时，神圣工巧存乎其人，君臣佐使存乎其用。如墨守成方，执不变之方，以治变动不居之证，虽属效方，亦难取效。

二、吴佩衡医案

吴佩衡（1886—1971），名钟权，字佩衡，四川省会理县人，云南四大名医之一，火神派的重要传人。18 岁受业于当地名医彭恩溥先生，深精《内经》《难经》《伤寒论》等经典著作。中年以后，集中精力研究仲景学说，大力倡导经方学理，强调阴阳学说为中医理论的精髓，辨证论治是临证诊疗的准则。中华人民共和国成立后，先后任云南省中医学校校长、云南中医学院院长、云南省政协常委等职，桃李满门。1956年、1959年两次赴京，出席全国政协会议及文教卫生群英大会。

吴佩衡忠实地传承了火神派的学术思想，从理论到实践至教学一以贯之。他说："郑钦安先生的著作，是在实践中阐扬仲景医学的真理，其独到之处能发前人所未发。我认为在治疗疾病上很有价值，可以作为中医科学化的基本材料"（为刘铁庵编纂的《郑钦安之医学》题词）。1962年，吴氏主持云南中医学院工作时，再次将《医理真传》和《医法圆通》作为教参资料翻印，在教学中推广。与郑钦安一样，吴氏临床善用附子和四逆辈，而且在剂量和应用范围等方面有所突破，为经典火神派医家代表。

吴氏称附子为"回阳救逆第一品药"，善于广用、重用之，胆识兼备，屡起疑难大症。

吴氏投用附子，倡用久煎，用量15~60g，必须用开水煮沸2~3小时。用量增加，则须延长煮沸时间，以口尝不麻口舌为准。有时为了抢救重症，则药壶连续置于炉上不停火，久煎附子，随煎随服，虽大剂量也不偾事。强调"附子只在煮透，不在制透，故必煮到不麻口，服之方为安全"。

吴佩衡主要著作有《吴佩衡医案》《吴佩衡中药十大主帅古今谈》《麻疹发微》《医药简述》《伤寒论条解》等，编者在《中医火神派医案全解》中，曾选用吴佩衡医案41例，本书再选吴氏医案8例，主要是其麻疹方面的验案，出自《麻疹发微》。

1. 麻疹转阴——白通汤加肉桂

田某，2岁。麻疹虽已透达渐灰，但身热未退，舌燥、唇焦、鼻干，烦躁不眠，脉息虚数。据其脉证，即以生脉散加味，养阴清热而生津。不料服后，病势愈加沉重，次晨再诊，指纹青紫出二关，脉息紧急，壮热渴饮，烦躁不寐，鼻翼扇动，喘挣不息，有时惊怖，甚至角弓反张，乳食不进，发迷无神，大便泄泻，其色绿黑，欲成风状。系素禀不足，痧疹免后，元气不振，故服滋阴之剂，其病愈重。因火不足以蒸水，水不上升，故外现假热而内则真寒，也即阴极似阳，寒极似火之证。况大便泄泻绿水，实为元阳不足，中宫虚寒无疑。此际急应温中回阳，尚可救逆。乃以白通汤加肉桂连夜续服，次晨复诊，身热约退十之二三，唇舌回润，喘挣较平，已能吮乳。继以四逆汤加肉桂、茯苓连进。次日再疹，身热退去十之八九，津液满口，喘挣已平，唯精神不振，仍照原方

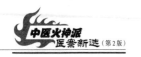

加黄芪 24g、砂仁 6g，连服 3 剂而愈。

点评：吴氏擅治麻疹，民国期间即享誉天下。其独特之处在于麻疹因处治不当，如过于表散或误用苦寒、滋补，致使阳证转阴，元气欲脱，当机立断，用白通、四逆奋力挽狂澜，救治很多濒危患儿，与祝味菊以扶阳法救治很多热病阳衰病例相似。

2. 麻疹危症——白通汤加肉桂 / 四逆汤加味

严某，4 岁。出麻疹病势已重，其病已六七日，疹出已齐渐灰，但发热不退，舌苔白滑不渴饮，唇色青紫焦躁而起血壳，脉沉细而紧，大便泄泻，小便赤而长，下午夜间发热尤甚，烦躁不寐，咳嗽痰滞难唾，食物不进，精神缺乏，其证已转危笃，复查所服方剂，始则升提发表，继则养阴清热解毒，以致阴寒之气益甚，逼其真阳外越，故见内真寒而外假热，且有衰脱之势，姑拟白通汤加味治之：

附子 60g，干姜 15g，葱白 4 茎，肉桂 6g。

次日复诊，服药后旋即呕吐涎痰盏许，咳嗽已松，夜已能寐 2~3 小时，泄泻次数减少，略进稀粥半茶杯。视其身热渐退，脉较缓和，唇口流血已止且较润，均为大有转机之象，仍宜扶阳抑阴，以四逆汤加味主之：

附子 90g，干姜 25g，甘草 9g，法半夏 9g，肉桂 6g，化橘红 6g。

三诊：病状已大松，脉静身凉，夜已熟寐，白苔退去十之八九，唇舌红润，津液满口，食量较增，咳嗽亦止。再以四逆汤加黄芪、砂仁连进 2 剂，诸症痊愈。

3. 麻疹危症——麻辛附子汤加生姜、甘草 / 白通汤 / 四逆汤加肉桂、茯苓

吴某，1 岁，痢疾愈后旬日，体质尚未复原，抱出街游玩，旋即发热，涕清咳嗽，当即予桂麻各半汤治之。服后发热未退，症状未减，目微红多泪，有出麻疹之状。因患利后体质较弱，乃以麻辛附子汤加生姜、甘草辅正除邪，温散托毒而升提之：

附子 15g，麻黄 3g，细辛 3g，甘草 6g，生姜 9g。服后略现红疹，但色象不鲜，发迷无神，已现少阴但欲寐之病情。遂将附子加倍，又服 1 剂，头面颈项及胸背虽已渐出，但疹出较慢，其色微现青紫而淡红，且仍发迷无神，再以大剂白通汤扶助元阳而托疹毒外出：

附子 60g，干姜 15g，葱白 3 茎。服后胸部以上疹渐出，而下半身及四肢

仍未见点，色仍暗淡不红活，发热咳嗽，沉迷无神而加哼挣，不多吮乳，舌苔白滑，小便如米泔汁。当时吴氏已微觉惊惶，有顷即镇定，思考再三，确系阳虚病情，除扶阳辅正外，别无他法，仍以大剂四逆汤主之：

附子120g，干姜15g，炙甘草9g。不料服1次后，病势反而加重。症见发热目瞑，呼吸喘促，鼻翼胸部扇动；小便不利，用手轻捻其阴茎，始滴出数点小便，色如米汤，大便不解；声哑锉牙，喘咳哼挣不已；乳食不进，颈软头不能仰；颜面色象青暗，麻疹仍未出透，色仍暗淡不鲜。此种症状严重已极，但吴氏抱定阴证之实据，以为证转危笃之因，实系病重药轻，药不胜病，犹兵不胜敌，故服后有此反应，遂决定仍以大剂四逆汤加肉桂、茯苓主之：

附子300g，干姜24g，甘草12g，肉桂9g，茯苓15g。煎成后隔半小时喂一次。服后即呕吐涎痰盏许，药液稍淡，下午又煎1剂，频频灌之。每次服后，均呕吐涎痰，小便始转通利。唯喘促未减，胸部扇动之状隔被可见。次晨又照原方续服。如此坚持早1剂、晚1剂，3天3夜共服附子6个计300g，疹才出透而转红活，随即渐灰落屑，脉静身凉，并能稍进稀粥吮乳。此际患儿仅微咳未愈，依照病退药减之原则，续以四逆汤合二陈汤加味，连进3剂：

附子45g，干姜15g，法半夏9g，茯苓12g，广皮6g，砂仁6g，细辛3g，甘草9g。连进3剂后，咳嗽已愈，忽而颌下红肿，两耳流脓，仍以四逆汤加肉桂、细辛，再连服3剂后肿消脓减，病后调理半年，体质始复健康。

4. 麻疹垂危——增液汤加减

某女孩，3岁。初发疹时，即与升麻葛根汤加薄荷、防风、荆芥2剂，服后疹已出齐，但发热不退，咳嗽，闭目多眵，继以二陈汤加姜、细、味、制麻绒服之，咳嗽稍减，但仍发热而加喘促。斯时，余因经验不足，辨证不确，竟认为出疹后发热喘促，或许属虚寒之证，乃以四逆汤治之。服后，发热虽渐退，仍鼻翕喘挣，因见其风将动，而少与逐寒荡惊汤（炮姜、肉桂、公丁香、胡椒）服之，病势愈见沉重。是夜约21时，细心诊视，其脉息沉细，隐微欲绝，周身皆冷；两眼因目眵封住六七日，未能睁开；唇舌破烂，乳食不进；呼吸急促而细微，其症已转危急。至夜里零时，患儿仅有呼吸细微迫促之声，四肢厥逆，白沫黏涎时流出于口腔外，周身已冷，脉息欲绝，仍不吮乳，症状愈见严重。细心追想，服温热药愈加沉重，或系真阴内虚，阴虚生内热，逼其真阴于外所致。值此奄奄一息之际，寒凉药不敢用，温热药也不敢再投，唯有用滋阴补水之法：

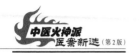

　　熟地9g，玄参3g，五味子3g。煨水少少喂之，幸能徐徐下咽，约服药半茶杯后，到夜间2点钟视之，见其口中涎沫减少十之七八，呼吸迫促之声已较平，脉搏转而细数，又喂此药一茶杯。天将明再诊，则喘促已平，肢体回温，口中已无白沫，且能吮乳，次晨又照此方加倍服之，并将眼眵洗净，其视力也正常。服完药后，求引冷水，遂少少与饮，未再服药而愈。

　　原按：疹后阴虚，邪热内伏，误服温热药之后，其里热更甚，逼其真阴外越而成此阳盛隔阴垂危之证，故用养阴清热之剂始转危为安。方中玄参色黑而性苦寒，足以清心肾之热，熟地滋阴补水，五味子敛阴收纳肺肾之气而归于根，使真阴复而热邪退，乃奏全功。

　　点评：此案以阴阳辨诀判之，似属阴证，即以吴氏经验老到者而言犹感迷惑。因服温热药后症情加重，不能不"细心追想"。幸未固执，暂以轻剂滋阴补水试之，终于挽回险境。火神派在投以扶阳剂后，若症情未减或反加重，应谨慎三思，不可拘执，编者选录本案，即着眼于此。

5. 感冒——麻辛附子汤加桂尖 / 四逆汤合二陈加细辛、五味子

　　张某，42岁，昆明市人。某日返家途中，时值阴雨，感冒寒风。初起即身热恶寒，头疼体痛，沉迷嗜卧（即少阴但欲寐之病情也），兼见渴喜热饮不多。脉沉细而兼紧象，舌苔白滑，质夹青紫，由肾气素亏，坎内阳弱，无力卫外固表以抵抗客邪，以致寒风乘虚直入少阴，阻塞真阳运行之机而成是状。以仲景麻辛附子汤温经解表主之：

　　附子36g（先煮透），麻黄9g（先煮数沸去沫），细辛6g，桂尖12g。1剂即汗，身热已退，唯觉头晕咳嗽、神怯而已，然表邪虽解，肺寒尚未肃清，阳气尚虚，以四逆汤合二陈加辛、味，扶阳温寒主之：

　　附子45g，筠姜24g，生甘草9g，广陈皮9g，法半夏12g，茯苓12g，细辛4g，五味子1.2g。开水先煮附子2小时再入余药煎服。1剂尽，咳嗽立止，食量增加，精神恢复，病遂痊愈（吴佩衡《医药简述》，下同）。

　　点评：此案肾气素亏，少阴感寒，而致太、少两感局面，方用麻辛附子汤，另加桂尖增强开表之力。取汗退热之后，以四逆汤合二陈再加细辛、五味子，温肺化痰，因表证已解，故去掉麻黄；虽用五味子，与筠姜、细辛成仲景化痰定式（姜辛味），因防其敛邪，仅用五味子1.2g，显出医律之细。

6. 半产血崩——四逆汤合当归补血汤加艾叶、大枣

方夫人，35岁，罗平县人。素患半产，此次怀孕五月又堕。初起腰腹坠痛，继则见红胎堕，血崩盈盈成块，小腹扭痛，心慌目眩，气喘欲脱。脉芤虚无力，两寸且短，唇淡红，舌苔白滑，舌质夹青乌。据其丈夫云，是晚曾昏厥2次。由素患半产，肾气大亏，气虚下陷，无力摄血，阳气有随血脱之势，以气生于肾，统于肺，今肺肾之气不相接，故气喘欲脱。以四逆汤扶阳收纳，启坎阳上升为君，佐以当归补血汤，补中益气而生过伤之血，艾、枣温血分之寒，引血归经：

附子150g，黑姜45g，炙甘草24g，黄芪60g，当归24g，蕲艾叶6g（炒），大枣5枚（烧黑存性）。1剂后，血崩止，气喘平，病状已去十之六七，精神稍增，仍用原方1剂服完，病遂痊愈。

点评： 下部出血诸证如血崩、便血等，以四逆汤启坎阳上升为君，佐以当归补血汤，补中益气而生过伤之血，艾叶、大枣温血分之寒，吴氏此案用药堪作范例。

7. 急惊风——桂枝汤加粳米

柯某之子，一岁半，住昆明市。清晨寐醒抱出，冒风而惊，发热，自汗沉迷，角弓反张，目上视。纹赤而浮，唇赤舌淡白，脉来浮缓，由风寒阻塞太阳运行之机，加以小儿营卫未充，脏腑柔嫩，不耐风寒，以致猝然抽搐而成急惊，此为风中太阳肌表之证。以仲景桂枝汤主之，使太阳肌腠之风寒，得微汗而解：

桂尖9g，杭白芍9g，生甘草6g，生姜9g，小枣7枚，入粳米一小撮同煎，服后温复，微汗。1剂即熟寐，汗出热退，次日霍然。

点评： 此案认证准确，选方切当，以桂枝汤全方，力量甚足，固能效如桴鼓。仲景服桂枝汤惯例，服药后啜热稀粥，以助胃气，本例则将粳米一小撮同煎，已含医圣之意，此善用经方者也。

8. 牙痛——四逆汤加肉桂、麻黄、细辛

吴之学生严某，门牙肿痛，口唇牙龈高凸，恶寒特甚，头痛体困，手足逆冷，口不渴，唇龈虽高肿，但皮色乌青，舌苔白滑质青，脉沉细而紧。请老师诊治，处予大剂四逆汤加肉桂、麻黄、细辛。

附子90g，干姜45g，炙甘草9g，肉桂12g，麻黄12g，细辛6g。服后诸症旋即消失而愈（《著名中医学家吴佩衡诞辰一百周年纪念专集》）。

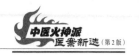

点评：牙痛一证，方书多认为热证，特别是急性者，最易误诊，吴氏据寒热辨证十六字诀辨为阴证而处予大辛大温、引火归原之剂而取效，胆识过人，令人折服。

三、唐步祺医案

唐步祺（1917—2004），四川省永川县人，火神派代表医家。1941 年毕业于国立四川大学。祖父蓉生公以医闻于世，私淑郑钦安。唐氏幼承庭训，习郑氏之学，后又游学于伤寒学家吴棹仙之门，问难于北京中医学院著名教授任应秋先生。终身钻研火神派学术思想，行医半个多世纪，精于伤寒与郑钦安学术思想，善于应用大剂附子、姜、桂，称"附子为热药之冠"，屡起沉疴，世誉"唐火神"，为经典火神派医家代表。

唐氏服膺郑钦安之学，毕生研究、传承火神派学说，致力于郑钦安医学著作的阐释研究，曾几次走访郑氏嫡孙及其亲属，历时 15 年将《医理真传》《医法圆通》与《伤寒恒论》三书阐释完成，先后付梓。后又将三书统一体例，合为一本，定名为《郑钦安医书阐释》，1996 年由四川巴蜀书社出版，2004 年由该社修订出版。各书"深受海内外医家赞赏，不仅国内慕名者上门求教络绎不绝，还远及欧洲、澳大利亚，同道 3 次相邀讲学授业"。该书对郑氏原著精勘细校，订正错讹，按节进行阐释，并融入其心得体会，附有其案例约 40 个。在该书的序、跋文中，唐氏对郑氏学说作了初步的整理，认为郑钦安的理论，"贯穿以阴阳为总纲，万病不出六经宗旨，不出一元真气的学术思想。特重阳虚阴盛之阐发，达到登峰造极。善用大剂量姜、桂、附以回阳救逆，拯人于危。其于阳虚辨治所积累之独到经验，实发前人之所未发，乃祖国医学之瑰宝，千古一人而已"（《郑钦安医书阐释·唐序》）。这些都使该书成为研究、传承火神派的重要文献。就此而论，唐氏可谓用心最专，用力最勤，成绩最著，称得上火神派最忠实的传人。

唐氏另外著有《咳嗽之辨证论治》，1982 年由陕西科学技术出版社出版。

《中医火神派医案全解》曾选其 23 例医案，今再选其 14 例以飨读者，各案均出自《咳嗽之辨证论治》。

1.咳喘——新订麻黄附子细辛汤加味

续某，女，45岁，干部。面容水肿，色黄而暗，两眼无神，恶寒，两膝以下冰冷，如泡水中，通夜睡不暖，两腿随时发抖、抽搐，肌肉疼，气短，心累心跳，总觉精神不支，喜静坐而恶活动，胸部苦满，不思饮食，口虽干而不饮茶水，经期推迟，量少而色乌黑。平日易感冒，恶寒发热，喉管发痒即咳嗽喘促，吐白泡沫涎痰。注射青、链霉素，半个月或1个月告愈，不久又感冒咳喘，如此循环不已。近又感冒，咳嗽喘促吐痰，嘴唇乌白，满口津液。舌质淡红，苔黄白，脉浮紧而细。

此阳虚为病之本。阳虚卫外不固，不能抵抗风寒入侵，故易感冒。因感冒引起咳嗽喘促，也不一定是慢性气管炎复发，此为肺有沉寒，外之风寒入而附之，发为咳喘，非清热解毒一类方药所能治。此为外感风寒，由太阳而入少阴之咳喘，法当温经散寒以平咳止喘，用新订麻黄附子细辛汤加味治之：

麻黄9g，制附子31g，细辛3g，桂枝15g，干姜31g，甘草31g，苏叶12g，防风15g。此方服2剂，服第1剂时用童便引，使虚热下行，第2剂可不用。据云服第1剂后，咳喘大减；2剂咳平喘止。

点评：新订麻黄附子细辛汤为唐氏所拟效方，组成：麻黄、制附子、细辛、桂枝、干姜、甘草。

本方乃针对表里同病而拟。麻黄、桂枝，太阳证用药也；附子、干姜，少阴证用药也。恶寒发热，无汗而脉沉，是表里同病，故用麻黄以发汗解表，附子以温经扶阳，麻附配伍，可使体力增强而表邪易解，汗出表解而无损于心阳；宜以细辛配麻黄，祛痰利水而治咳逆上气，配附子能温经散寒而除一切疼痛；桂枝辛温，能引营分之邪达于肌表；干姜辛烈温散，能祛寒邪。甘草之甘平，调和诸药，兼以润滑喉头气管。加入桂、姜、草三味，温通散寒之力更强，且有和中而顺接阴阳二气之效，且三味俱有治咳之功。故凡一切阳虚感寒之咳嗽、哮喘，皆能治之，并为治各种伤寒虚弱咳嗽、哮喘，以及因伤寒而引起之寒痛要方。

2.小儿咳喘——新订麻黄附子细辛汤/四逆汤加麻黄/四逆汤加白术、茯苓

李某，男，3岁。小儿患咳嗽，已经月余，经医院检查诊断为百日咳，服药无效。一咳就连续一二十声，头倾胸曲，有时涕泪俱出，吐泡沫涎痰，出冷汗，喘促气紧，晚上尤甚，面色青白，唇乌暗。舌质淡红，苔白带微黄。此乃阳虚

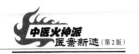

而寒重，以新订麻黄附子细辛汤治之：

麻黄 3g，制附子 18g，细辛 2g，桂枝 3g，生姜 15g，甘草 15g。服药后，喘咳有所减轻，但里寒重，必须扶阳以散寒止咳，四逆加麻黄汤治之：

制附子 24g，干姜 18g，炙甘草 18g，麻黄 6g。尽剂后咳喘更减，冷汗已敛。舌苔微黄已去，略现红润，涕泪俱无，四逆汤加味治之：

制附子 24g，干姜 18g，炙甘草 18g，茯苓 15g，白术 15g。连服 2 剂，喘平咳止。嘱禁食生冷瓜果，巩固疗效。

3. 咳喘——新订麻黄附子细辛汤 / 附子理中汤去参加茯苓 / 姜桂苓夏汤

刘某，女，58 岁，农民。素有咳喘病，每次发病严重，晚上不能平卧。此次发病，饮食减少，心累心跳，咳嗽气紧，吐白泡沫清痰，整夜不能安眠，全身强痛，背上及两脚冰冷，面容微红而现水肿，嘴唇乌白。舌苔黄腻，脉浮紧而细。此乃肺阳虚弱，复受寒邪侵袭。宜表里兼顾，温肺散寒以利咳喘，新订麻黄附子细辛汤加味治之，重用姜、桂温补肺气：

麻黄 9g，制附子 31g，细辛 3g，桂枝 31g，干姜 31g，生姜 62g，甘草 31g。服药 1 剂后，痛证悉除，咳喘减轻，已能平卧，继续用附子理中汤去人参加茯苓治之：

制附子 31g，白术 31g，干姜 31g，茯苓 24g，炙甘草 31g。连进 2 剂，不复怕冷，咳喘大减。咳时右胁微胀痛，面容苍白无神，此肺阳偏虚。姜桂汤加味扶肺阳，肺阳旺而咳自愈：

生姜 62g，桂枝 31g，茯苓 24g，半夏 18g。尽剂后而咳嗽愈。

4. 咳喘——新订麻黄附子细辛汤 / 四逆加麻黄汤 / 甘草干姜汤 / 附子理中汤 / 附子生姜羊肉汤

高某，女，28 岁，工人。自幼出麻疹后，即得气喘病，迄今 20 余年。平时怕冷，虽暑季炎热天也穿长袖衣，晚上盖棉被，冬季通夜睡不暖，两脚冰冷。饮食不多，随时腹泻，有时呕吐清水。如气候变化则咳嗽而兼喘息，诊为慢性支气管炎，服中、西药治疗，只能暂时减轻，稍隔几日，气紧喘息如故。身体瘦弱，苍白无血色，言语声音细小，困倦无神。此次发病，头晕，一身痛，特别怕冷，两膝以下虽白天也冷如冰，口虽干而不渴，尤其腰背酸痛，咳嗽兼喘促，吐白泡沫痰。舌苔白滑微黄，脉浮紧而细。

此乃肺、脾、肾三脏俱虚，复受寒邪侵袭。先当治其标病，后扶肺、脾、肾之阳以治本，新订麻黄附子细辛汤治之：

麻黄 9g，制附子 31g，细辛 3g，桂枝 18g，生姜 31g，甘草 24g。服药 1 剂后，无不良反应。此病重药轻，上方加重分量，并加干姜治之：

麻黄 12g，制附子 62g，细辛 3g，桂枝 18g，生姜 62g，干姜 31g，甘草 31g。连服 2 剂后，咳嗽、喘促有所减轻，身痛大减，以新订四逆加麻黄汤治之：

制附子 62g，干姜 31g，炙甘草 31g，麻黄 12g。又尽 2 剂，虽不咳嗽而仍喘促，饮食很少，甚至不思食，用甘草干姜汤温其脾胃：

炙甘草 62g，炮姜 62g。服 1 剂后，改大剂附子理中汤去参扶肾阳而平喘：

制附子 62g，白术 31g，干姜 31g，炙甘草 31g。连服 2 剂，喘又减轻。仍恶寒，上方加肉桂、炮姜：

制附子 62g，白术 31g，干姜 31g，炮姜 31g，炙甘草 31g，桂枝 12g。又服 2 剂，不复怕冷，微喘，以附子理中汤补之：

制附子 62g，党参 31g，白术 31g，干姜 31g，炙甘草 31g。连服 3 剂，饮食增多而精神转佳。嘱其用附子生姜炖羊肉汤调理：

制附子 62g，生姜 124g，羊肉 500g。先后炖服羊肉汤 2 次。自病愈后，已不怕冷，夏天与常人一样穿短袖衣，冬天能睡暖，不像从前发病，影响工作。即使偶尔受凉，咳嗽喘促，服药一两次即告愈。

5. 咳喘——新订麻黄附子细辛汤／附子理中汤去参加茯苓／苓桂术甘汤加半夏、生姜

汪某，男，42 岁，工人。过去曾患肺结核已愈。此次因淋雨脱衣感寒，咳喘大发，吐脓痰，气紧促，整夜不能睡，心慌，四肢冷，出汗，口虽干燥不思茶水，诊为支气管炎。面色青暗，精神疲乏。舌苔黄腻，脉沉细。

此阳虚不能卫外，寒邪深入少阴。法当温经散寒以利咳，新订麻黄附子细辛汤治之：

麻黄 12g，制附子 31g，细辛 3g，桂枝 15g，干姜 31g，甘草 31g。服药 2 剂后，喘咳减轻，四肢渐温，舌苔黄腻减薄。但全身胀痛，复用上方加重分量，并入生姜以散表寒：

麻黄 12g，制附子 62g，细辛 3g，桂枝 20g，干姜 62g，生姜 31g，甘草 62g。又尽 2 剂，已能步行，咳喘大减，痰虽多已由脓痰变为白泡沫痰，已不

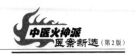

出冷汗，全身胀痛减轻。但腹痛，小便不利，头眩，心下悸，用附子理中汤去参加茯苓治之：

制附子 62g，干姜 31g，白术 31g，炙甘草 31g，生姜 31g，茯苓 24g。连服 2 剂，诸症又减。唯白泡沫痰仍多，治以苓桂术甘汤加味：

茯苓 24g，桂枝 24g，白术 18g，甘草 18g，半夏 18g，生姜 31g。尽 2 剂后，基本已不咳喘，眩悸都止，整夜安睡。唯大病之后，食欲不佳，微吐清痰，用附子理中汤去参，加砂、蔻、茯苓治之：

制附子 31g，白术 31g，干姜 31g，炙甘草 31g，砂仁 15g，白豆蔻 15g，茯苓 24g。连服 2 剂，咳喘告愈，上班工作。

6. 咳喘——新订四逆加麻黄汤 / 新订麻黄附子细辛汤 / 附子理中汤去党参，加砂仁、白豆蔻

高某，女，71 岁，家务。每年冬季都要发作咳喘，整天睡在床上。此次发病更重，咳嗽吐脓臭痰，日夜不能平卧，诊断为慢性支气管炎，并发肺气肿。其脉沉迟而细，舌苔黄腻而厚，略带微白，不饮食已 3 天，腹痛身疼，四肢厥冷，神志已不清楚。此由阳虚不能卫外，寒中三阴，引动宿痰，并误服寒凉药味，注射青霉素，形成阳虚欲脱之证，必须大剂回阳，并加散寒药味，主以新订四逆加麻黄汤：

制附子 62g，干姜 31g，炙甘草 31g，麻黄 12g。尽剂后，神志渐清，咳喘略减，能吃粥一小碗，但四肢仍厥冷，上方加重分量治之：

制附子 124g，干姜 62g，炙甘草 62g，麻黄 18g。服 1 剂，咳喘大减，已能平睡，脓臭痰化为泡沫痰，四肢渐温和。舌苔黄腻减少，脉仍沉细。以新订麻黄附子细辛汤温经散寒，平咳定喘：

麻黄 9g，制附子 62g，细辛 3g，桂枝 15g，生姜 62g，甘草 31g。连服 2 剂，诸症悉退。唯胃纳不佳，微咳，吐清稀水痰。法当温脾健胃，处以附子理中汤去参加砂、蔻：

制附子 62g，白术 31g，干姜 31g，炙甘草 31g，砂仁 15g，白豆蔻 15g。又服 2 剂，咳喘痊愈，饮食渐增，嘱以附子、生姜炖羊肉汤调理，以竟全功：

制附子 62g，生姜 62g，羊肉 500g。患者炖服羊肉汤 2 次，有如平人，不怕冷，能做些家务。第二年冬季，咳喘也未复发。

点评： 咳吐脓臭痰，兼之舌苔黄腻，一般辨为肺热痰火。但脉沉迟而细，

四肢厥冷，神志不清，不进饮食已 3 天，腹痛身疼，一派阴寒之象。脓臭痰系宿痰郁积而致，不可按痰火认证，舌苔黄腻也不单主热象，慢性咳喘久病常见此等症状，不可惑此而投寒凉之品。当从全身阴象阴色着眼，看出阳虚本质。

四逆加麻黄汤组成：制附子、干姜、炙甘草、麻黄，唐氏称之为新订四逆加麻黄汤。

方解：四逆汤为回阳之主方。《伤寒论》原文治下利清谷，三阴厥逆，恶寒，脉沉而微者。凡一切阳虚阴盛为病者皆可服也。四逆汤不独为少阴立法，凡太阳病脉沉与寒入三阴及一切阳虚之证，俱能治之。麻黄为太阳证伤寒之主药，又为肺家专药，能开腠散寒，用以发汗解表，附子温经扶阳，麻、附配伍，使汗出表解无损于阳气。

7. 咳喘——四逆汤加葱白 / 附子理中汤 / 苓桂术甘汤加干姜、半夏

文某，女，45 岁，农民。咳嗽气紧，吐白泡沫清痰，全身软弱无力，已卧床不起，2 天未进饮食。大便不通，力乏喘促，但面赤唇红，一咳连续一二十声，神志恍惚，说话不清，两足厥逆。舌质淡，苔白腻，脉沉细，有时右寸脉不显。元阳有欲从上脱之势，此乃危候。大剂四逆汤加葱白回阳救急，通达内外之阳：

制附子 62g，干姜 62g，炙甘草 62g，葱白引。连服 2 剂，神志已清，两足渐温，此阳回之验。咳嗽喘促，有所减轻，嘴唇乌暗，语言细小，恶寒，舌苔白润而滑，两胁胀痛，右寸脉微弱。此肺阳虚肺气不足之咳喘。法当辛甘助阳，温补肺气。又肺肾为子母之脏，故必兼补肾阳，附子理中汤治之：

制附子 62g，泡参 31g，白术 31g，干姜 31g，炙甘草 31g。又尽 2 剂，诸症大减。唯喘促仍盛，白泡沫清痰多。因上方用泡参，服后使虚气上升，故见喘促。清痰多者，乃水湿未能得阳所化。上方去参，加茯苓通阳利水，止咳逆：

制附子 62g，白术 31g，干姜 31g，炙甘草 31g，茯苓 18g。连服 2 剂，四肢温和，微咳，白泡清痰仍多，痰饮尚重，苓桂术甘汤加味和之：

茯苓 18g，桂枝 15g，白术 18g，甘草 15g，半夏 18g，干姜 18g。尽 2 剂后，咳喘告愈。唯饮食不多，精神欠佳，理中汤加砂、蔻，巩固疗效：

党参 15g，白术 18g，炮姜 18g，炙甘草 15g，干姜 15g，砂仁 9g，白豆蔻 9g。

又服 2 剂，饮食增而痊愈。

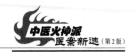

8. 咳喘——麻黄汤加紫苏、防风 / 麻黄汤加生姜、半夏

敬某，男，35岁，农民。从事农业生产，在田间感受风寒而致咳嗽，经历数年，久之兼喘。受凉后咳喘更重，对治疗失去信心。此次发病较以往为重，头痛，一身酸痛，恶寒发热，咽喉发痒，则咳嗽气喘不已，吐白泡沫清痰，口不渴，需饮极热之茶水，喘咳能稍缓解。舌质淡，口中有津液，舌苔白腻而微黄，脉象浮紧而滑。此乃外感寒邪所致。法当辛温解表，麻黄汤加苏、防治之：

麻黄8g，杏仁18g，桂枝12g，甘草15g，紫苏12g，防风12g。服药2剂，恶寒、发热、头痛、身痛俱大减轻，喉已不痒，咳喘随之也减。但表寒尚重，麻黄汤加生姜、半夏散表寒而降逆：

麻黄9g，杏仁18g，桂枝12g，甘草15g，生姜31g，半夏18g。又服2剂，而告痊愈。

9. 小儿咳喘——麻黄汤加半夏、生姜 / 六君子汤

李某，女，4岁。患儿生下后即托人照护，时常感冒。从1岁起，随时咳嗽，一月、半月始能告愈，不久复发，1年内，即有三四个月咳嗽，经检查诊断为百日咳。中西医治疗，迄无良效。咳时兼喘，头痛，口不渴，有时恶寒，有时又发热，无汗，咳时吐清稀泡沫痰，晚上更甚，一咳连续一二十声。唇白，舌质淡红，苔微黄。受凉即发，或受凉后加重。乃属感寒之百日咳，应以麻黄汤之辛温发表为之剂。但现时咳而发呕，故加半夏、生姜治之：

麻黄6g，杏仁15g，桂枝6g，甘草12g，半夏9g，生姜15g。尽剂后，晚上睡觉时出汗，咳嗽大大减轻，已不发呕，清泡沫痰亦减少，继续用麻黄汤原方治之：

麻黄6g，杏仁15g，桂枝6g，甘草12g。又尽2剂，咳嗽痊愈。患儿之所以感寒咳嗽，因身体虚弱，缺乏抵抗外邪侵袭能力，必须增强体质，乃以六君子汤补阳益气，调和营卫，巩固疗效：

党参9g，茯苓9g，白术9g，炙甘草9g，半夏6g，陈皮6g。共服4剂，迄今已10年，小儿身体健康，未曾复发咳嗽。

10. 咳喘——小青龙汤 / 新订四逆加麻黄汤 / 新订麻黄附子细辛汤 / 附子理中汤去参加公丁香

钟某，男，63岁，农民。咳嗽痰多，喘不能卧，心累心跳，微热不渴，一

身重痛，早晨咳吐清痰更多。舌苔薄白，脉浮而微弦。此内挟水饮，外受寒邪之侵，小青龙汤治之：

麻黄 9g，桂枝 18g，白芍 12g，甘草 18g，干姜 31g，五味子 6g，细辛 3g，半夏 18g。服药 2 剂后，清痰减少，喘咳也轻。但仍寒冷，面色青暗，脉转沉迟，是阳虚寒邪入里，新订四逆加麻黄汤以温隔上之饮，利肺气而止咳喘：

制附子 62g，干姜 31g，炙甘草 31g，麻黄 9g。又尽 2 剂，病现平稳，此是病重药轻，原方加重剂量治之：

制附子 124g，干姜 62g，炙甘草 62g，麻黄 15g。服 1 剂后，精神转好，心累心跳及咳喘均减轻，但清晨仍多清稀痰沫，微恶风寒，脉仍沉迟，是内外之寒皆未祛尽，新订麻黄附子细辛汤治之：

麻黄 9g，制附子 62g，细辛 3g，桂枝 15g，干姜 31g，甘草 31g。又尽 1 剂，诸症悉减，唯胃纳不佳，法当温建中宫，处以附子理中汤去参加公丁香，健脾胃以复元气：

制附子 31g，白术 31g，炮姜 31g，炙甘草 31g，公丁香 15g。连尽 2 剂，元气复而咳止。

点评：老年慢性支气管炎病人反复咳喘，急性发作，是临床常见症情。此案治疗套路颇具典型性：先予小青龙汤（或麻黄汤）解表治标为主，次以新订四逆加麻黄汤温阳治本，再以新订麻黄附子细辛汤温阳解表兼顾，终以附子理中汤扶正固本善后，思路清晰，层次分明。此老治这类病证，多系这种套路。

11. 咳嗽——小半夏加茯苓汤 / 苓桂术甘汤加半夏、生姜 / 四君子汤加砂仁、白豆蔻

王某，男，45 岁，工人。喜食生冷，复爱饮茶，以致水湿阻于胸膈，上逆而咳。面色苍黄微肿，人困无神，咳嗽而吐涎痰，呕吐清水，头重、目眩，满口津液。舌苔白腻，脉弦细而濡。法当利湿降逆，止呕平咳，小半夏加茯苓汤加味治之：

半夏 15g，生姜 31g，茯苓 15g，干姜 15g。服药后小便增多，咳嗽减轻，不再呕吐清水但痰涎多，上方加味润肺化痰止咳：

半夏 15g，生姜 31g，茯苓 15g，干姜 15g，紫菀 6g，旋覆花 6g。尽剂后，诸症大减。唯感觉心下逆满，短气而咳，当温阳利湿，降逆止咳，苓桂术甘汤加味治之：

茯苓 15g，桂枝 15g，白术 18g，甘草 15g，半夏 15g，生姜 31g。服药 1 剂，

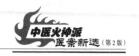

咳嗽即愈。唯胃纳不佳，乃以四君子汤加砂、蔻治之：

党参15g，茯苓15g，白术24g，炙甘草18g，砂仁9g，白豆蔻9g。尽剂后，饮食日增而痊愈。

原按： 新订小半夏加茯苓汤乃唐氏所拟，用治水湿为患，咳而兼呕吐者，收效极佳。其方为半夏、生姜、茯苓、旋覆花、紫菀。

方解： 水气上逆则呕，水停膈间则痞，上干头部则眩，凌于心胸则悸。半夏、生姜行水气而散逆气，能止呕吐，生姜兼以散寒；茯苓淡渗利窍，祛湿泻热而下通膀胱。《金匮要略》用治辛呕吐，心下痞，膈间有水，眩悸者也；新订加旋覆花、紫菀二味。前者下气行水，温通血脉，入肺、大肠经，消痰；后者辛温润肺，苦温下气，消痰止渴，治咳逆上气。合之治水湿为患，咳而兼呕吐者，收效极佳。但旋覆花、紫菀不宜多用，多用则伤正气，体虚之人更宜慎用。

12. 小儿咳嗽——小半夏加茯苓汤加甘草、紫菀 / 附子理中汤去参加茯苓 / 六君子汤加砂仁、白豆蔻

陈女，1岁。每日咳嗽不止，一咳连续一二十声，有时涕泪俱出，咳痰不易吐出，经检查为百日咳，服中、西药无效，有增无已，半年来未有宁日。面色青暗唇白，舌质淡红，苔白腻。此乃初伤于水湿，继化痰涎，痰饮积聚而引起之百日咳。法当祛痰饮而降逆止咳，小半夏加茯苓汤加味治之：

半夏9g，生姜9g，茯苓9g，甘草6g，紫菀3g。连服2剂后，咳嗽有所减轻，患儿因水湿化痰饮为患，以致阳虚，必须温阳逐水化痰，附子理中汤去参加茯苓治之：

制附子18g，白术12g，干姜15g，炙甘草15g，茯苓15g。又尽2剂，咳嗽即告痊愈。但面色苍白，唇口及舌质淡红，苔白润，饮食不佳，用六君子汤加砂、蔻健脾胃而祛痰饮，巩固疗效：

党参15g，茯苓9g，白术12g，炙甘草15g，半夏9g，陈皮6g，砂仁6g，白豆蔻6g。服2剂，恢复健康。

13. 小儿咳喘——小半夏加茯苓汤 / 新订麻黄附子细辛汤 / 苓桂术甘汤加半夏、生姜

葛某，女，半岁。患儿生下半月即咳嗽兼喘，经检查诊断为百日咳，迄未治愈。面容㿠白，额上显出青纹，口唇青白，有时呕吐清水，或吐奶汁，一咳

连续一二十声，咳不出痰，有时感到喉中有痰，随即咽下，大便屙稀，哭时声不洪亮。舌质淡红，苔白腻。其母在妊娠期中，喜吃生冷、瓜果、冰糕等。此系胎儿在母体内受损，生下后现阳虚之象。婴儿吸食母乳，母亲身体不健康，奶汁不浓，以致婴儿因阳虚而伤水饮咳嗽，法当温阳逐水以利咳，小半夏加茯苓汤治之：

茯苓 6g，半夏 6g，生姜 12g，甘草 12g。尽剂后，咳嗽微有减轻。由于其母有病，故必须兼治其母，俗云：娘壮儿肥，又可由乳汁过药。其母 22 岁，所现症状为一身痛，心累，感觉疲倦，嗜睡，全身怕冷。舌苔微黄，脉浮紧而细。此阳虚而寒中三阴，法当温经散寒，新订麻黄附子细辛汤治之，婴儿也同服此药：

麻黄 9g，制附子 31g，细辛 3g，桂枝 15g，生姜 31g，甘草 31g。连服 2 剂，婴儿喘咳有所减轻，但水湿仍重。其母服药后，全身疼痛告愈，仍感无神，不思饮食，此为阳虚之象。为之分别处方用药，婴儿用苓桂术甘汤加半夏、生姜，祛湿降逆而止咳：

茯苓 6g，桂枝 6g，白术 6g，甘草 12g，半夏 6g，生姜 15g。

其母用附子理中汤扶阳：

制附子 31g，党参 31g，白术 24g，干姜 31g，炙甘草 31g。

婴儿服药后，咳喘大减，但阳虚甚，必须扶阳固本止咳。其母服药后，精神渐佳，饮食增多，但仍疲乏嗜睡，行走仍觉心累，乃为阳不足之证。故母子皆须扶阳，同服通脉四逆汤：

干姜 62g，炙甘草 31g，制附子 31g，葱白引。服药 2 剂，诸症均减轻，婴儿仅微咳，母亲精神亦转好。仍用四逆加茯苓汤扶阳利水以平咳：

制附子 31g，干姜 31g，炙甘草 31g，茯苓 24g。母子共服 2 剂，诸症悉愈。因母子身体皆虚，故用六君子汤加桂枝补其虚，巩固疗效：

党参 31g，茯苓 24g，白术 24g，炙甘草 31g，半夏 18g，陈皮 15g，肉桂 9g。

点评：此案母婴同治，同时服药颇有新意，所谓娘衰儿弱，且婴儿吸食母乳，故须兼治其母，且可由乳汁过药于儿，实一举两得。

四、祝味菊医案

祝味菊（1884—1951），浙江省绍兴市人，晚年自号"傲霜轩主"。沪上名医，

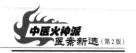

重视阳气，擅用附子，人誉"祝附子"，为火神派中独树一帜的著名医家。

先祖世代业医，弱冠随父入蜀，遍览中医典籍，又从宿儒刘雨笙等学习，颖悟过人，好发疑问，以致两任老师不能答其疑难而自辞。后入军医学校学习西医，攻读两年后赴日本考察西医，翌年回国。1926年为避川乱赶赴上海，隐迹考察一年，深感沪上医家在伤寒方面偏重清凉。遂一反俗风，开业倡用附子、麻黄等温热药建功，医名大噪沪上，逐渐形成一个以注重阳气、擅用附子为特色的医学流派，成为上海滩影响颇著的"祝氏医派"。1937年，冯伯贤主编《上海名医医案选粹》时，收其代表性医案21例，将祝氏列为上海名医。

祝氏主要著作有《伤寒新义》《金匮新义》《伤寒质难》等。其中代表作为《伤寒质难》，系陈苏生到祝家探讨学问，反复辨难，笔录当日之问答，积3年工夫，仿《内经》问答形式整理而成，是书集中体现了祝氏学术思想。《中医火神派医案全解》中，曾选用祝氏医案38例，本书再选祝氏医案11例，主要出自《上海名医医案选粹》。

1. 咳嗽——小青龙汤加附子

范小军：中气虚寒，卫气不达，表邪留恋，肌热起伏，咳呛苔白，溲涩长，脉虚数，当与温中达表：

黄厚附子15g，活磁石45g，生龙齿30g，酸枣仁18g，制细辛1.2g，桂枝4.5g，水制麻黄6g，淡干姜4.5g，仙半夏12g，陈皮6g，生白术12g。

二诊：表气较和，咳呛略爽，脉仍虚数，再与前法损益：

黄厚附子15g，活磁石45g，生龙齿30g，酸枣仁15g，茯神12g，桂枝6g，蜜炙麻黄3g，白杏仁9g，生白术6g，制细辛1.5g，淡干姜4.5g，枳壳4.5g。

三诊：咳呛减，表当未和，营气不足，脉息虚数，再与温中达表。前后共九诊，基本以上方为主，出入药物还有：柴胡4.5g，白芥子6g，炒苍术12g，生白芍9g，五味子2.4g，制百部6g，生谷芽12g，制苏子6g等。

点评：细揣前后用药，显然含有小青龙汤加附子之意。用附子时则选用了祝氏所创"附子药对"——龙齿、磁石、酸枣仁、茯神与附子组合。有意思的是，此老用附子多不配伍甘草。

2. 胃痞——真武汤加减

谭小姐：中寒脾弱，三焦失化，胃痞，面浮，溲短，脉细迟，当温中。处方：

黄厚附子 12g，淫羊藿 15g，西砂壳 6g，上安桂 2.4g，炒白术 15g，带皮砂仁 9g，黄郁金 6g，带皮苓 15g，淡干姜 6g，藿梗 9g。

二诊：与温中理脾，溲增，胸痞，纳少，脾运未复，仍以前法损益：

黄厚附子 5g，生牡蛎 30g，生白芍 12g，姜半夏 12g，带皮苓 15g，上安桂 3g，藿梗 6g，淡干姜 3g，西砂壳 6g，炒白术 15g。

三诊：溲行较增，水肿减，纳食增，脉仍细迟。再与扶阳理脾：

黄厚附子 15g，淫羊藿 12g，淡干姜 6g，生白术 15g，带皮苓 9g，带皮砂仁 18g，生谷芽 15g，藿梗 6g，上安桂 3g，大腹皮 12g，川椒目 6g。

点评：此案诊为"胃痞"，兼见面浮，溲短，施以温中利水，似以真武汤为主。针对胃痞，施以理气和中，以砂仁、郁金、大腹皮、姜半夏、藿梗、白术出入其中，是此老经常使用的套路。

3. 带下——附子理中汤加味

盛小姐：阳虚中寒，脾湿下陷，带下，脉息濡细，当与温中理脾：

黄厚附子 9g，炮姜炭 6g，大腹皮 9g，带皮苓 15g，苍术 6g，生白术 9g，大黄炭 12g，葫芦巴 6g，白鸡冠炭 9g，桑寄生 12g。

二诊：带下已瘥，腹泻，脉细迟，再与温中理脾：

黄厚附子 12g，补骨脂 12g，大黄炭 6g，生白术 15g，炮姜 6g，生谷芽 12g，川桂枝 5g，西砂仁 6g，带皮苓 15g，益智仁 9g。

点评：虽说温中理脾，用方有附子理中汤之意，但一直未投人参，想必嫌其恋阴，与湿盛带下之证不宜，读案当于无字处看出学问来。

4. 泄泻——温脾汤加减

邹先生：下虚中寒，腹如寒侵，痛下不爽，欲作滞象，脉细濡，当与温通：

制川乌 15g，淡干姜 9g，生大黄 6g，川羌活 6g，苍术 15g，大腹皮 12g，川桂枝 6g，广木香 5g。

二诊：痛下瘥，脉息细迟，再予前法损益：

制川乌 15g，川桂枝 6g，大腹皮 3g，漂苍术 15g，生谷芽 15g，陈艾绒 5g，酒大黄 3g，淡干姜 9g，广木香 5g，仙半夏 12g。

点评：此老治腹痛善用制川乌代替附子，化湿和中善用郁金、半夏、大腹皮、苍术、白术、木香等，也是祝氏套路。

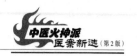

5. 痢疾——温脾汤加减

王太太：寒邪外感，腹痛下痢，不爽，脉息濡细，与温导法：

制川乌 15g，淡干姜 9g，酒大黄 5g，陈薤白 9g，漂苍术 15g，广木香 5g，带皮槟榔 9g，川羌活 5g，川桂枝 9g，姜半夏 15g。

二诊：表解热平，滞下稍瘥，脉仍濡细，再与温中行滞：

制川乌 15g，淡干姜 12g，桔梗 9g，漂苍术 15g，酒大黄 3g，姜半夏 15g，广木香 5g，川桂枝 6g，陈薤白 9g，制川朴 5g。

三诊：滞下瘥，中满泛恶，月事淋漓，脉息虚细，再与温调脾肾：

制川乌 15g，漂苍术 15g，朱茯神 12g，活磁石 45g，巴戟天 18g，淡干姜 12g，大腹皮 12g，生谷芽 15g，川杜仲 15g，姜半夏 24g，广木香 12g。

6. 痢疾——温脾汤加减

陈君：湿滞于中，凉风外袭，腹痛滞下，舌黄腻，脉结，治以温通：

川羌活 4.5g，制川乌 12g，酒大黄 4.5g，炮姜炭 9g，广木香 4.5g，薤白 9g，苍术 6g，大腹皮 9g。

二诊：滞下瘥，中气虚寒，腹痛，苔白，脉细迟，再与温中理脾：

黄厚附子 15g，淡干姜 9g，砂仁 9g，炒白术 15g，吴茱萸 9g，广木香 4.5g，桂枝 6g，姜半夏 15g，大腹皮 12g，陈薤白 9g，带皮苓 9g。

7. 水肿——真武汤加味

谭小姐：中寒脾弱，三焦失化，胃痞，面浮，溲短，脉细迟，当温中：

黄厚附子 12g，淡干姜 9g，炒白术 15g，带皮苓 15g，淫羊藿 15g，肉桂 2.4g，西砂壳 6g，带皮砂仁 9g，黄郁金 6g，藿香 9g。

二诊：溲增，胸痞纳少，脾运未复，仍与前法损益：

黄厚附子 15g，淡干姜 3g，炒白术 15g，带皮苓 15g，生白芍 12g，肉桂 3g，生牡蛎 30g，大腹皮 12g，姜半夏 12g，藿梗 6g，西砂壳 6g。

三诊：溲行较增，水肿减，纳食增，脉仍细迟，再与扶阳理脾：

黄厚附子 15g，淡干姜 6g，生白术 15g，带皮苓 9g，淫羊藿 12g，带皮砂仁 18g，生谷芽 15g，藿梗 6g，上安桂 3g，大腹皮 12g，川椒目 9g。

8.伤寒自汗气促——真武汤加减

王君：伤寒已达二候，自汗气促，鼻翕，脉息虚缓，舌润无苔。心肾水虚，真阳泄越，与摄胃潜阳为主：

乌附块15g，朱茯神15g，炮姜9g，炒白术12g，鸡子黄1枚，仙半夏12g，生龙齿30g，生牡蛎30g，黑锡丹15g。

二诊：自汗气促稍瘥，真阳已有潜藏之势，脉息仍虚数，气衰，仍当摄阳益肾为主：

乌附块15g，朱茯神15g，仙半夏15g，生龙齿30g，补骨脂15g，生牡蛎30g，覆盆子9g，黑锡丹15g，巴戟天18g，炮姜6g。

三诊：连进益阳补肾，脉象缓而敛，吸气也深，肾之摄纳渐复，再与前意出入。

点评：伤寒自汗，气促鼻翕，判为"真阳泄越"，用药似有真武汤意，另加龙、牡镇潜，补骨脂、覆盆子温肾摄纳，半夏降逆，鸡子黄滋阴，用药大概如此。

9.痹痛——附子、桂枝等

康小君：体质虚寒，阳气不能温养筋骨。左偏环跳痹痛，骨痨初期，脉息虚缓，当与温养：

乌附块9g，川桂枝4.5g，巴戟天15g，淫羊藿9g，桑寄生12g，生黄芪9g，土炒当归6g，川独活3g。

二诊：骨痨初期，与温养尚安，再守前法为治：

乌附块9g，川桂枝4.5g，巴戟天4.5g，淫羊藿9g，炒杜仲9g，生黄芪12g，土炒当归3g，生龙骨24g，独活3g，焦续断9g。

三诊：连进温养，脉息沉缓，眠食尚安，溲前见泻，虚寒夹杂，仍以前法损益：

乌附块9g，川桂枝4.5g，巴戟天15g，淫羊藿9g，生黄芪12g，土炒当归6g，川牛膝4.5g，生薏苡仁18g，川独活3g，生龙齿24g。

四诊：连进温养，脉转缓和，左腿动作也进佳，正气渐充，仍守前法为主。

点评：此老用药常常自有套路，半数案例似无成方可查，本例左偏环跳痹痛，以附块、桂枝温阳祛寒，是为"温"；巴戟天、淫羊藿、桑寄生添精补肾，黄芪、当归补益气血，合而为"养"；少佐独活散邪，大意如此。

10.会阴胀痛——金铃子、川乌等

谢先生：淋病后，尿道压小，肾虚失化，会阴胀痛，脉息细紧，当与温

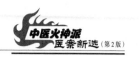
化为治:

金铃子9g, 制川乌12g, 淫羊藿12g, 葫芦巴12g, 黑大豆30g, 藿梗9g, 川桂枝6g, 炒橘核15g, 煨干姜9g。

二诊: 服前方后痛胀减, 脉息转缓, 再与前方增损:

金铃子9g, 制川乌15g, 淫羊藿12g, 炒车前子9g, 川桂枝9g, 炒橘核6g, 盐水炒小茴香9g, 煨干姜6g, 黑大豆30g, 藿香9g。

点评: 本案会阴胀痛, 以川乌、桂枝、煨干姜祛寒止痛, 淫羊藿、葫芦巴补肾壮阳, 藿梗理气开郁, 金铃子、橘核行气止痛兼有引经之意, 黑大豆缓解川乌药性, 虽无成方可言, 却也丝丝入扣。

11. 湿温——麻黄、附子、大腹皮等

沈君: 湿温已及两候, 肌热未平, 苔腻, 咳嗽气逆, 脉息浮弦, 当与温中达表:

活磁石30g, 川羌活6g, 蜜炙麻黄3g, 厚附子15g, 炒苍术12g, 白芥子9g, 川桂枝6g, 仙半夏12g, 大腹皮12g, 陈皮4.5g, 生姜9g。

二诊: 肌热稍平, 脉息略缓, 咳呛气逆, 再与潜阳和表:

活磁石45g, 川羌活6g, 白芥子9g, 厚附子18g, 炒苍术15g, 大腹皮12g, 陈皮6g, 川桂枝6g, 姜半夏15g, 制川朴4.5g, 生姜9g。

三诊: 肌热平, 营卫不能自和, 脉息虚缓, 再与前法损益:

厚附子24g, 姜半夏15g, 朱茯神15g, 活磁石30g, 川桂枝6g, 酸枣仁18g, 陈皮6g, 炒白术15g, 白芥子9g, 陈枳壳6g, 生姜9g。

点评: 本例湿温已及两候, 肌热未平, 苔腻, 乃内有湿浊, 外感客邪, 酿成湿温之证。初诊即以麻、桂、羌活辛散祛邪, 以附子、磁石扶阳潜镇, 半夏、苍术、白芥子、大腹皮、陈皮燥湿化痰, 调中理气, 合而称为"温中达表"。

五、卢铸之医案

卢铸之(1876—1963), 名禹臣, 晚号金寿老人, 四川省德阳市人, 郑钦安入室弟子。生于中医世家, 少年时随姑父颜龙臣学文习医, "倏忽十年, 学渐有进, 又承师命赴蓉从郑师钦安学用法用方之诀, 三载亲炙, 有闻必录, 忽郑师他往, 命归里, 乃携笔记百本再从颜师游"(《卢氏临证实验录·自序》)。光绪末年在成都开设"养正医馆", 正式行医。继承发扬郑钦安扶阳理念, 临

证经验丰富，善用辛温重剂而独树一帜，有"卢火神"之誉。中华人民共和国成立后，曾受聘于中共四川省委党校医院，任主任医师。著有《郑钦安先生医书集注》《金匮要略恒解》《卢氏医学心法》《卢氏临证实验录》等，惜多散失。卢氏之子卢永定、孙子卢崇汉皆传其衣钵，擅用姜、附扶阳，俱有"卢火神"之名。

1. 恶性子宫瘤——附子理中汤加味

向某，女，27 岁，住成都市。1953 年 5 月 12 日因月经久停不行腹部胀痛，食眠不得，入四川医学院附属医院治疗，经检查后认为系恶性子宫瘤。用放射治疗，二便因此闭塞不通，复用洗肠法，二便仍然不通，住院数月，病势日重，遂回家调养。经人介绍邀卢氏诊治。

查其面色枯槁，形容憔悴，呻吟不已，细问情由，生子之时，恶露未尽，房事不谨，精瘀相裹，时常隐痛，已数年之久。诊脉两尺坚沉，两关紧急，两寸浮空，与面色情由相对，是阳虚阴盛，阻碍冲任之机。

根据以上诊断，首先拨通阴阳道路，使脉道通调，然后用阳化阴之法，使阴凝易解，阳气易行。

第一次处方：制升麻 12g，老蔻（带壳）15g，西砂壳 9g，茅术 9g，广紫菀 15g，炙甘草 6g，灶心土 1 块。服后打嗝排气，小便较前通利，解大便 1 次，饮食略增。

第二次处方：制附子 45g，朱茯神 15g，老蔻（带壳）15g，西砂仁 12g，制升麻 15g，炙甘草 6g，葱白 5 茎。服后饮食睡眠均较前好，二便已不觉闭塞，腹部胀痛稍减。

第三次处方：制附子 60g，白术 12g，制升麻 15g，杜仲 18g，砂仁 12g，朱茯神 15g，党参 15g，炙甘草 6g，生姜 30g。服后腹胀痛更减，食眠更进。

第四次处方：制附子 60g，白术 15g，肉桂 9g，砂仁 12g，筠姜 18g，南藿香 15g，党参 18g，炙甘草 6g，生姜 30g。服后下瘀浊血块极多，腹痛大减，能下床步行。

第五次处方：制附子 90g，砂仁 18g，葫芦巴 18g，杜仲 30g，补骨脂 18g，麒麟竭 9g（冲服），党参 24g，制升麻 15g，朱茯神 15g，炙甘草 9g，煨干姜 60g。

服后腹不痛胀，二便如常，精神增长，心志愉快，其他症状均消失。

点评：虽然辨为"阳虚阴盛"，理应扶阳，但要"首先拨通阴阳道路，使

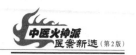

脉道通调",选用第一次处方以砂蔻、升麻、苍术理气升降,重在"拨通阴阳道路",这是卢氏一个重要思路——扶阳之前先须开通郁滞,"然后用阳化阴之法,使阴凝易解,阳气易行"。

除第一次处方外,其余处方似乎围绕附子理中汤为中心,加入杜仲、葫芦巴、补骨脂等补肾之品,同时善于重用生姜、筠姜、煨干姜等不同制法诸姜入方。

此老用附子由45g而至60g、90g,是在逐渐加量,并非出手即用大剂。其他药物也是在逐渐加量,其案例俱是如此章法。

关于子宫癥瘕,卢氏认为:"此病之起,多由月信愆期而来。月信愆期的原因,甚为复杂,有在月信时六淫相扰而病的,有由七情六欲相扰而病的,有由饮食睡眠起居不慎而病的,有由男女房事不谨或由产后恶露未尽而病的,病因虽殊,总以经信愆期,不知避忌,防护疏虞所致,病后治疗未当,久久酿成癥瘕痞块。因而内之五脏六腑,相互不调,疼痛难安;外之筋骨肌肉,亦受影响,逐渐憔悴,更兼营卫不和,时有恶寒发热之象。治疗之法,应以调和气血,助其生化,使阳能化阴,阴能附阳,则一切阴凝,自然消化。"本例及下面2例,皆卢氏亲笔报道,信是真传。

2. 子宫颈癌——附子理中汤加味

王某,女,49岁,住成都市。月经错乱,时有白带或黄水,或清水,或瘀血,少腹内觉有几个包块,食眠均不如常,大便闭塞,乃入四川医学院附属医院住院治疗。经检查后认为所患系子宫颈癌,感觉气坠异常,疼痛难安,复经该院检查,谓所患系肠瘤,乃出院邀卢氏诊治。

察其面色,印堂与山根青黑相阻,是为生者不生,化者不化,地道将坏,冲任不调。诊其脉两尺沉滞,两关紧缩,两寸虚浮,据云初由月信愆期,其后逐渐变生其他症状,食眠难安,病将1年,现气往下坠,疼痛难忍。

根据以上诊断,知其由经信终了之际,突被寒湿与气凝于胞室,久久不解,酿成下元虚冷,阴阳不分,以致气化不行,传及脾肝,竟成气不统血,血不荣内,且病既久,气血大亏,应宜扶正为主,使正复邪消,瘀血自化,若专化瘀血,正更难起,邪更难除。

第一次处方:制升麻12g,朱茯神15g,当归12g,老蔻9g,砂仁9g,炙甘草6g,黑木耳9g,韭菜10根。服后饮食略增,气坠稍减,唯仍疼痛。

第二次处方:制附子60g,白术12g,党参18g,砂仁6g,朱茯神15g,炒酸枣仁 12g，杜仲 15g，炙甘草 9g，韭菜 10 根，灶心土 1 块。服后饮食更加，气坠疼痛均减。

第三次处方：制附子 60g，朱茯神 15g，砂仁 12g，白术 12g，党参 24g，当归 24g，炙甘草 6g，生姜 30g，韭菜 10 根。服后病势更减，唯仍有白带，或黄水，或清水。

第四次处方：制附子 60g，桂尖 15g，淫羊藿 30g，白术 12g，党参 24g，砂仁 12g，杜仲 15g，益智仁 15g，炙甘草 6g，煨干姜 60g。服后感觉腹中包块时有时无，白带少些。

第五次处方：制附子 75g，筠姜 24g，杜仲 30g，葫芦巴 24g，砂仁 12g，补骨脂 18g，白术 15g，炙甘草 9g，煨干姜 60g。服后精神饮食都比前好，腹已不痛，微有白带。

第六次处方：制附子 75g，白术 15g，党参 24g，砂仁 12g，当归 15g，肉苁蓉 15g，制黄芪 18g，炙甘草 9g，煨干姜 60g，韭菜 10 根。服后其症状消失。

3. 子宫颈癌——附子理中汤加味

王某，女，34 岁，住成都市。阴道不规则流血，有乌红血块，腰及下腹胀痛约半年，头重眼花，时发寒热，面部及周身水肿，出虚汗，食欲睡眠均不如常。病发已有 9 个月，曾到四川医学院附属医院诊治，诊为子宫颈癌二期，自觉病势加重，血流不止，疼痛加剧，身体更觉难支，求卢氏诊治。

经查眼泡面肿，肤冷神倦，声音不起，喉间有痰水之声，呼吸喘促，四肢无力而冷。尺脉不接于寸，寸脉与关脉不通，六部都现缓紧之象。饮食难下，疼痛难忍，睡眠不安，均是下元衰惫，相火不位，水泉不温，气机不化，阻塞冲任所致。治宜用阳化阴，引阳交阴，使阴阳两相浃洽，神志自有分明之时。

第一次处方：制升麻 18g，茅术 15g，小茴香 18g，杜仲 18g，补骨脂 18g，朱茯神 15g，当归 12g，炙甘草 9g，生姜 30g，灶心土 1 块。服后阴道流血较少，流血块甚多，腹痛，气仍不能连续，痛可稍忍，小便多。

第二次处方：制附子 60g，白术 15g，制升麻 15g，泡参 18g，当归 15g，朱茯神 15g，小茴香 18g，益智仁 15g，炙甘草 9g，灶心土 60g。服后痛较以前轻，睡眠较好，昨日淌血一次，有黑色坨坨。

第三次处方：制附子 75g，白术 15g，当归 15g，党参 18g，肉桂 9g，朱茯神 15g，砂仁 12g，制升麻 18g，炙甘草 9g，灶心土 60g。服后流血已止，但有

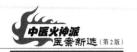

黄水，饮食增加，精神好转，腹痛也减。

第四次处方：制附子90g，白术15g，砂仁12g，益智仁18g，小茴香18g，肉桂12g，朱茯神15g，淫羊藿24g，炙甘草9g，生姜60g。服后腹腰均已不痛，食眠也佳，口干想喝热汤，黄水也未流，但时有白带。

第五次处方：制附子90g，白术18g，砂仁15g，黄芪30g，当归15g，补骨脂24g，朱茯神15g，肉桂15g，炙甘草9g，煨干姜90g。服后精神转旺，食眠也佳，唯仍有白带。

第六次处方：制附子120g，白术21g，砂仁15g，黄芪60g，当归15g，补骨脂30g，益智仁24g，肉桂15g，炙甘草12g，煨干姜105g。服后饭量大增，二便正常，一切症状均已消失，为开末药方继服：

制附子150g，白术30g，砂仁18g，黄芪90g，肉桂24g，筠姜75g，益智仁60g，补骨脂60g，炙甘草15g。共为细末，白开水吞服，每天服3次，每服7.5g。

点评：以上两案与第一例治理思路、章法大致相近，都是"首先拔通阴阳道路""然后用阳化阴之法"，用药虽稍有出入，如补肾药增加了益智仁、淫羊藿等，但原则未变。唯第二案一直加用韭菜10根。第二、第三案均加用了黄芪等。仔细对比，还有其他细微出入，读者可再揣摩。

卢氏总结说："通过临床观察，我们体会中医用药从整体出发，能获得显著成效……所用的方法和药物，多属强壮气血，健胃扶阳之类，可能是应用这些方法和药物，调整了整个的功能而战胜了病理所获得的成果。"

六、黎庇留医案

黎庇留（1846—1925），广东顺德人，与陈伯坛、易巨荪、谭彤晖皆以钻研经方著称，合称岭南"四大金刚"，擅用附子，案中常见"人多谓庇留好大剂，好热药""好用热药"之语。1988年就有学者称："近代善于遣用本品（指附子）且素以得心应手著称者，当以岭南黎庇留、陈伯坛和巴蜀刘民叔氏为巨擘。"（《著名中医学家吴佩衡诞辰一百周年纪念专集·张志远文》）可知黎庇留、陈伯坛擅用附子影响之广。已故名医何绍奇先生对黎氏医案十分赞赏："黎庇留先生用药果敢而又审慎，非学识与经验俱老到者不可为此。"著有《伤寒论崇正篇》《黎庇留经方医案》，本书所选医案即出自后书。

1. 下利厥逆——四逆汤

冯妇，仅有一女，八九岁，爱如掌上明珠，患下利之证，日趋沉重。请某名医至，开出贵重药散，处以普通利湿止痢剂。服药后，傍晚则四肢厥逆，以为不治，置于地上。

其亲人冒雨延医，困惫无赖，酌酒消遣，适予在酒肆诊病，因询问予曰：先生能为小儿医乎？予曰：医学固有分科，理则一也。遂邀予诊，视之则四逆证也，脉沉微欲绝，手冷过肘，足冷过膝，予以四逆汤。嘱抬之上床，小心灌药，下利渐减。明日再诊，复与前药，痢止厥愈，五六日复原。

2. 下利——四逆汤 / 黄连阿胶汤

冯某，父子俱以搜取肥料为业。其父年已古稀，忽患下利清谷。请高姓医诊治数日。高医固负盛名，熟读伤寒，用药俱大补大温之剂，以附子理中汤更重加归芪之类。服药以来，下利不减，且四肢厥逆，无脉，胃气已败。予诊毕断曰：证诚重笃，但必利止后，脉渐出始有生理。即用四逆汤日夜连服，次日下利止，而脉仍未出。即于原方加人参续进。是日颇能纳食。次早诊之，脉渐可循，生气还出也。复诊据言昨夜不能成寐，盖由下后，心阴已虚，心肾未能相交，故心烦难以入睡，于是改用黄连阿胶汤，1 剂即能熟睡。

原按：此证连用姜附，忽改芩连，所谓帆随风转也。由是调养数日，即告复原。夫以七十老翁，病危乃尔，而收效之速竟复若是，益知仲景之方固不可易，而六经之法，胥在运用之妙耳。

点评：此案下利清谷，高医虽然"熟读伤寒"，然用药"以附子理中汤更重加归芪之类"温补，似无不妥，但"下利不减，且四肢厥逆，无脉，胃气已败"。毛病出在扶阳而夹以参术芪一类补药。郑钦安屡次诫人："今人亦有知得此方（四逆汤）者，信之不真，认之不定，既用四逆汤，而又加以参、归、熟地，羁绊附子回阳之力，亦不见效。病家等毙，医生束手，自以为用药无差，不知用药之未当甚矣。"（《医理真传·卷四》）本案即是明证，黎氏深谙此中诀窍，改以四逆汤单刀直入，挽回败局。

患者服用四逆汤后，出现心烦难眠，黎氏认为阴证转阳。郑钦安在"服药须知"里说："凡服此等热药，总要服至周身、腹中发热难安时，然后予以 1 剂滋阴。此乃全身阴邪化去，真阳已复，即予以 1 剂滋阴之品，以敛其所复之阳，阳得阴敛，而阳有所依，自然互根相济，而体健身轻矣。"（《医法圆通·卷

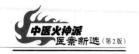

三》）至于滋阴的具体方药，郑氏未提，据唐步祺先生经验，荐用黄连阿胶汤，黎氏此案正是用的该方。

3. 下利腹痛——四逆汤

医生潘少干，日中多饮水，已数日未大便也。睡至四鼓，大便初硬后溏，颇以得大便为快。嗣后连下三四行。次早回家，延余诊之。予以真武汤去芍药加干姜，服后，下利不减，且腹痛。下午余复往诊。至则客座为满，多系业医者。

有爱余者，悄然问曰："病势如何？"余曰："君爱我甚厚！然今日之事，我苟不负责，则无人能治焉。前方非不对症，奈法高一丈，魔高十丈何！当以大剂猛药为之，必效。"遂主以大剂四逆汤。病家睹方疑信参半，延至入夜，汤成而尚未服。余又至其家，见案头置浓煎之药1碗，而众口纷纷莫衷一是。余慨然曰："若药有不合，我当任其咎！"正议论间，病人已手足厥矣，牙关闭矣，其妻彷徨无措。余命将药渐次灌入，并速其再煎1剂。汤未成，而病者能言，叹息不已。然手足未暖，又痢。余续进此剂，并与饭焦茶，疾遂告止。次日用理中汤加附子，以开其胃，尽日无痢。

次日邀诊，称夜半复痢。其妻谓："入晚口渴难忍，因少与之茶，岂由是耶？"遂严禁茶粥，潘之疾即愈。

点评： 从扶阳角度看，真武汤药力显然不敌四逆汤，黎氏虽然去芍药加干姜，犹不如四逆汤药专力宏，此案证明这一点。观黎案中多有四逆汤服过以真武汤善后者，也证明此点。

4. 下利——四逆汤

谭某，贩茧绸为业，适由佛山回乡，多饮茶水，晚膳后，精神如常。睡至四更，下利。至晓下利已三四次，急迎余诊。按左手脉未毕，患者即不能忍，急忙如厕。持其六脉皆沉，与大剂四逆汤，嘱其连买两剂，盖恐药肆远隔，购药不便也。翌早，病者自来门诊，若无病状。据云：昨日药未及煎，痢呕殊急，吐于枕畔，不能起床。服药后得酣睡。即醒复痢，乃服第二剂。遂进饭焦半碗，下午痢呕俱止。晚食饭焦1碗，安睡如常。霍乱证伤人最速，善治之则其愈也速。

5. 吐利厥逆——四逆汤／真武汤加桂枝

某年轻盲女，患霍乱，上吐下利，往诊时，吐出黄水，衣为之湿；四肢厥逆，脉微欲绝，急投四逆汤——此午间情事也。傍晚着人来问，据云："呕疴已止，唯头微痛，身有微热，得毋药性过热欤？"予曰："不然，乃药力透达之故，盖病势已从阴出阳也。"次日精神稍定，与理中汤以温开脾胃。又次日告称"举动无力"，遂处以真武汤加桂枝善后。据患者云：服药入腹后，桂枝之气直达脚趾。

点评：郑钦安擅用姜、附，对热药之反应有着丰富的经验和深刻的体会，这也是其擅用姜附的重要体现。"其中尚有辛温回阳，而周身反见大痛大热者，阴陷于内，得阳运而外解也，半日即愈。"本例服四逆汤后"头微痛，身有微热"，正是"阳药运行，阴邪化去"的反应，应当"半日即愈"，本例确实"次日精神稍定"，可知郑氏所言不虚。

6. 月经过多——四逆汤加蕲艾、赤石脂

医生潘少干最折服我之医学也，其妻常患月经多来，头眩心悸，面无华色。补气补血之药屡服罔效，延予往诊。至其诊所病人已满，遂登楼诊之。其脉沉微，先以大剂四逆汤加蕲艾，并以赤石脂入煎。服数剂，经水始断。续予真武汤加蕲艾，渐趋强健焉。

原按：夫以经方劫药，起沉疴于瞬间；姜附峻剂，回衰羸于反掌，益证长沙之术，体实而用玄，事有征验，非好大喜功之谋也。邵餐芝曰："妇人病后，脉弱则用真武汤加薯蓣，其茯苓、半夏皆重至二两，薯蓣重至四两，附子重至五钱。服后瞑眩者达半日许。每任重剂，见者咋舌，然皆复杯取效！余乃亟叹经方功用之神奇，岂金元诸家与夫吴下派所能梦见万一者？"此言盖针对时医不尊仲景，而转视长沙之门为畏途者而发，非欲黜时方于不用也。

7. 失血误治——四逆汤 / 真武汤

陈村欧玉心之妻，误触头部，微伤已愈。唯是流血多，体气不强，胃气也弱。诸医俱以隔靴搔痒之药与之，日甚一日。有以六味地黄汤加入清润之品与服者。是晚头眩汗出，四肢厥逆。三更时邀余诊，意在定其死于何时也。见其闭目卧床，衣履一新，环俟榻旁者有20余人。余诊之，脉甚沉微，索纸书其病变之由："因去血误治而阳虚，因阳虚多服阴药乃至阳脱"云云，振笔直书二百余字，拟方为四逆汤。

次日复诊，举家大喜，言："病已卧床10余日，不能成寐，昨日服药已

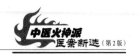

即得安睡。今早可自起盥漱，顾此不啻仙丹之药，何以仅三味也？"乃再与真武汤或理中加附子，可六七剂已能行动。自是余之医名大噪于陈村。

8.吐血——四逆汤合柏叶汤 / 柏叶汤加白术、附子

某店员，男。吐血盈盆，卧床不起，稍动则头眩血出，脉微欲绝。此乃出血过多，亡阴而阳无所附，亡阳在即。急用大剂四逆汤合柏叶汤与服。次早能起，眩减血止。第三天可到门诊，再以柏叶汤加术、附，数剂而愈。

9.中寒呕吐——附子理中汤 / 真武汤加减

述圃园主人之子，患腹痛，呕吐不止，得食必呕，几成膈证，百药罔效，以为无可治也，已停药10余天矣。有人以余向病家推荐，病家姑以试之。余曰："证虽大而可治，不过中寒而阳虚生寒耳。治病若不识证，虽百药遍尝，安有幸中之理？"乃订附子理中汤，2剂而呕止，再加吴茱萸，胃纳渐进。后主以真武汤加减而精神爽慧。总计服药20余剂，转弱为强矣。

10.下后体软——桃仁承气汤 / 真武汤

潘少干（前面下利腹痛案病人），人甚虚心。自下利之患为予挽回后，无日不相过从。颇似日读一字，亦必以仲圣为依归。因忙于医事，目不暇给，致屡作屡止，引以为憾。余谓仲圣之门雅不易入，但寒热虚实四者，略加留意，殆亦可矣。

端阳节时，少干着人来请，余以为握要大证，彼已粗识，无待余安参末议。所诊视者为伊之次子，发热数日不愈，不大便。最奇者，面起堆凸若麻风然。其人素虚，今复感外邪未净，不可纯攻。为拟桃仁承气汤治之，盖太阳未愈而归血分，不得不借此为出路也。服药次日，血热即收，唯觉周身软弱如无骨者，乃改用真武汤。热尽退，数日胃气进遂愈。

原按：余初以为治虚证，彼已有端倪，不知所不能辨识者，乃在实证。总之不读仲圣书，则认证处方，殊觉茫无把握耳。

点评：学习火神派，谈到阴阳两纲时要注意两点：①除外表证。有表证时当先顾表，郑氏反复强调"审无表证"，方可再辨阴阳，所谓"内外两法，切勿混淆"（《医法圆通·卷一》）。②除外实证。即所谓"有余之候"，如饮食、气滞、血瘀、痰湿等，当按实证处理，不可一例扶阳。如论治"胸腹胁背、腰

肘胯膝痛肿"各证时，他说："各部肿与痛而不喜手按者，或发热，或不发热，恶寒喜热，舌黄、便赤，脉息有神，乃为气血壅滞，皆有余之候，宜活血、行气、清凉之品。"（《医理真传·卷四》）在论治胃病不食等多种杂病时，郑氏也反复强调，所谓"饮食积滞，仍当推荡"（《医法圆通·卷四》）。总之，按郑氏所说，要"察究外内虚实""按定阴阳虚实、外感内伤治之"，这是严密完整的说法。

本案黎氏所批："不知所不能辨识者，乃在实证。"即说明这一点。

11. 久疟误下发狂——真武汤加桂枝、龙骨、牡蛎

某人之侄，患疟疾数月未愈，多服凉药。仍有微热，脚肿，耳聋，心悸，不寐，精神恍惚，胃气弱极，手足无力，是早尚服甘遂等攻药。

予拟真武汤加桂枝、龙骨、牡蛎，见其已服大攻之剂，知恐有变，嘱明日乃可服此方。过后 2 小时，患者忽自起，挟其卧席狂奔至后门，后门即海。其父大惊，急拥之归床。当时诊脉，手足尚不能动，今忽然狂奔，此孤阳浮越也，虚极自有此症状。其叔曰："先生嘱勿服此方者，或恐以此归咎耳？今若此，宜速煎服之。"服后酣睡数小时，为 10 日来所未有者。醒即寒战，盖被再睡。明晨清爽，能自起矣，是此药驱出寒气之力也。是午检前方再服，前后连服五六剂，脚肿全消，诸病霍然，且胃气大增。调养数日，精神复原。

点评：疟疾"多服凉药"，且予甘遂攻下，元阳受损，已从寒化，"今忽然狂奔，此孤阳浮越也，虚极自有此症状"。万勿以为阳热狂躁也。

12. 足心痛——真武汤

龙田坊吴某，中年人，患脚板底痛，不能履地。面白，唇舌白，胃纳减少。屡医不效，因就诊于予，问其有花柳余患乎？曰：前治花柳，服清凉败毒剂，今则痊愈矣。予曰：足心为涌泉穴，是肾脉所发源者。肾败则痛，不能履地也。先以真武汤加茵陈，令其余邪从小便而解。继以真武，连服 10 余剂而愈。

点评：揣摩黎氏问病人"有花柳余患乎"之意，是考虑到脚板底痛或因花柳余患所致，得知"前治花柳，服清凉败毒剂"，方悟误于寒凉，"肾败则痛"。虽然"今则痊愈"，犹加茵陈，"令其余邪从小便而解"。

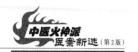

13. 胁痛——真武汤

谭平端之母，病发左季胁满痛，上冲左胁，破心部，苦不能耐，有余姓医生医治已两月余矣：用药香砂六君子汤，服至70余剂，非不温也，其病有加无减。延予诊治：见其面黄暗唇白，舌上苔滑，脉沉弦而迟，予断曰：此寒水用事也。脉弦为水，沉为里，迟为寒。肾中之阳，不能为水之主，则阴寒挟水迫于心部。遂订真武原方，无加无减。平端谓曰："方中各味，皆已备尝之矣。"予告之曰："备尝之乎？诸药分别用之，则既不成方，安能有效？此方名真武者，盖取义于镇水之神。夫经方苟能对症，固捷如桴鼓之相应也。"

次早，平端来告曰："服方后得熟睡，是前月来所无者。今晨痛已不知消散何处矣。凡70余日，治之不验者，竟一旦而廓清之！"相约午刻往诊。及至，见患者头束绉带，告予曰："胁痛若失，转觉头痛若破。"予脉之，告曰："此元阳虚损也。头为诸阳之首，阳虚不能贯顶，脑髓空虚，故尔。"改用吴茱萸汤，头痛遂愈。次日复诊，脉象沉迟，而周身疼痛。作桂枝新加汤服之，身痛又止。

再诊，只云胃呆，余无所苦。拟理中汤，俾理中健胃。连服10余剂，以善其后。

点评： 郑钦安有"邪从虚处窃发"论："*要知人之所以奉生而不死者，恃此先天一点真气耳。真气衰于何部，内邪外邪即在此处窃发。治之但扶其真元，内外两邪皆能绝灭，是不治邪而实以治邪……握要之法也。*"（《医理真传·卷二》）本案初病胁痛上攻，诊为真阳亏虚，"阴寒挟水迫于心部"，用真武原方收效。并未顾及病在胁肋而选肝经之药，是遵"*治之但扶其真元*"之旨，确显扶阳风格。继而头痛，则以"*真气衰于何部，内邪外邪即在此处窃发*"为依据，判定邪从厥阴虚处窃发，故用吴茱萸汤，皆得钦安心法。

14. 咳嗽——真武汤加减

黄灿之媳，患咳嗽，服黎贡南医生之天门冬、麦门冬、地黄一派清润药，计过百剂，竟至阴霾四布，咳喘，无胃（没有食欲），夜不成寐，几成大肉陷下之死症，乃邀余诊。余以其家素服贡南医生，中贡南之毒已久，乍投与贡南相反之药，必因少见而多怪，姑作二陈汤加术与之。次日复来请诊，据云"已效"。余晓之曰："此证用二陈汤，不过杯水车薪，乌能愈？"对曰："荐之者谓先生高明也。"余曰："高明者，非处此等方剂之谓。若出好方，第恐骇怪而不愿服之。"病家肃然曰："服药过百剂，愈医愈弊，岂欲复蹈前车之失？先生但用先生之法可也。"余乃出大剂以纠前药之偏，以真武汤加减，附子由五六钱，用至一两；干姜由三钱，用至七八钱。渐有起色，由是而喘平而胃纳增进，而咳亦渐少。嘱其守服此方，至痊愈后，仍续服二三剂，则血气加增，转弱为强，幸毋枉我之苦心也。

待清明时节遇其大伯，则称谢不止，谓不特大病已愈，且血气充盈，容貌光泽，胜未病时远甚，拟以厚酬为谢云。余曰："能受吾之方治者，即吾之知己也。今睹此好景，余之喜何可言喻？讵思望报耶。"不及端午节余返家，忽闻此妇已死。据云："贡南语其大伯云：庇留之方无病者尚不可服，况阴虚证乎？"自请为之诊视。时此妇肥美胜常，照旧操作，唯以缫丝近火，觉得口渴，贡南遂扬言热证。不知此乃身体壮健之征也，竟以天门冬、麦门冬等与之。初服犹未见弊，再服三两剂，痰饮复生，咳痰再作。自是愈服愈咳，贡南更归咎附子毒发，更投重剂。不数日而咳喘息高，遂死。

原按：此君自诩世医，实则未知仲景之道为何，抑未知医道为何物也。无怪以阳虚为阴虚，置人于死地而不悟也。何不深加省察，以穷流溯源耶？盖前次服药百余剂乃几濒于死。而服庇留之姜附百余剂，竟强壮异于昔时——个中机窍，终茫然而弗之觉。伤哉此医，惜哉此妇！

点评：此案令人颇多感慨。郑钦安曰："以三阳之方治三阳病，虽失不远；以三阳之方治三阴病，则失之远矣。"本案即是明证。黎贡南医生"自诩世医"，对此证"以阳虚为阴虚"，一误再误，"前次服药百余剂乃几濒于死"；继则"置人于死地而不悟"，真所谓"庸医杀人不用刀"也。此辈"名医"，根本"未知仲景之道为何，抑未知医道为何物也"。愿天下名医常怀反省之心。

黎庇留诸案中但言附子，未提剂量，此案则明确"附子由五六钱，用至一两；干姜由三钱，用至七八钱"，可知其附子具体用量。

15. 孤阳浮越——真武汤

谭濂叔，某年六七月，抱病邀余，云："初医治月余未愈。盛暑时穿棉袄，戴小帽。而身有微热，随起随过。胃气大减，口不渴，大小便如常，神形疲倦——初非不知其虚也。处方总不外四君、六君、八珍等，愈服而形神愈败。"

余为之诊曰："此热乃孤阳浮越而然。若散之清之是速其死也。前服之药非不对症，乃力所不及，故虽多亦奚以为？幸药无相反，否则即不堪设想矣。"乃主以真武汤，逐日增重其量。二三日胃气渐增，日食数顿，每顿一小碗。继而热力渐长，略减其衣。再服五六日，可去小帽理发，谈笑自若焉。

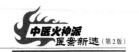

时热力渐增，神气焕发，自顾无前此危象，颇引为慰。然家人心急，殊以未能痊愈为忧。适有人荐陈世如医生，其人亦读仲景书，乃延之与余互勘。余为人命计，不得不切实与之讨论，因问曰："家人所焦虑者，为身有热耳，先生何以教我耶？"陈曰："此暑气伏热之病也。盖四月间因送殡而感暑者。"曰："四月感暑，六月始发热，有是理乎？"曰："伏气也。"余曰："身热而渴，为暑；何此症不作渴？且前服温药数十剂，近服真武数剂，姜附之量已重达数两，何以病反略减，而热势不加乎？"陈曰："非体素虚，则温热之药何以克当？"陈主以小柴胡汤加入桂、苓、甘、术、葛根等。余曰："小柴胡汤为少阳病之方。少阳病有往来寒热，口苦，咽干。而此病无苦渴，安得认作少阳？"答曰："身有热而多衣，乃其症也。"曰："少阳之热是发热；寒是恶寒，而此热不过随起随过，弗能炙手。且棉袄小帽，为热力不足之故。今服姜附而衣帽减去，若系伏气则又何故耶？"陈曰："余谓感暑，则是实证，顾以平素体虚，所以又能受姜附之剂耳。余今认其属外感，故用小柴胡汤；因其素虚，故加桂苓甘术，可谓面面照顾矣。"

据陈君之言，知其运用经方实无定见，余即不复言。最奇者，陈谓："此症从未服过消导之剂，今特试用之。"陈去后，家人问此方可服否？余直言不讳，认为是信石（毒药）之方。濂君听余所论，亦颇以陈君之见为骑墙者。但旁人有力主用其方者，岂料一服而下利不止，遂无可挽救。谭君，朱门之高足也，惜哉！谭君临终时，曾有"无颜子之德，而有颜子之寿，盖亦幸事"云。

点评：此又庸医杀人之一例。问答之间，实为阴阳辨证之争也。唯愿天下医家先过阴阳认证这一关，再出世行医，否则如陈医杀人在于反掌之间。郑钦安早曾指明："世之业斯道者，书要多读，理要细玩，人命生死在于反掌之间，此理不明，切切不可妄主方药，糊口事小，获罪事大。苟能细心研究，自问无愧，方可言医。"

16. 水肿——真武汤加桂枝

同乡左朝东之女正月患脚痛，余断为风湿相搏，与以甘草附子汤。四月时，夜有叩门者，问之，左氏女也。见其面貌手足，似甚丰满如水肿，心颇疑之。询前此脚痛之病，谅健复久矣？答曰："未也，畏服药，遂因循于兹。"既诊，云："周身皆肿，乃有水气也。"以大剂真武加桂枝，嘱其多服勿断。嗣服40余剂，获愈。

17. 腰脚挛痛——甘草附子汤／真武汤加桂枝、细辛

陈村余某，以果园为业。其妻患腰痛，脚拘急，痛甚，筋脉抽搐。余某背负之而出，延予调治。予断为风湿病候之剧者。症由风湿相搏，以甘草附子汤大剂，日夜各一。后以真武汤加入桂枝、细辛，10余剂而愈。

18. 阴疽——真武汤加味研末外敷

雇工房某，忽一日不能行动。其左膝之后，结一大疽，敷药无效。余曰："此系大证。"怜其贫困，赠以真武汤，加大温之药研末，以姜葱汁煎敷之。数日，气化脓尽而平复矣。

点评："外治之理即内治之理，外治之药即内治之药，所异者法耳。"外治宗师吴师机之语竟在此案中找到注解，为扶阳法别开法门。黎氏所谓"大温之药"未指何品，据云"当时所用的大温之药一般为四生散（生南星、生半夏、生川乌、生草乌），录出供读者参考"（《广州近代老中医医案医话选编》）。

19. 上搭手——三生料加玉桂、北细辛等／真武汤加味

冯某小孩，家境贫极。生阴疮在背项之下，大如鸭蛋。浑肿无头，皮色不变，余断为阴疽——上搭手也。以三生料加玉桂、北细辛等为散，煎熬。稍愈。孰料其父母为旁人所惑，杂以他医医治，疽穿，痛甚，复来求余。嘱仍用前药外敷，而内服真武汤加味，数剂而愈。

点评：此案也用外治法，三生料不知是否为三生饮？即生川乌、生附子、生南星和木香，留待高明识之。

20. 遗精——乌梅丸

李某之子，年20余，形容枯槁，瘦骨柴立。问其有何病苦？答云："我漏！"余曰："何所谓漏？"伊指下部曰："此处漏。"余问："是遗精乎，起于何时？"曰："数月矣。"问："每月遗几次？"曰："40余次。"余曰："无怪形容枯槁，有如是也！"唯是双目红筋缠绕，舌焦唇红，喉痛，上腭烂，口烂，一派虚火上炎之象。余订以乌梅丸料。有人曰："此方时医见之必不赞成。"适其父归，闻而取药泼诸地。次日复邀诊，余曰："不服我药，何再诊为？"伊始告曰："昨日之不服乌梅剂者，因已服羚羊、犀角、芩、连之大凉药也。先生断我证为虚火，则愈食凉药而愈漏也，恳请先生救我。"余以前方加减，连服20余剂。

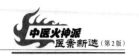

上部之虚火，以渐而降；全身之精血，以渐而生。凡一切锁精补气补血之品，从未犯过笔端；然累月遗精之孱弱，竟收效于兼旬之内。吁，此用乌梅丸之变化也。且此方乍视之，似与遗精无涉，而不知其窍妙，直穷肝肾之源！

点评：遗精漏精之证，能以乌梅丸治之而愈，似属创举。而且"凡一切锁精补气补血之品，从未犯过笔端，然累月遗精之孱弱，竟收效于兼旬之内"。确显黎氏才高识妙，功底不凡。确实，"此方乍视之，似与遗精无涉，而不知其窍妙，其实直穷肝肾之源"！所谓"双目红筋缠绕，舌焦唇红，喉痛，上腭烂，口烂"，判为"一派虚火上炎之象"，当指阳虚上浮之阴火，非谓阴虚之火。虽然，阴火亦是虚火之一种，究竟不同于阳虚之火，不可混淆。再看乌梅丸除黄连黄柏外，姜桂椒辛附子皆为热药，多于阴药，治此阴火遗精，确实巧妙，聊备一格，供人参考。

七、李继昌医案

李继昌（1879—1982），字文桢，云南省昆明市人，云南四大名医之一，任职于昆明市盘龙区医院，历任云南省一至四届政协委员。出生于中医世家，13岁入衡源号中药店为徒，历时5年遍识中药之性，博览中医典籍，18岁开始行医。28岁又入法国医院附属专科学校学习西医，贯通中西。一生钻研《伤寒论》，著有《伤寒衣钵》一书。认为："有邪必先祛邪，祛邪不可手软；邪去然后扶正，正虚特甚者，亦当扶正祛邪并用。"

李氏用药精练，疏方不过数味，很少超过10味，剂量一般也是常用量，唯乌、附类用量较大，成人常用30~60g，天雄曾用至120g，颇显火神派风格。其附子（包括制川乌、制草乌）煎煮，开水先煎3小时左右，以尝之无麻辣味为度，然后再将其他药物放入同煎半小时。李氏重视医德，立座右铭曰："人无贫富，求无不诊。"1978年整理出版的《李继昌医案》，汇集其一生的医学经验，本节所录均出自该书。

1. 感冒误治——四逆汤合六君子汤加减

尹某，男，35岁。病起于风寒食积，寒热交作，自服表里两解之剂，病减。因外出又复感风邪，发热恶风，头疼汗出，复进麻黄汤烧热虽退，反冷汗不止，腹中仍痛，手足厥冷，难以伸缩，寒饮上逆作呕，舌青苔滑，脉微欲绝。证属亡阳虚脱在即，治宜回阳固脱，方用四逆汤加味：

附子60g（开水先煎透），干姜18g，党参60g，茯苓15g，白术24g，半夏12g，五味子6g，炙甘草6g。

先将患者家存老干姜两块约30g，摧火煎汤先服，再服上述方药，急煎急服1剂。药后腹痛汗止，四肢转温，继用下药：

附子60g（开水先煎透），肉桂6g（研末调服），党参30g，白术18g，炙甘草6g，补骨脂15g，益智仁9g，砂仁9g，半夏12g。连服3剂而愈。

原按： 患者恶风、汗出见症，却用麻黄汤发汗，以致冷汗不止，腹痛、肢厥、作呕，舌青苔滑，脉微欲绝，亡阳虚脱在即，李氏当机立断先用老干姜两块，摧火煎汤先服，再用大剂附子益气温中，回阳固脱，终获痊愈。

2. 带下——四逆汤合当归补血汤加味

邹某，女，24岁。因在水中劳动，接触污水患尿路感染，经抗生素治疗基本痊愈，经某医院确诊为"霉菌性阴道炎、双侧附件炎"，屡用消炎止痛药及清热渗湿之剂不效，缠绵3年未愈。现症：白带逐日增多，腥臭而浓，侵蚀外阴部刺痛，且带中常混有血丝，小腹胀痛而冷，走动时足跟痛，月经后延，2~3个月1次，量中等，色淡，行经第1天腰痛，大便常稀，日约2次，舌苔薄白润，脉关尺细小。证属脾肾久亏，带脉虚寒，治宜温肾健脾，补益带脉，暖其下元，方用四逆汤加味：

附子30g（开水先煎透），吴茱萸6g，肉桂3g（研末调服），黄芪30g，当归15g，白术15g，山药15g，莲须6g，海螵蛸24g，炮姜9g，炙甘草3g。每天1剂，3剂。服药后，小腹转温，胀满渐消，足跟痛减，白带减少，质变稀薄，已无臭味，舌仍白润，脉两尺细弱。前方有效，加减续治：

附子60g（开水先煎透），吴茱萸6g，肉桂6g（研末调服），黄芪30g，枸杞子15g，白术15g，山药24g，芡实24g，煅牡蛎24g，海螵蛸24g，炮姜9g，炙甘草6g。5剂。

三诊：腰腹及足跟痛渐止，白带已不多，月经来潮推后10天，后延时间大为缩短，舌苔薄白润，脉细弱而缓，痛苦之状若失。

点评： 此证白带量多，腥臭而浓，西医诊为"霉菌性阴道炎、双侧附件炎"，凭此常医多辨为湿热下注，但从"舌苔薄白润，脉关尺细小"来看，显属阴寒之证，这才是辨证眼目，难怪"屡用消炎止痛药及清热渗湿之剂不效，缠绵3年未愈"

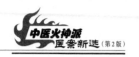

了。临证切勿"只见树木，不见森林"，郑钦安阴阳辨诀此际最有效用。

3. 带下——四逆汤合黄芪建中汤加味

王某，女，42岁。已生4胎，2年内又人工流产3次，正元亏耗，面色不华，头昏眼花，腰酸肢凉，食少疲乏，每次月经量较多，半年来清带如溺，经某医院妇科检查，诊断为"轻度宫颈炎"，经抗炎、理疗及中药六君、完带、理中等方药治疗未效。脉细缓无力，舌淡，苔白滑，此脾肾阳虚，带脉不束，非辛温重剂难以消其阴霾，方用四逆建中化裁以治，忌食酸冷。处方：

附子30g（开水先煎透），黄芪30g，肉桂3g（研末调服），炒杭白芍12g，白术15g，苍术12g，芡实24g，煅牡蛎24g，莲须6g，炮姜15g，炙甘草6g。服3剂后，自觉症状改善，又照方自服3剂，精神食欲渐增，清带减少过半，四肢渐温，腰酸缓解，守上方加赤石脂12g、炒杜仲15g以壮腰肾而固带脉，续服6剂即愈。

4. 伤寒误治变证——麻黄附子细辛汤/真武汤/补中益气汤

同道孙某之孙，16岁。因高热6天不退而邀李氏往诊。据云初病起于风寒，因误作湿温而服三仁汤加石膏1剂，病势转增。视患者恶寒发热，无汗，头身痛，四肢酸楚，神志迷蒙，肢冷，舌质淡苔薄白，脉沉紧。此属伤寒失汗，误用渗利清里，导邪入于少阴而太阳之邪未罢之候。当即投以麻黄附子细辛汤加味1剂，温少阴之里而祛太阳之寒：

麻黄6g，附子30g（开水先煎透），细辛6g，甘草3g，生姜2片，大枣2枚。服药后，夜间烦热加剧，继则得汗而热退，头身疼痛也觉减轻，唯肢冷脉弱，大便微溏，此为太阳表寒已解，少阴里寒未罢，阳气未复，兼有水湿之故，以真武汤续治：

附子30g（开水先煎透），茯苓18g，白术9g，杭白芍9g，生姜3片。服1剂后各症均减，手温思食，二便正常，仍觉精神倦怠，此阳气渐复，守上方以干姜9g易生姜，助其回阳温里之力，连服2剂，各症均解，脉和神复，以补中益气汤调理善后。

点评：初病风寒，本应辛温发表，却误用石膏、滑石等寒凉冰伏，致阳气大伤，表邪内陷，这种误伤寒凉之案颇为常见，本例即为典型。其关键在于不识表邪犹在，见发热径予清里，乃至引邪入里而成太、少两感局面。今用麻黄附子细辛汤，以麻黄外解表寒，附子温少阴里阳，细辛散少阴寒邪，姜、枣调和营卫，甘草和诸药，于扶阳之中寓以解表。少阴证本无发汗之理，但此为太、少两感，非发汗不能解其表，非温经不能扶其阳，故温阳发汗并用，待1剂表解，即去麻黄、细辛之散，转为温阳、升阳以扶正，以真武汤温壮肾阳，终以补中益气汤调理善后，层次分明。

5. 痹证——麻黄附子细辛汤加味

刘某，男，36岁。环跳穴处疼痛两月不愈，痛引腰中，痛剧不能转侧，且行动艰难，脉沉细而紧，舌淡苔白腻。此为风寒之邪袭入少阴，以祛风散寒温肾之品治之：

制川乌30g，制草乌3g，附子90g（以上3味，开水先煎透），麻黄9g，细辛6g，生姜9g，独活15g，甘草6g。仅服1剂，疼痛即减，知药已对症，守上方令其再服2剂，隔日1剂，先后共服3剂，疼痛全瘥，唯觉腰膝酸软，脉细弦，为病后体虚，肝肾不足之象，拟下方令其常服：

枸杞子24g，巴戟天24g，补骨脂15g，益智仁12g。

6. 牙痛——四逆汤加细辛

李某，女，61岁。牙痛甚重，牙龈无红肿，四肢不温，不思饮水，自汗食少，舌淡苔白滑，一派少阴虚寒之象。法宜助阳散寒，温通经脉，方用：

附子30g（开水先煎透），干姜12g，细辛1.8g，甘草6g。令其煎服，1剂而愈。

7. 牙痛——清胃散加减

曾某，女，28岁。因牙痛难忍来诊，牙龈红肿，微有寒热，六脉洪大，为风邪夹阳明胃火上冲所致，非阴虚之疾可比，当清胃泻火，散风止痛，方用：

生石膏24g，荆芥9g，粉丹皮6g，骨碎补9g，青皮6g，灯心草3g，1剂即愈。

点评：上面2例牙痛案，一阴一阳，两相对比，寒热自易分明。

8. 痹证——甘草附子汤加味

董某，男，25岁，体虚至极，全身关节疼痛日久不愈，行动需人搀扶。尿短而浊，左脉沉弦兼紧，右脉沉细无力，舌淡苔白腻，此风寒湿三气合而为痹也。

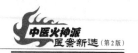

法当温阳化湿，祛风散寒，宣通气机，方用：

附子、干姜、苍术、防己、金毛狗脊、威灵仙、续断、桂枝、白术、细辛、甘草。此方加减使用数剂，附子量由 24g 加至 120g（开水先煎透），干姜加至 24g，细辛加至 6g，苍术、白术加至 30g，其他药 9~15g。疼痛大减，唯腰膝酸软，艰以行走，此久病肾虚气弱之故，续以上方加减使用，并分别增入党参、黄芪、补骨脂、胡芦巴、怀牛膝、炒杭白芍、巴戟天等品，历时半载，共服药 36 剂而愈。

9. 小儿泄泻——桂附理中汤加减 / 六君子汤加味

张某，女，1 岁零 3 个月。便泻日久，瘦弱，轻微水肿，四肢厥冷，大便日约 10 次，量时多时少，色黄绿质稀，或如水样，完谷不化，尿少而不禁，睡时露睛，干哕不能食，啼哭无涕泪，神气衰颓，住某医院诊断为"小儿慢性腹泻"，转院来诊。脉沉弱，指纹色淡而青，面白夹青，唇紫晦，舌质淡，苔薄白滑，此脾弱中寒，运化无权，恐变慢惊危症。宜温中健脾，涩肠止泻以治，拟桂附理中汤加减：

附子 15g（开水先煎透），肉桂 3g（泡水兑服），生晒参 6g，诃子 3g（另煎兑入），肉蔻霜 3g，白术 9g，公丁香 15 粒，炮姜 6g，大枣 5 枚。服 2 剂而神气较振，干哕止，稍进食，大便已减至每天五六次，质转溏，脉沉细，指纹淡红，舌质淡，苔薄润，此为阴寒渐散，脾阳未复，仍宜温化，守上方加赤石脂 6g，续服 2 剂。

三诊：神气渐复，食量也增，大便每天 2~3 次，色黄质仍溏，脉沉缓，指纹淡红，舌质淡红，苔薄润，阴寒虽散，脾胃尚虚，还当继续调治，方用：

吉林参 6g（另煎兑服），白术 9g，茯苓 9g，陈皮 3.5g，法半夏 9g，公丁香、诃子各 3g，肉蔻霜 3.5g，炮姜 6g，甘草 3g。上方连服 5 剂，泻止神复，嘱用开胃健脾丸善后。

10. 慢惊风——六君子汤加附子等

李某，1 岁零 3 个月。患结核性脑膜炎住某医院儿科，因病情危重，入院时即下病危通知，邀李氏会诊。

患儿泄泻月余不止，每天 2~4 次，色绿黄，蛋花状。1 周来高热 39℃以上，出冷汗，口鼻气冷，沉睡露睛，双目凹陷，瞳左大右小，手足瘛疭，微咳作呕，时吐清涎，呕时爪甲面目俱青，颈项强直，四肢厥冷，舌质淡，苔薄白，脉虚数，指纹青紫，射至气关以上。此脾肾阳虚，阴寒至极，元气无根，孤阳外越，脾虚则风木乘之，发为痉厥。盖因患儿先天禀赋不足，后天缺乳失调，又患"肺门淋巴结核"疏于治疗，邪留伤正，加之久泻不已，脾肾阳气虚衰，阴盛格阳所致。法当温补脾肾，回阳救逆，佐以息风定痉，方用：

川附子15g（开水先煎透），小白附子9g（开水先煎1小时），吉林红参6g（另煎兑服），白术9g，磁石15g，明天麻9g，全蝎4条，化橘红4.5g，法半夏6g，茯神12g，甘草4.5g，生姜汁1小酒杯（分次兑服）。连服3剂，体温降至37.8℃，指纹退至气关以下，色转淡红，舌质淡，苔薄白润，脉虚细，咳呕泻均减，仍沉睡，咽中痰声，手足瘛疭，病有转机，守前方加减续治：

川附子15g（开水先煎透），小白附子9g（开水先煎1小时），吉林红参6g（另煎兑服），制南星3g，化橘红6g，京半夏6g，石菖蒲4.5g，制远志6g，郁金4.5g，干姜6g，甘草3g，八宝盐蛇散1瓶，分次调入药汤服。连服3剂，脉静身凉，饮食略进，咳、呕、泻均止，唯身体羸弱，神志呆钝，惊惕，口唇手足瞤动，有时头摇，此正元未复，余风未净，清窍不利之故。方用：

天麻、石菖蒲、制远志、琥珀各15g，碾为末，每天6g用猪脊髓30g，蒸熟和药粉3次服，服完痉厥一直未作。

11. 咳嗽——金匮肾气丸加味

李氏早年至富民县访友，友人留宿，夜阑入寐，闻间壁咳声频频，达旦未止，经询问，方知夜咳者乃一年近70之老妪，病已半载，屡治罔效。李即登门予以诊治，其咳多甚于夜间，每卧即痰壅作咳，以致难以入寐。咳时气短难接，痰有咸味，屡服化痰止咳之药，总难奏效。脉两寸俱大，两尺则微细欲绝，参其脉证，知此病不单在肺，肾也病矣，乃肾虚不纳之候。遂以金匮肾气丸方加味治之：

附子30g（开水先煎透），肉桂6g（研末调服），熟地15g，山茱萸6g，怀山药15g，茯苓15g，粉丹皮9g，泽泻9g，制麻黄根9g，五味子6g。仅服1剂，当晚咳即减半，知药已对证，令其再服5剂，并购金匮肾气丸常服，未及半月而愈。

原按：李氏云："治咳首当辨明新久虚实，大凡新病实证，病多在肺，应以祛邪为先，不可早投敛肺之药；久病虚证，病多在肾，当以摄纳为急，不宜过用宣散之剂。"临证应慎之。

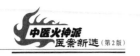
八、姚贞白医案

姚贞白（1910—1979），名志恒，云南四大名医之一，曾任昆明市中医院院长。出生于中医世家，博收百家，尊崇仲景，擅用附子治疗疑难杂症，剂量30~45g，生附子有时用到30g，一般是开水先煎煨透，至少2小时以上。著有《姚贞白医案》，以下所选案例即出自该书。

1. 伤寒误治邪陷少阴——白通汤加味/桂附理中汤加味

杨某，女，13岁。1946年4月诊：烧热月余不退，曾服双解散、小柴胡汤、银翘散、加味白虎汤等方药，病势愈趋严重。家属惶恐，深夜冒雨前来约余往诊。症见：发热，神志昏蒙，唇干齿焦。腹泻，下利清谷，小便短少。干呕，肢冷，自汗。脉象沉细而数，舌质淡苔黑润。乃伤寒失于汗下，由表传里，邪陷少阴，症现表热里寒，真阳欲绝之象，急拟下方救治：

川附子60g（开水先煨透），川干姜12g，大葱白2个，法半夏9g，砂仁9g，茯苓12g，肉桂3g（开水冲服），甘草3g。服药后，神志较清，发热渐退，手足转温，仍肠鸣，下利清谷，小便稍长。时作干呕，自汗。脉沉细，舌黑苔减退，此阳回寒散之兆，续用下方：

川附子45g（开水先煨透），干姜12g，白茯苓12g，肉桂3g（开水冲服），砂仁6g，甘草3g，烧鸡内金6g，大葱白2个。服2剂，烧热全退，汗收厥回，神志清楚。干呕、下利已止，思饮食。舌转粉润，脉和缓无力。此少阴寒邪散后，阳气已回，脾胃虚弱，再拟下方调理：

米炒党参15g，焦白术12g，茯神15g，砂仁6g，川附子30g（开水先煨透），肉桂3g，广陈皮6g，炙甘草6g，烧生姜2片，大枣3枚。

原按：伤寒误治，失其汗下之机，反以凉遏，无异雪上加霜，乃见邪陷少阴，表热里寒之危候。本例执仲景法，投白通化裁，拨霾回阳，反掌收效。

2. 慢惊风——四逆汤合六君子汤

杨某，男，3岁，住昆明市。病经半月，始发烧咳嗽，呕吐腹泻，经服中西药物，烧热渐退而腹泻不止，呕吐仍频。又进清凉退热剂，反而抽风阵作。延3天，神迷抽搐，面目指甲青暗，指纹发绀，透过三关。且自汗，便溏，呕逆，手足厥冷。舌淡苔白，脉细微。此因发热后，脾胃虚弱，误服寒凉，伤及中阳，发为慢风之证，急拟下方：

川附子 9g（开水先煨透），焦白术 9g，茯苓 9g，党参 9g，法半夏 9g，广陈皮 3g，西砂仁 3g（冲），生甘草 2.1g，川干姜 4.5g，炒老米 6g。服 1 剂后，神迷未全苏，抽搐尚作，而脉较起，略进饮食，啼声不扬。此脾胃阳虚，惊风未平，原方加减：

川附子 9g（开水先煨透），川干姜 4.5g，党参 9g，焦白术 9g，茯苓 9g，炒吴茱萸 1.5g，西砂仁 3g，钩藤 2.4g，生甘草 3g，炒老米 6g，烧鸡金 1 个。此方进 2 剂，神志全苏，抽搐、呕泻均止。手足转温，面色转润，指甲口唇青暗全消，啼声清扬。指纹淡红，退至风关，舌润，脉调。此惊风已平，中阳渐复。仍气虚脾弱，续宜温暖调理：

党参 9g，焦白术 9g，茯苓 9g，西砂仁 3g，川干姜 4.5g，炒杭白芍 3g，生甘草 3g，大枣 2 枚，炒玉米、老米各 6g，川附子 9g（开水先煨透）。连进 5 剂，痊愈。

原按：烧热呕泻，误进凉遏，致脾虚气弱，阴寒难散。心阳不振，神明不安，筋脉失濡，遂发抽搐。内经云："阳气者若天与日，失其所则折寿而不彰，故天运当与日光明。"方投加味理中，温寒健运，阴霾散，日照当空，病遂愈。

3. 慢惊风——逐寒荡惊汤加味／桂附理中汤加味

金某，男，3 岁，昆明市人。泄泻旬余，色黄绿，质稀薄，日七八行。呕吐不食，时有自汗。自服参苓白术散等方无效。继见唇口青，四肢厥冷，服附子理中汤，病势仍无转机，竟趋垂危，诊见：颜面及口唇苍白夹青，神迷，肢厥，抽搐阵作。口流白沫，下利不止。舌淡苔白，脉象沉微，指纹隐没。此因久病吐泻，脾阳欲绝，虚寒至极，厥逆生风，急用逐寒荡惊汤加味挽救，处方：

肉桂 4.5g（开水兑服），公丁香 3g，白胡椒 1.5g（冲），川干姜 6g，川附子 6g（开水先煨透），荜澄茄 3g，制吴茱萸 3g，灶心土 1 块（烧红淬开水）。服此方 2 剂，抽搐渐平，呕吐减少。下利未止，面色苍白，四肢未温，神迷嗜睡，脉稍起。此里寒稍化，而泻久中虚，真阳不足，以前方加减：

肉桂 4.5g（开水兑服），公丁香 2.4g，川附子 9g（开水先煨透），川干姜 6g，西砂仁 3g（冲），炒老米 9g，生甘草 1.5g，白胡椒 1.5g（冲），烧大枣 2 枚。

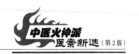

服 2 剂后，抽搐已止，呕泻轻减，四肢转温，神志渐清，发声啼哭。能进少量饮食，但面色仍苍白。舌淡红，脉象较前有力，指纹显露，色淡青。此真阳渐复，脾虚中弱，续以温固调理：

红人参 4.5g（另煨分次兑服），炒白术 6g，肉桂 3g（开水兑服），云茯神 6g，川附子 9g，西砂仁 3g（冲），川干姜 6g，生甘草 3g，大枣 2 枚，2 剂。

四诊：症情大见好转，呕泻均止，四肢温暖。食增，面色红润。舌粉红，苔薄，脉象调和。再拟下方调理：

党参 6g，炒白术 6g，白茯苓 9g，炙甘草 3g，川附子 6g（开水先煨透），广陈皮 3g，川干姜 6g，西砂仁 3g（冲），大枣 2 枚，炒玉米、老米各 6g。

原按：脏腑阴寒至极，惊抽厥逆，故投加味逐寒荡惊汤。此方叠用肉桂、丁香、胡椒、附子、干姜、吴茱萸等一派温热峻品，直驱脏腑阴霾沉寒，荡惊回阳。患儿服后阴寒渐散，脾阳复苏，惊定风平，体现了"寒者热之"的治疗大法。

4. 阴黄——茵陈四逆汤加味／茵陈四逆汤合五苓散加减／附子理中汤加味

李某，男，31 岁，教师。病经两三个月，周身黄疸，曾服柴胡平胃散、茵陈蒿汤多剂，疗效不显。症见面目全身晦黄不荣，肌肤水肿，四肢冷，自汗淋漓，衣被尽染黄色。胸膈痞闷，食少神疲，大便稀溏，小便黄短。脉象濡滞，舌质淡苔白腻。此属久病过服苦寒，脾肾之阳受损，运化失司，邪从寒化，呈现阴黄之候，法当温运渗利兼理气和胃：

制附子 30g（开水先煨透），茵陈蒿 12g，桂枝木 9g，茯苓 30g，西砂仁 9g（冲），广陈皮 6g，川干姜 9g，炒薏苡仁 12g，小红枣 11 枚。此方服 2 剂，面目全身黄疸、水肿、自汗均减，肢冷转温，胸膈舒畅，小便清长，大便渐干。脉濡缓，舌白腻退。此阳气渐回，脾运复苏。寒湿未尽，续宜温运渗化：

制附子 30g（开水先煨透），茵陈蒿 12g，茯苓 30g，猪苓 9g，桂枝 9g，炒泽泻 9g，川干姜 9g，大枣 5 枚。此方连服 4 剂，黄疸、水肿、自汗诸症消失。脉弱缓，舌粉红而润。饮食增加，二便正常。病后体虚，脾肾未强，再拟下方调补，数剂而安：

制附子 30g（开水先煨透），党参 15g，白术 12g，茯神 15g，西砂仁 6g（冲），广陈皮 6g，炒薏苡仁 12g，生甘草 3g，川干姜 6g，大枣 3 枚。

点评：阴黄之候，立温运渗化治则，通常选用茵陈术附汤。而姚氏始以茵陈四逆汤加味，继以茵陈四逆汤合五苓散加减，俱未投白术、甘草，揣摩是嫌其壅滞之弊。至黄疸、水肿退净，始以附子理中汤双补脾肾，知宜知避，可供借鉴。

5. 寒霍乱——附子理中汤加减

苏某，女，52 岁。1941 年夏诊：因于田间劳动至午，暑热渴饮沟水数捧，旋觉腹中雷鸣绞痛，吐泻交作。余时因抗日疏散在乡，家属延往救治。症见神志昏蒙，面青唇绀，四肢厥逆，冷汗不止，诊脉濡微沉细，舌淡白。余谓此寒霍乱也，卒中阴寒，脾阳大伤，脱变之势甚危，急拟下方挽救：

党参 15g，附子 30g（开水先煨透），炒苍术 12g，茯苓 15g，苏合香 4.5g，西砂仁 9g（冲），公丁香 3g（冲），肉桂 6g（泡水兑服），煅龙骨 12g，制吴茱萸 4.5g，灶心土 1 块（烧红淬水）。此方急煎，频频灌服，昼夜尽剂。翌日，神志渐苏。厥回、汗收，吐泻轻减。面仍苍白，呃逆，肠鸣。脉象渐起，舌转淡红。此阳回中虚，胃滞气逆，续以温运：

党参 15g，附子 30g（开水先煨透），炒苍术 9g，茯苓 15g，西砂仁 6g，法半夏 9g，肉桂 6g（泡水兑服），丁香 3g（冲），干姜 9g，秫米 12g，陈米 15g，小枣 10 枚。

三诊：胃气渐复，思饮食，能起坐，脉弱缓，舌粉润。脱危之象已解，正虚体弱。当温调兼补，数剂而安，处方：

党参 15g，白术 12g，干姜 9g，西砂仁 9g，肉桂 6g（泡水兑服），附子 30g（开水先煨透），甘草 3g，大枣 3 枚，炒玉米、老米各 12g。

6. 胃痛（胃下垂）——桂附理中汤加味／补中益气汤加干姜、附子等／十全大补汤

周某，女，44 岁，新疆某机关干部。胃痛多年，时发时止，发则吞酸呕吐，饮食不下，胸膈胀闷，腹中雷鸣，大便稀溏，日数行。日渐消瘦，气短自汗，胃部自觉下坠作痛。稍事劳动则身倦乏力，西医确诊：胃下垂。已在新疆诊治，一度好转后又复发，故远道来昆求治：时值盛夏，手足厥冷，面色苍白，形体消瘦。六脉沉细，濡弱无力，舌淡白。此系病久阳虚里寒，中气不足，肠胃消化不良而引起。治当以温中回阳，健脾益气，和胃止痛，拟方如下：

红人参 9g（另煨兑服），黄芪 24g，白术 12g，茯苓 12g，川附子 30g（开水先煨透），肉桂 6g（开水兑服），西砂仁 9g，炒补骨脂 9g，甘草 3g，川干

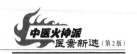

姜9g，大枣5枚，炒玉米、老米各15g。服5剂后，便溏、腹痛减轻，手足厥冷渐回，可进少量饮食。腹部仍下坠，有时作痛。脾胃渐调，中阳尚弱，气虚下坠。上方已现略效，守原意加重剂量以治：

红人参12g，黄芪30g，土炒白术12g，茯神15g，川附子30g（开水先煨透），肉桂6g，制升麻4.5g，炒柴胡6g，补骨脂9g，甘草3g，川干姜9g，大枣5枚。连服10剂后，食欲增加，精神好转，脸色转红，腹痛便溏日渐减轻，身冷肢厥渐回暖，腹中偶然不适，微感下坠。经复查，胃下垂显著改善。脉转调和有力，舌苔红润。阳虚及中气下陷之象已渐好转，气血不足，冲任两虚，改用温补之剂：

黄芪24g，当归12g，炒杭白芍9g，茯苓15g，菟丝子15g，炒补骨脂9g，白术12g，制升麻3g，鹿胶15g（烊化兑服），西砂仁6g，炙甘草6g，川附子30g（开水先煨透），干姜9g，大枣5枚。服10余剂后，身体好转，已能步行数里。腹中亦无下坠感觉，精力充沛，食眠均佳，胃下垂症基本痊愈。诊脉两手调和，舌红润，此病症已退，气血渐充，拟用下方十数剂后，常服补中益气丸以资巩固。处方：

熟地15g，当归15g，炒杭白芍9g，川芎6g，党参15g，白术12g，茯苓15g，炙甘草3g，黄芪18g，肉桂6g，烧生姜2片，大枣5枚。

原按：此例根据李东垣《脾胃论》升阳益胃、补中益气之理，并重温中回阳和补血调肝之法，结合患者体质，灵活用药。先以参、术、芪、附治其虚寒，姜、桂、砂、苓止痛止泻，补骨脂涩其滑脱，升麻、柴胡升提下陷之气，菟丝子、炒玉米、老米温肾益胃，甘草、大枣健脾调中。以后配入鹿胶、归、芍、熟地、川芎补血调肝。似此重视全面，综合论治，易收良效。

7. 痛痹——乌头汤加细辛、牛膝、桑枝 / 肾气丸加当归、白芍

梁某，女，45岁。1952年7月诊：务农数十年，风雨寒暑，常在田间。寒湿之邪侵入，伏于筋络腠理，关节时痛。此次先是沐雨受寒，恶寒发烧，头痛项强，身疼。服麻黄桂枝等药得汗，热虽退而周身关节疼痛不止。两足痛，水肿，屈伸不利，行动困难。复用中西药及药酒揉擦按摩，月余疼痛更甚，水肿加剧，不能行动，乃由家属肩负来诊。症见形体羸瘦，脚肿如脱。脉沉紧而弦，舌淡苔白腻。是属寒湿痹于筋脉关节肌肉之间，遂剧痛不可屈伸，所谓寒气胜者痛痹也。宗金匮法，以乌头汤加味治之：

制川乌30g（开水先煨透），细辛4.5g，去节麻黄9g，炒白芍9g，甘草

3g，生黄芪 18g，怀牛膝 9g，桑枝 24g，生姜 15g，大枣 5 枚。

另用外治法：好矾石 60g 加水 1500mL，煎煮令沸，每天浸泡两足 2~3 次。

二诊：上方连服 5 剂，两足水肿显著消退，关节肌肉疼痛减轻。久病体虚足软，尚不能起立行动。诊脉紧象已减，尚弦细，舌淡白有滓，苔腻较退。症势缓解，续拟下方为治：

制川乌 18g，川附子 18g（上两味开水先煨透），去节麻黄 6g，细辛 3g，生黄芪 15g，全当归 12g，炒白芍 9g，桂枝木 6g，桑枝 18g，薏苡仁 12g，甘草 3g，大枣 5 枚，生姜片 9g。外治法同前。

上方连服 10 余剂，已能挂杖行走前来就诊，两足水肿将消失，周身疼痛大减。饮食日增，但身体瘦弱，精神尚差。诊脉转现弱缓调和，舌白淡。此乃气弱血虚，筋络未强。拟宗崔氏八味丸调理善后：

生地黄 90g，山茱萸 30g，炒怀山药 90g，泽泻 60g，茯苓 90g，粉丹皮 60g，川附子 120g（开水先煨透），桂枝 60g，全当归 90g，白芍 60g。共为细末，炼蜜为丸，梧桐子大，每服 10 丸，温酒送服。

原按：沐雨受寒，邪舍脾肾，重感于寒湿之气而发为痛痹。《内经》云："痛者，寒气多也，有寒故痛也。"寒湿内伏，其性黏滞，加以病重体羸，致病缠绵。方用大剂加味乌头汤，温经散寒，以治其标，再拟加味崔氏八味丸，以固其本。标本先后，内外配合，获取卓效。

8. 脑血管意外——三生饮加味

徐某，女，75 岁，昆明市人。痰湿素盛，常感头眩、耳鸣、肢麻。晨起突然跌仆，不省人事，面白唇青，急来求诊。症见：四肢逆冷，牙关紧闭，鼻息有鼾，痰声辘辘，口眼㖞斜，脉弦大而滑，两尺细弱。证属高年阳虚，寒湿内盛，痰厥生风，方用三生饮加味：

生附子 30g，生川乌 15g，生南星 15g，半夏 15g，陈皮 6g，木香 3g。前 3 味药先煨 2 小时，再下余药。为了救急，速用牙皂、细辛研末吹鼻取嚏，然后再服药液。

二诊：上方服后有顷，吐出风沫痰涎，鼾声、痰声减少，神志稍苏，四肢厥逆转温。原方加石菖蒲 4.5g，代赭石 9g 再服。

三诊：神志渐清，痰涎已少，略能张口，但言謇舌强，左侧肢体偏瘫。舌苔白腻，脉虚弦而滑。此为心包痰凝渐豁，经络风邪未化，气机不利，再用

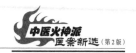

下方：

川附子 30g（开水先煨透），姜南星 6g，半夏 9g，茯神 18g，桑枝 30g，钩藤 9g，石菖蒲 4.5g，代赭石 9g，木香 4.5g，甘草 3g，生姜 15g，大枣 3 枚。

四诊：服用 2 剂，神志全苏，痰涎大减，稍能进食，口眼微斜，偶作咳，左侧偏瘫不用，舌如前，脉细弦而滑，两尺较前有力，续以温阳化痰祛风，养血舒络：

制附子 30g（开水先煨透），姜南星 15g，半夏 9g，桑枝 15g，茯神 15g，怀牛膝 9g，首乌 15g，当归 15g，黑芝麻 15g，木香 9g，地龙 4.5g，豨莶草 9g，陈皮 6g，生甘草 3g，生姜片 9g，三七末 4.5g，大枣 7 枚。

五诊：服用 10 余剂后，渐能扶持缓步，食、眠及二便均正常，但左半身仍麻痹不灵，乃属高年血虚，络脉失调，此一时不易全瘥。嘱用上方加倍制成丸剂，每天早晚常服。

点评：*知其阳虚痰盛之体，发病见突然跌仆，面白唇青，脉弦大而滑，两尺细弱，四肢厥冷，故用回阳、祛风、豁痰之三生饮加味，迅速扭转病势。本案用三生饮系用生附子、生川乌、生南星，病重药峻，颇见胆识。*

9. 少阴中寒——麻辛附子汤加味／真武汤合二陈汤加味

张某，女，40 岁，1939 年冬诊。患者系卖饼小商贩，平素操劳过度，身体虚弱。时值严冬，又兼雨雪，外出营业受寒。上午发病，下午即不能行动，家属背来就诊。症见脉沉细而紧，舌淡苔薄白。恶寒发热，神倦纳呆，头疼身痛，四肢厥冷，咳嗽不宣。此属寒入少阴，兼肺胃不清，治宜温经散寒，和胃化痰，拟麻辛附子汤加味治之：

川附子 30g（开水先煎透），麻茸 6g，细辛 2.4g，法半夏 6g，广陈皮 6g，炒厚朴 9g，生甘草 3g，生姜 2 片，小枣 9 枚，鸡内金 1 枚（烧）。服药后，夜得微汗，身痛顿减，四肢温暖，烧热恶寒已罢。天明时能进稀粥，咳嗽有痰，咳时胸胁牵痛。自汗，头眩。脉转缓滑稍弦，舌淡苔白。此少阴寒邪散后，营卫未和，肝肺气滞，伏风未净，脾胃不足，拟方：

川附子 30g（开水先煎透），法半夏 9g，广陈皮 6g，桂枝木 6g，茯神 12g，炒杭白芍 9g，制麻黄 4.5g，甘草 3g，烧生姜 2 片，大枣 3 枚。

三诊：诸症渐愈，脉缓和，舌粉润。饮食增加，唯睡眠欠安，神疲。乃阳虚脾弱，心神不足之候，以下方调理：

川附子 30g（开水先煎透），白术 12g，炒杭白芍 9g，茯苓 12g，法半夏 9g，广陈皮 6g（制），远志 6g，炙甘草 3g，烧生姜 2 片，大枣 3 枚。

原按：少阴中寒，麻辛附子汤疗效甚捷。此案兼见肺胃不清，故加和中化痰之品，标本相须，是使用经方灵活化裁突出之点。

10. 咳喘——小青龙汤加味 / 苓桂术甘汤加味 / 真武汤加味

黄某，男，70 岁。病已月余，初起畏寒，身困，头眩，咳嗽，痰吐泡沫，继之咳嗽加重，痰凝气滞，动则胸满喘促，心悸气短，夜不能卧，面、足微浮。大便溏，小便清。曾服杏苏饮、二陈汤、麻辛附子汤，用过四环素、土霉素、氨茶碱，注射青、链霉素均无效。诊见舌苔白润，脉浮滑而弦。证属表寒外束，痰饮内滞。治宜温肺散寒，止咳定喘，小青龙汤加味：

麻黄 9g，桂枝 9g，法半夏 9g，细辛 3g，炒杭白芍 9g，五味子 3g，杏仁 9g，川厚朴 6g，生甘草 3g，生姜 3 片，大枣 3 枚。服药 2 剂，咳嗽稍平，白痰仍多，自觉心悸，气短，胸闷，肢冷，恶寒。面足尚浮，夜难入睡，饮食少，二便如前。脉濡滑，苔薄白润。此表寒解后，阳虚脾弱，肺风痰饮未净，仿金匮治痰饮法，投苓桂术甘汤加味：

白茯苓 18g，桂枝木 9g，白术 12g，生甘草 3g，法半夏 9g，广陈皮 6g，生姜 2 片，大枣 3 枚。服药 2 剂，咳已稀，痰涎减，思饮食。但神倦嗜睡，动则喘促，面足仍现轻度水肿。脉濡缓，两尺沉细，舌白淡。此属痰饮渐消，高年心肾阳虚作喘，用真武汤加味，服 10 余剂后，症遂平缓。处方：

川附子 30g（开水先煨透），白术 12g，白茯苓 15g，广陈皮 6g，炒杭白芍 9g，生甘草 3g，生姜 3 片，大枣 5 枚。

点评：此案咳喘，始以小青龙汤加厚朴、杏仁散寒开表为主；继以苓桂术甘汤合二陈汤温肺化痰，理脾为重；终以真武汤加味温阳固本，收功在肾，层次分明，思路清晰。

11. 放射病——瓜蒌薤白半夏汤加减 / 四逆汤合五苓散加味 / 四逆汤合归脾汤加减

杨某，男，42 岁，某医院职工。在某医院从事放射工作 16 年，平日体力强健，虽常在暗室工作，而食眠均佳，未患过重病。去冬以来，常感头眩神昏，夜寐不宁，失眠多梦，渐至胸闷气短，呕逆痰涎，面目及四肢皆现水肿，两足尤甚，

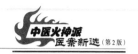

眼皮及手指有时发抖，溺短便溏，体重减轻。至今春已不能支持工作。化验发现白细胞、红细胞、血小板及血红蛋白均低于正常值，曾用西医治疗未见改善。现症见：水肿加剧，胸闷加剧，起床则头眩，呕吐痰涎，食欲不振，夜寐烦躁，舌苔白腻，苔润滑，脉濡滑沉细。证属心阳不足，脾肾两虚，湿滞中焦，痰凝胸痹。治分3步，先宣胸豁痰，理肺止呕，方用瓜蒌薤白半夏汤加减：

全瓜蒌1枚，薤白9g，半夏9g，桂枝9g，陈皮6g，茯苓12g，枳实9g，薏苡仁12g，生姜3片，大枣5枚。水煎服，每天1剂。服5剂后，胸膈渐感宽畅，气短痰凝有所减轻。夜寐未宁，起床仍感头眩欲呕，眼睑四肢尚有轻度水肿，手指及双目不时颤抖，便溏薄，溺短，饮食不思，精神倦怠，行动迟缓。此胸痹较舒，痰凝渐化，湿滞中焦日久脾失健运，水湿有泛溢之虞，唇白舌润，苔淡薄，脉濡滑而缓。拟用第二步疗法，温脾健运，利水消肿：

附子30g（开水先煨透），白术12g，茯苓24g，砂仁6g，半夏9g，桂枝9g，猪苓9g，泽泻6g，干姜9g，大枣5枚。服6剂后，小便渐利，大便溏薄已少，面部水肿明显消退，能进少量饮食，可以起床缓步行走，虽数百步亦不觉头眩。呕逆已止，睡卧多梦，舌白滑，脉濡缓。病久心肾阳虚，心神不宁，续用下方调理：

附子30g（开水先煨透），白术12g，茯神15g，酸枣仁16g，远志6g，半夏9g，砂仁6g，甘草3g，干姜9g，莲子15g，大枣3枚。连续服用10余剂，病情日趋好转，面目四肢水肿消退，小便清长，大便微溏，日1行，食量增加，夜梦已少，肤色转红润。拟用第三步疗法，养心固肾，益气补血：

附子30g（开水先煨透），党参18g，茯神15g，当归15g，白术12g，枸杞子15g，砂仁6g，黄芪15g，炙甘草3g，莲子15g，生姜2片，大枣3枚，龙眼10枚。

六诊：上方服20余剂，病愈出院。

点评：放射病是现代医学中的一种职业病，中医学没有这样的记载。姚氏诊治时，以辨证论治为法，不为西医病名所惑。分析患者在暗室工作多年，阳虚体弱，肺气不宣，有胸痹症状，兼之脾弱胃寒，湿邪凝滞，故常呕吐头眩。日久未愈，食少眠差，精神委顿，虚象已露。姚氏分期辨证，第一步宣痹化痰，痰湿渐化；第二步温脾健运，利水消肿；第三步养心固肾，益气补血。先治邪后治本，步步为营，颇有章法。

12. 厥阴伤寒——乌梅丸 / 当归四逆加吴茱萸生姜汤 / 当归建中汤加味

陈某，女，34 岁。1940 年 3 月诊：始因伤食感寒，发热恶冷身痛，经服发散消导之药 2 剂，虽得微汗不彻，后即气冲上逆撞心，疼痛甚剧，昼夜烦躁不宁。颜面潮红，咽干喉痛，呕吐痰涎甚多，吐甚气即上冲，四肢厥冷，昏厥不省人事，已 10 余日。屡更数医，或谓汗出未彻，病仍在表，当以汗解；或谓气逆呕吐，里寒积滞，当再消导和胃，莫衷一是。最后延余往诊，脉弦细微浮，舌苔黑，边尖俱红。根据症状，此系伤寒厥阴证，阴盛格阳，兼有太阳表邪未净，治当平肝和胃，回厥止呕，急以仲景乌梅丸 3 丸，加生姜 3 片，大枣 3 枚，煎化分次灌服。

服后，呕吐渐止，气撞心痛较平，仍不时烦躁。肢冷，厥逆，面赤，咽干，脉舌如前。此肝胃稍安，冲气渐平，厥阴伏寒尚盛，格阳于外，改用下方：

当归 15g、炒杭白芍 12g、桂枝 9g、附子 24g（开水先煨透）、细辛 3g、甘草 3g、通草 3g、法半夏 9g、黄连 2.4g、吴茱萸 3g、生姜 3 片、大枣 5 枚，每服点清酒 10 余滴为引。连服 2 剂，呕止厥回，心中冲气疼热逐渐消失，烦躁及痰涎亦减，面转黄瘦，稍能饮食。脉转缓和，舌黑全退，苔薄白。此厥阴寒邪已散，肝胃渐调，唯感头昏神倦，嗜卧，上方去掉附子，仍守原意出入，服 10 余剂而愈。

原按：本证伤寒误用发表消导，病入厥阴，势已垂危。若因咽痛面赤烦躁再服清凉，必致于死，即用一般方剂或纯用辛温助阳，亦恐难以挽救。余在诊治本病时，根据临床脉证，认为是病入厥阴，势已危殆，急以乌梅丸原方调和肝胃，安中止呕。继用当归四逆加吴茱萸生姜汤，回阳救逆。后以当归建中加人参左金等药加减，使病转危为安，遂获痊愈。

13. 阴疽出阳——阳和汤加减

张某，女，42 岁，农民。右股胫部疼痛，卧床已三四个月，难以转侧。余适因秋收义务劳动住其家，家属告曰：曾送往昆市各医院诊治，中西药尽皆服用，兼针灸、穴位注射及外科敷药，毫无效果。外科因诊断不明，拒绝手术。饮食、体力日减，患部牵连腰部，天候阴雨，疼痛尤剧，呻吟不休。诊脉沉细而紧，舌淡苔白。触诊患部，一片冰凉，肌肉坚硬，无红肿、痛脓。患者二便尚通，经期不调，数月一行。面黄肌瘦，表情痛楚，颜容憔悴。

思虑再三，认为此属痹证。《内经》云："风寒湿三邪杂至，合而为痹。"

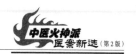

由于局部筋络兼有损伤，气血不通，与邪相结，日久不散，阳气虚弱，邪不得出，转为"阴疽"，昆明俗呼"附骨疽"是也。证属难治，且有内陷之机，势不可延，当为速拟固气回阳、散寒活血之阳和汤加减，托毒外出：

生麻黄9g，熟地黄15g，白芥子9g，鹿角胶15g（烊化兑服），当归15g，肉桂6g（兑服），川芎6g，桑寄生15g，甘草梢3g。

二诊：余因秋收劳动完毕返昆，嘱将上方多服数剂。1个月后，家属用车推患者至医院复诊，上方已服8剂，病情好转，患部冰凉转温，疼痛减轻，由人扶持已能站立，并可慢步行动。诊脉弦数有力，舌也转红。饮食增加，心情喜悦。此属气血渐增，寒湿较化，筋络渐舒，症由阴出阳之势。续宗原意，滋养气血，调和阴阳，舒筋活络，托毒散寒：

生麻黄9g，熟地黄15g，细辛3g，桂枝6g，鹿角胶12g，白芥6g（冲），当归15g，川芎6g，生黄芪30g，川附子18g（开水先煨透），甘草3g。此方服6剂，已能单独拄杖慢行，并能蹲下立起，食增眠安。患部转呈灼热，发红且肿，肿处有核桃大小一枚凸起，按之疼痛，牵及腰部也痛。脉弦数，舌红润。此阴疽出阳之势明显，不足虑矣，续宜扶正除邪：

生黄芪30g，当归15g，川芎6g，川独活6g，桑寄生15g，白芷12g，北细辛3g，川附子18g（开水先煨透），忍冬藤15g，透骨草12g，生甘草3g。连服10剂后，疼痛日减，能单独行走。但患部红肿日加，灼热愈甚。脉弦滑数，舌红苔薄黄。食眠及二便正常。此症已由阴出阳，化脓将溃，宜由外科诊治处理，因嘱服下方5剂后，可往外科手术。处方：

生黄芪24g，全当归15g，川独活6g，桑寄生15g，白芷9g，忍冬藤12g，透骨草9g，生甘草3g。

2个月后，家属来告，经外科检查，确定为腿部脓肿，施行手术，过程良好，已能参加生产劳动。

原按： 阳气虚弱，阴疽内陷，实堪深虑！治本"寒者热之""陷者举之"大法，投阳和汤配伍芪、附、归、芎等峻剂，鼓邪外出，化险为夷。

点评： 阴疽选用阳和汤当属正治，值得玩味的是，阴疽经温补扶阳治疗，由阴转阳，此老称"阴疽出阳"，再由外科处置，或由其自溃而愈，确实属本病演变规律，医当识之。

九、周连三医案

周连三（1889—1969），生前供职于河南省邓县中医院，河南省名医。1908年悬壶，行医60余载。平生深研《内经》《难经》，对仲景著作极为推崇，对黄元御学说研究颇深，认为："阳虚之证十之七八，阴虚之证十无二三。"此话与祝味菊所言"余治医30年，习见可温者十之八九，可清者百无一二"可谓英雄所见略同。临床广用经方于各科，用药精简不杂，喜用峻剂，每起沉疴。"平生喜用温剂，尤常用附子、干姜二药"，对外科疗疮、眼科疾患、精神病等均擅用附子，经验娴熟，颇有独到心法，堪称民间火神派的代表，《中医火神派医案全解》曾选其6案，今再选其14案以飨读者，各案均由周氏高足、名医唐祖宣先生整理发表。

1. 肺心病——茯苓四逆汤加桂枝

宁某，女，60岁。1968年12月15日就诊。患有哮喘、咳嗽病已20余年，冬重夏轻，遇寒即发，经诊断为支气管扩张、肺气肿、肺结核，曾用抗结核、抗感染药物治疗，时轻时重，缠绵不愈，近2年来并发心悸、气喘、水肿等症，严重时四肢厥冷，伴发绀，小便不利，脉搏120次/分。诊为肺源性心脏病，经用强心利尿和抗感染药物治疗无效，又用中药数剂也无效，反致病情加重。现症见：咳喘又作，胸闷气急，喘促加剧，面色苍白，全身水肿，喘咳倚息，胸闷心悸，四肢厥冷，冷汗出，烦躁不安，小便清长，大便溏薄，伴发绀，咳吐血痰，舌淡苔白，脉沉细数，心率124次/分。证属真阳不足，治宜回阳救逆，方用茯苓四逆汤加味：

茯苓30g，炮附子30g，干姜30g，炙甘草15g，桂枝15g，高丽参12g。用法：浓煎，少量频服。

复诊：服药1剂，汗止阳回，四肢转温，咳喘减轻，烦躁止，脉搏96次/分。继服上方15剂，诸症减轻，调治而愈，能参加轻微活动。

点评：关于冠心病、风心病、肺心病等心脏三病的论治，周氏认为该三病均具有"实不受攻，虚不受补"之共同点，强调"有阳则生，无阳则死"。尝谓："心脏三病到后期的共同病机以心、肺、脾、肾阳气不足、命门火衰为本，邪气有余为标，形成本虚标实之疾。温阳祛邪，方可收功。"对于冠心病常用通阳化

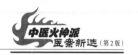

浊法，多用瓜蒌薤白半夏汤加味；风心病多用温阳化饮、补虚散寒法，多用木防己汤加减；肺心病用宣上运中、导水下行、前后分消法，多用己椒苈黄丸治之，且常于3方中加入附子温肾助阳。如出现四肢厥冷，大汗淋漓，面白唇淡，呼吸微弱，声音低微，舌淡苔白，脉微欲绝之危症，必回阳救逆，以挽命于顷刻。常用茯苓30g，附子15g，干姜12g，党参15g，炙甘草12g，桂枝30g处治，已成套路。桂枝为通心阳之佳品，附子为温肾阳之主药，两药合用，一温一通，每能收效。心悸者重用桂枝、茯苓、炙甘草；脉迟酌加麻黄、细辛；脉细数者重用参、附，酌加五味子、麦门冬；脉结或代者重用炙甘草。

2.亡阳烦躁——茯苓四逆汤

故友段某，素体衰弱，形体消瘦，患病年余，久治不愈。症见两目欲脱，烦躁欲死，以头冲墙，高声呼烦。家属诉：初起微烦头疼，屡经诊治，因其烦躁，均用寒凉清热之剂，多剂无效，病反增剧。面色青黑，精神极惫，气喘不足以息，急汗如油而凉，四肢厥逆，脉沉细欲绝。拟方如下：

茯苓30g，高丽参30g，炮附子30g，炮干姜30g，甘草30g，急煎服之。服后烦躁自止，后减其量，继服10余剂而愈〔中医杂志，1965（1），下同〕。

原按：烦躁证，病因颇多，治法各异，有邪在表而烦躁者，治宜清热解表；有邪在里而烦躁者，治宜苦寒清下；此例烦躁，年高体弱，正气素亏，真阳衰败，加之久病误服寒凉泻下，伐其肾阳，败其脾胃，正虚阳亡，则大汗出；汗出多则不仅亡阳，亦亡其阴，阴阳不相顺接，则四肢厥逆；真阳欲绝，无阳鼓血脉运行，脾胃衰败，不能生血，则脉细欲绝。

盖神发于阳而根于阴，阴精者，神之宅也。故阳气升，阴精不足以济上阳之亢则烦；阴气降，阴虚无阳以济之，阳根欲脱，则躁。本例微阳飞走，本根欲断，故生烦躁。仲景说："发汗若下之，病仍不解，烦躁者，茯苓四逆汤主之。"故用此方回阳固正。阳壮正复，腠理固密，其汗自止。用此方而不用四逆者，以四逆为回阳抑阴之剂，无补虚之功。不用四逆加人参汤者，以兼有烦躁欲死之证，故以茯苓为君，补脾以止烦。恐药轻不能挽垂绝之阳，故以大剂频频饮之，疗效颇速。

3.亡阳——茯苓四逆汤

李某，女，35岁，农民。患者素阳不足，外感寒邪，发热恶寒，寒多热少，入夜尤甚，常增被而不暖。初用辛凉解表，继用苦寒泄下，以致病重，卧床不起已三月矣。现症见：面色㿠白无华，精神恍惚，形体消瘦，凉汗大出，面颊沟汗满下流，语声低微，气息奄奄，四肢厥逆，六脉欲绝。拟方：

茯苓30g，炮附子15g，党参15g，干姜15g，甘草15g。此方2天内连服7剂，汗止足温，六脉来复，继服20余剂而愈。

原按：外感之病，本应解表。但素体阳虚外感风寒者，辛凉解散、苦寒泻下均不宜用。若误用之则伐其脾胃，败其肾阳，必至阴阳俱亡，精神离散，变成坏证。本证前医愈治愈重的原因即在于此。此时急宜温肾中之阳，培土固正、燥脾祛湿而温中，庶可挽回。服后果获良效。

4.虚寒眼痛——茯苓四逆汤

姬某，女，45岁。乳子年余，月经淋沥不断，经量过多。继发眼疾，目昏，视物不清，剧烈疼痛，特来求治：眼目红肿，内有白翳，其泪满眼，睁目则下流，剧烈疼痛，头晕目眩，面色青黑，舌白多津，精神萎靡，肢节困痛，腰痛如折，腹疼如绞，四肢欠温，六脉沉弦。

分析本案，经血过多，淋沥不断，经血下注，血不充目而致病。脾统血而肝藏血，木气不达，土虚失统，则经血陷流；阳虚不能温运四肢则厥逆；腰为肾之府，肾寒失温则腰疼；眼目红肿，内有白翳，睁眼即流水，此为阳虚不能温阳化气，证属虚寒，宜温肾阳、补脾胃、疏肝木、止血补荣。处方：

茯苓30g，桂枝15g，炮附子15g，干姜15g，何首乌15g，白芍15g，甘草15g，党参15g。服药2剂，痛止，月经恢复正常，改服苓桂术甘汤加白芍、首乌、丹皮，4剂翳消病愈。

点评：周氏曾说："我30年前治疗眼疾多用清热泻火滋阴之剂，以为眼疾全为阳热之证，而无虚寒之理，后治眼疾，一遇虚寒，多治不愈。"清·黄元御说："窍开而光露，是以无微而不烛，一有微阴不降，则雾露暖空，神气障蔽，阳陷而光损矣。"昔时周氏阅《黄氏医书八种》，见其创用乌肝汤（即茯苓四逆汤加白芍、桂枝、首乌）治疗眼疾，即合书不观，以为眼疾全为阳热之证，而无虚寒之理也。后治眼疾，一遇虚寒证，多治不愈。又细阅黄氏方书，细审其理，才知前者之非。自此以后，治疗眼疾，若辨证为虚寒者，每用茯苓四逆汤加减治之，疗效确为满意，本案即为例证。《中医火神派医案全解》曾收周氏另一虚寒眼疾案，也用茯苓四逆汤加首乌、白芍而愈，可互参。

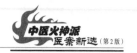
5. 癫狂——茯苓四逆汤加龙骨、牡蛎

李某，女，41岁。因和爱人争吵而发病，初起喧扰不宁，躁狂打骂，动而多怒，骂詈日夜不休，经医用大剂大黄、芒硝泻下，转为沉默痴呆，舌白多津，语无伦次，心悸易惊，头痛失眠，时喜时悲，四肢厥冷，六脉沉微。处方：

茯苓30g，党参15g，炮附子15g，干姜15g，甘草12g，牡蛎30g，龙骨15g。服3剂后，神志清醒，头疼止，四肢温，改用苓桂术甘汤加龙骨、牡蛎，服10余剂而愈。

点评：癫狂之病，多属实热之证，病机多为气郁痰火，治疗多以镇心安神、涤痰清热、解郁散结等法。但周氏认为："癫狂之疾，属热证者有之，属寒者亦为常见。"缘于脾气不伸，运化失调，痰浊内生，痰气上逆，蒙蔽清窍，正阳不足，运化无权，以致浊阴填塞于上，也能发病，故每见沉默痴呆，语无伦次，时悲时喜，四肢厥冷，六脉沉微，汗出遗尿等阳虚证，治疗即以温肾补土，助阳扶正；水邪痰饮伏留，故以茯苓渗湿利水，水邪祛尽，神志自清。本案即为例证。周氏常用茯苓四逆汤为基本方，若痰盛者瓜蒂散先吐之，再以上方加陈皮、半夏治之。语无伦次，时悲时喜者加代赭石、磁石潜阳安神；气短声微加黄芪，汗出不止加白芍，并用金匮肾气丸以善后。《中医火神派医案全解》曾收周氏另一癫狂案，亦用茯苓四逆汤加龙、牡、术、桂而愈，可互参。

6. 泄泻——茯苓四逆汤加赤石脂、肉桂、砂仁

李某，女，22岁。久有下利病史，经常腹痛肠鸣，大便每天4~5次，状若清谷而少臭，食后腹胀，经常少腹发凉疼痛，腰疼如折，面色青黑，精神极惫，舌白多津，眼睑经常水肿如卧蚕状，四肢常厥冷，身有微热，反欲增衣，月经淋沥，白带多，六脉沉细。处方：

茯苓30g，炮附子21g，干姜15g，甘草12g，赤石脂30g，肉桂9g，砂仁9g。连服20余剂而愈。

原按：此病由于久泻，伤及肾阳，脾湿下陷。肾阳衰败，则四肢常冷；阳不足而不能腐熟水谷，则下利淡薄无臭，状若清谷；水湿内停，阳不化气而出现水肿；虚阳外脱，故有微热，而反近衣；正弱不能固，则经血淋沥；湿邪郁滞，而为白带。初用四逆汤以温阳抑阴，服后即愈，停药又发，此正气虚极，故改用茯苓四逆汤大补元阳，兼固正气。因其肠滑下利不止，故加赤石脂以固涩，肉桂、砂仁以燥脾健胃而壮阳。

7. 三阴疟疾——茯苓四逆汤

马某，82岁，住城关旭光社。久患疟疾，触邪而发，六脉沉弦，寒热往来，发作有时。发则高热谵语，胸满闷而疼，曾用大柴胡汤治疗，服后下利虚脱，急请抢救。症见：虚脱，倒卧于地，面色脱落，下利黑屎满身，牙关紧闭，不能言语，仅有微息，六脉沉微欲绝，四肢厥逆。拟方：

茯苓30g，炮附子24g，炮干姜15g，人参15g，甘草15g，急煎服之。1剂泻止足温，能言气壮，六脉来复，继服3剂，疟疾亦随之而愈。

原按：《内经》云："邪之所凑，其气必虚；真气内守，病安从来。"高龄患疟，感邪即发，标为热象，本为内虚，误服泻下，必伐其正。肾中真阳飞走，脾败下利，正虚阳亡，则厥逆脉绝，已现虚脱之象。茯苓四逆汤壮肾阳、补脾胃，阳气来复，正气壮盛，正复而邪自去，故疟亦随之而愈。

点评：以上7案，均用茯苓四逆汤为主治之，周氏善用本方，其体会如下：

茯苓四逆汤主治，仲景仅提出汗、下后"烦躁"一证，而分析其组成，却包括了四逆汤、四逆加人参汤、干姜附子汤3个方剂的药物。四逆汤具有回阳救逆的功能，主治少阴病厥逆，恶寒蜷卧，下利清谷，腹痛吐利，脉沉等症，乃阳虚阴盛阳亡之证，故急以姜、附回阳。

此方比四逆汤多茯苓、人参2味，茯苓能补脾渗水利湿，人参补益气血。四逆汤纯为回阳，本方兼以固正。

干姜附子汤治疗汗、下之后，"昼日烦躁不得眠，夜而安静，不呕不渴，脉沉微"之证，乃汗、下后阳虚阴盛，势急而病轻，故仅用姜、附2味，不用甘草，扶阳以抑阴。

茯苓四逆证，虽亦发于汗、下之后，但阳虚而正亦虚，势缓病重，故用大剂复方，扶阳以补正。四逆加人参汤比茯苓四逆仅少茯苓1味，主治"恶寒脉微而复利，利止，亡血也"之证，本方为阳亡正亦虚而设，故加人参以固正。阳虚者由于寒盛；正虚者源于脾弱。寒则多为水邪克火，脾弱多为水湿不化，故茯苓四逆以茯苓为君，伐水补脾而利湿。其力较以上3方为缓，而具有3方之总和作用，并有利水祛湿之功，临床运用范围较上3方为广，具体有3点体会：

（1）茯苓四逆汤温肾而燥湿，补虚而回阳，凡眼疾、下利、疟疾等病，只要具有四肢厥逆、脉沉微欲绝或浮弦、面青黑无华、舌白多津等肾寒、脾湿、正虚、阳弱症候者均可用茯苓四逆汤，温肾而燥湿，补阳而固正。

（2）病有轻重之不同，证有缓急之别，故在用药上也必须灵活加减，方

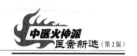
能切中病机。如阳亡正虚烦躁之证，可重用人参以固正、茯苓以去烦；阳亡正虚的虚脱证，可重用附子、人参以温阳固正；久利不止，虚寒滑脱，可加赤石脂以固涩；癫狂后期，病转虚寒，可加龙骨、牡蛎以潜阳敛神；虚寒眼疾，血不充目，可加芍药、首乌以补血疏肝；若外感久不愈，阳弱正虚，可加桂枝、柴胡以疏利祛邪等。

（3）周氏平生喜用温剂，尤常用附子、干姜2药，对某些重症，每能应手取效。附子辛温，通行十二经，《神农本草经》列附子为下品；干姜燥烈，最易耗伤津液。但若用于寒证，切中病机，病虽危急，每收立竿见影之效。若阴阳表里、虚实寒热辨证不明，治热以热，就不可避免要产生副作用。

8.血栓闭塞性脉管炎（脱疽）——四逆汤加党参、黄芪、当归、白芍、乳香、没药、红花

徐某，男，57岁。1969年4月12日就诊。1967年因严冬涉水，受寒冷刺激而诱发左下肢发凉、麻木，跛行，疼痛，色变暗紫，北京协和医院确诊为血栓闭塞性脉管炎。后于某医院做左侧下肢腰神经交感神经节切除术，又服中西药物无效。现症见：四肢麻木凉困，剧烈疼痛，夜难成眠，痛时发凉，暖则稍减，左下肢呈潮红，抬高苍白，下垂暗紫，左第2、4趾尖部干性坏死，其他足趾暗紫，趾甲干枯不长，肌肉萎缩，汗毛脱落，肌肤枯槁，左腿肚29.5cm，右腿肚32cm，腿不能伸直，左足背、胫后动脉搏动消失，合并浅静脉炎。形体消瘦，腰背痛，小便清长，面色青黑，舌质淡，苔薄白，脉沉迟细。血压140/88mmHg。证属阳虚正亏，脉络瘀阻。治宜温阳益气，通瘀活血，方用四逆汤加味：

炮附子30g，干姜30g，党参30g，黄芪30g，甘草30g，当归30g，白芍30g，乳香9g，没药9g，红花15g。水煎服，每天1剂。

复诊：上方服用20剂时，疼痛消失，35剂时伤口愈合，共服116剂，温度恢复正常，行走5km无跛行感，趾甲汗毛开始生长，肌肉明显恢复，右腿肚33cm，左腿肚31.5cm，胫后动脉搏动恢复，足背动脉仍无，能参加工作。

点评：周氏认为脱疽一证，是由于心阳不足，功能紊乱，影响到气血运行，致使气滞血瘀，当寒邪内侵，肾阳式微，一派寒象相继出现。心肾失调，肝郁不舒，则经络阻塞，气血不通，不通则痛，诸症丛生，此乃心、肝、肾三经之证，病属阴证范畴。治疗以温肾舒肝，通阳复脉之法。常用四逆汤加味，有发热者

去干姜，但附子不可去，否则无效。

9. 大汗亡阳——真武汤

张某，男，34岁。1963年8月17日初诊。素体虚弱，外感风寒，服解表药后高热退，但午后潮热不退，继服辛凉解表之剂，则发热渐高，持续不退，又投凉药泻下，致大汗不止，诸法救之无效，抬院诊治。症见：形体消瘦，精神萎靡，汗出如雨，担架衣被浸湿，低烧仍不退，筋脉拘急，眩晕不能站立，二便均无，四肢厥冷，脉沉细。此表阳不固，虚阳外越。治宜温阳固表，处方：

炮附子（先煎）、白芍、白术、茯苓各60g，生姜30g。大剂频频饮之，汗出稍止而神气复，继服上方7剂，汗止，发热随之也退（中医杂志，1978，12）。

原按：发热之证，解表除热为正治之法。若长期服用解表药不解者，必须求其病源，治其根本。若辨证不明，妄投清热解表之剂，最易伐伤其阳，阳亏腠理失于固密，则大汗出矣。汗大出则伤阴伤阳，乃致过汗亡阳，虚阳外越。故用《伤寒论》真武汤，方中苓术培土制水。据临床体会，白术有较好的止汗作用；白芍、生姜补营而和卫；附子回阳益火，故能补营和卫，温阳固表以止汗。

10. 疔毒——真武汤加麻黄

张某，男，64岁。因使用疫死牲畜之皮后，右手食指尖部起小疱疹，接着溃破，色呈暗黑，多痒少痛，周围触之坚硬，继则患部剧痛，疮面流水无脓，发热，脉弦紧。此疫毒侵入，阳虚水泛，不能发泄于外。治宜温阳发汗利湿，方用：

茯苓30g，白术、白芍、麻黄各15g，炮附子24g。服2剂后，汗出热退，疼痛减轻，伤口流出暗黄色毒水。继服上方去麻黄加黄芪30g，疔出而愈（上海中医药杂志，1982，5）。

点评：历代方书多认为疔疮为火毒结聚，治疗多以清热解毒为主。周氏遵《内经》"气血喜温而恶寒，寒则泣不能流，温则消而去之"之旨，认为"诸毒皆以外发，外发则吉，内陷则凶"。尝谓："吾非据方以对病矣，用温阳治疗必据其有阳虚之证。阳证疮疡多红肿高大，舌多黄燥，脉多数大等；阴病则色晦暗，疔坚硬，伏于筋骨之间；舌多白或腻，口中多津，脉多浮缓或浮紧。走黄时脉浮乃正虚阳脱之象，故其病机属寒湿郁结者居多。"他提出"毒在血中蕴，温化邪自除"的治疗原则，多选用温经散寒、通阳破结、补营托毒、燥

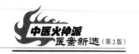

脾祛湿之剂。临床常选用炮附子、白芍、白术、茯苓、麻黄等。《中医火神派医案全解》曾收周氏另外疗毒2案，也用真武汤加麻黄而愈，可互参。

11. 鼓胀——真武汤合理中汤减白芍加泽泻、大腹皮

陈某，男，54岁。因嗜酒过度、生活不节而致发腹胀。初起腹部胀大，按之柔软，继则病势加重，按之坚硬，不能饮食，多医诊治无效而就诊。

症见面色灰黑，神采困惫，呼吸喘促，腹大如鼓，扪之坚硬，脐心突出，脉络显露，四肢消瘦，肌肤干燥，大便溏薄，色呈灰黑，小便短少，胸脘胀闷，不能饮食，四肢厥冷，舌苔白腻，脉弦大无力。此阳虚湿停，治宜温阳祛湿，处方：

炮附子（先煎）、干姜、党参、泽泻、白术各30g，茯苓60g，大腹皮45g，甘草12g，生姜15g。此方服5剂，阳复足温，小便通利。增利水之药茯苓、桂枝等，继服20余剂，诸症好转，后以益气养血、健脾疏肝药物调治，5个月后随访，已能作轻微劳动（中医杂志，1978，12）。

原按：脾阳不振，水蓄不行，则腹大胀满。中阳不运，故胸闷腹胀。寒湿困脾，伤及肾阳，不能温阳化气，则小便少而大便溏，肢厥脉大。治脾宜燥湿，补肾当温阳。肾暖脾燥，功能健运。此时最虑肾阳之败，当扶阳为主，利湿为辅，故用温阳扶正，燥脾祛湿，兼以通利之品，使阳壮而水去，病自向愈矣。

点评：所用之药含真武汤合理中汤之意，但去掉白芍防其敛阴，加泽泻利水，大腹皮消胀治标。

12. 胎胀——附子汤

张某，女，22岁。妊娠6个月，经常少腹冷痛，又感受寒邪，引起剧痛，腹胀如鼓，不能入眠，微觉恶寒，小便清长，大便溏薄，剧痛眉皱，舌白多津，四肢常冷，痛时尤甚，脉弦有力。此乃肾寒阳微，胞宫失于温煦，治以温经散寒，扶阳抑阴，方用：

炮附子、茯苓、白芍、白术各30g，党参15g。服药后，疼痛止，胀满减，少腹仍冷。继服上方10余剂，诸症悉除，至10个月顺产一男婴（河南中医学院学报，1979，3）。

原按：此案由于肾阳衰微，胞宫失于温养，故少腹冷痛。阴寒之气壅遏于内，则腹胀肢冷。微恶寒发热者为阴盛格阳之证，病机属虚寒。思仲景《金匮》"妇人怀孕六七月，脉弦，发热，其胎愈胀，腹痛恶寒者，少腹如扇，所以然

者，子脏开故也，当以附子汤温其脏"的论述，用附子汤以温经散寒，益气止痛。治合病机，故能获效。历代医家多认为"附子堕胎为百药长"，故妊娠时很少运用。本案用附子，乃遵《内经》"有故无损，亦无殒也"之旨，辨证正确，治合病机，故有祛邪之功，而无堕胎之弊，何况仲景垂法，症脉分明，焉有不用之理？

13. 寒疝——桂枝汤加附子、黄芪 / 当归生姜羊肉汤

杨某，男，32 岁。1965 年 3 月 10 日初诊。因寒冬涉水，兼以房事不节，诱发睾丸剧痛，多方诊治无效而就诊。症见：面色青黑，神采困惫，舌白多津，喜暖畏寒，睾丸肿硬剧烈疼痛，牵引少腹，发作则小便带白浊，左睾丸偏大，肿硬下垂，少腹常冷，阴囊汗多，四肢厥冷，脉象沉弦，此乃阴寒凝聚，治宜温经散寒。处方：

炮附子（先煎）、白芍、桂枝、炙甘草、生姜各 30g，黄芪 60g，大枣 12 枚，12 剂。兼服食疗方：当归 120g，生姜 250g，羊肉 1000g。服药后，阳回痛止，参加工作（中医杂志，1978，12）。

原按： 涉水受寒，寒湿凝滞，聚于三阴，加之房事不节，伤及肾阳，内外相因，发为寒疝。仿《金匮要略》抵当乌头桂枝汤治之，方用附子以治沉寒痼冷，桂枝汤以补营疏肝。辅用当归生姜羊肉汤以温血散寒，补益气血，使阳旺血充，经脉疏畅。由于病深寒重，不用重剂难起沉疴，嘱其大剂频服，短兵相接，故获良效。

14. 小便失禁——桂枝附子汤去桂加白术

史某，男，40 岁。行房之后，肾精排泄，继服生冷而致宿食内停，腹胀满不通，剧烈疼痛。某医投以九痛丸后，大便泻下，疼痛止，但小便不利。继投以桂枝、白芍、丹皮、茯苓、泽泻、甘草各 15g，服后泻止，但小便失禁，于 1956 年 8 月，延周氏诊治。症见：形体消瘦，面晦暗少华，舌白多津，畏寒战栗，手足相并，萎缩一团，不能站立，小便失约，淋沥不断，筋惕肉瞤，脉沉而弱。此为肾阳不足，下元不固。治宜温肾固脾，方用：

白术、附子、甘草各 15g。每天服 3 剂，小便正常，但筋脉仍拘急。原方加白芍 15g，服 5 剂后，诸症皆愈（河南中医学院学报，1979，3）。

原按： 行房之后，肾精排泄，肾阳亦伤。继服生冷，阳气衰微，不能温化

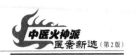

而形成阴结之证。服九痛丸温而兼攻，使阴结下泄，微阳下注。三焦相火陷于膀胱，郁热积蓄，转为"癃闭"之证。继服通利小便之品，导致三焦相火泄下，阳虚无以固之，形成"虚则遗泄不止"。阴阳俱伤，筋脉失养则筋惕肉𥄪；卫阳败泄则畏寒战慄。今以止尿为急务，此时大便变硬而小便自利，是津液偏渗，病纯为里。思仲景《金匮要略》"伤寒八九日，风湿相搏，身体疼烦，不能自转侧，不呕不渴，脉浮虚而涩者，桂枝附子汤主之。若大便坚、小便自利者，去桂加白术汤主之"的教导，温回败泄之阳，使肾阳内固，小便则闭藏。术附合用，温阳固脾，加芍药以敛阴，芍附合用，刚柔相济，温经而舒筋，故获良效。

十、李统华医案

李统华，河南中医学院教授，河南省已故名医。对真寒假热之证的辨治颇有经验，将阴盛阳浮而出现的症候称为真寒假热证，又称寒极似火之证，其原因有：先天不足，禀赋薄弱；起居不慎，屡感寒邪；劳倦伤脾，房事不节；误服寒凉，误下误汗；年至五旬，感寒伤阳。这些导致肾阳亏虚，阴寒内盛，逼阳浮越而成。其假热证的表现，逼阳上浮者有面赤如妆，口鼻干燥，口舌生疮，咽喉疼痛，齿龈肿痛等；逼阳外越者有手足心烙，肌肤发热，但喜衣被等。对真假寒热证的辨别，尤其强调舌象的作用，"因为舌最能反映病性之寒热，据舌以甄别寒热，则爽而不谬。凡舌质淡白，舌体胖润有齿痕，舌面湿润或津液欲滴，患者反有某些热性症状时，多为真寒假热证。若苔黄或黄腻，但舌面反而多津，且有真寒症状者，不可误认为湿热"。他解释说："可将舌质喻为土地，舌苔喻为禾苗，比如淫雨霏霏，连月不开，地如沼泽（舌面多津），禾苗淹没，则苗也黄（舌苔黄）；若久雨转晴，阳光普照，则禾可复苏（黄苔可退），若视此苗为干旱所致，复灌以寒水，则禾必溺死。"由此，他得出结论："判断寒热不取决于舌苔之黄白，而取决于舌质之红淡，津液之多寡。"

李氏对寒热证的治疗，常用四逆汤合六君子或四君子汤，效果颇佳。《中医火神派医案全解》曾选其4案，今再选其7案以飨读者，各案均由李氏本人或其传人整理发表。

1. 慢性支气管炎合并肺气肿——四逆汤合六君子汤加味

吴某，男，54岁。1978年12月28日来诊。咳喘8年，此次发作月余，自觉口鼻冒火，口苦口干，渴喜冷饮，剧咳多痰，痰浊色黄，每天吐痰百口以上，稍动则张口抬肩，夜晚咳喘不得卧，肌肤发热，自汗淋漓，手足心烙，舌质淡，苔薄白而润，脉象细弱。西医诊断为慢性支气管炎合并肺气肿。

此证颇似肺肾阴虚，而舌脉均为阳虚之症。盖咳喘日久，肺病累肾，肾阳已衰，虚阳上浮，故自觉口鼻冒火；口苦咽干，虚火浮游于胃，故得冷饮则舒；阳虚水泛，上渍于肺，虚火灼津，故痰量多而色黄；痰阻气管，肺失宣肃，肾失摄纳，故咳喘气逆；阴盛阳浮，故肌肤发热，手足心烙，阳虚则卫气不固，故自汗淋漓。治宜健脾化痰，温肾纳气，处方：

附子 25g，干姜 10g，党参 15g，苍术、白术各 15g，茯苓 15g，陈皮 10g，半夏 10g，补骨脂 15g，菟丝子 15g，皂荚 10g，椒目 10g，白芥子 10g，甘草 3g。服药 3 剂，喘咳吐痰基本消失，余症悉愈。按上方去皂荚、椒目、白芥子、苍术，加枸杞子 12g，沙苑子 12g，杏仁 12g，款冬花 15g，紫菀 15g，调理而安。

2. 慢性支气管炎兼急性化脓性扁桃体炎——四逆汤合六君子汤加味

孙某，男，41 岁。1978 年 11 月 18 日来诊。宿有慢性支气管炎病史，此次发热、咳嗽、喉痛已 8 天。某医院诊为化脓性扁桃体炎，用庆大霉素、磺胺及清热解毒剂治疗，喉痛不减，体温不降，咳嗽不止，故来求治。时值初冬，天未大寒，患者身穿皮袄，外披大衣，面色苍白，扁桃体肿大、化脓，但扁桃体及其周围黏膜色淡，体温 39℃。舌质淡，苔薄白而润，脉细数无力。

病者素体阳虚，复感寒邪，寒在骨髓，故重衣而不知暖；虚阳上浮，热在皮肤，故体温升高；扁桃体化脓，病灶局部肿大色淡；咳嗽乃肺感寒邪，失于宣肃；面色苍白，舌淡苔薄白而润，脉细数而无力，则为真寒之象。治宜温阳健脾，化痰止嗽，引火归原，处方：

附子 15g，干姜 10g，党参 15g，白术 15g，陈皮 15g，半夏 10g，杏仁 12g，款冬花 15g，紫菀 12g，百部 15g，肉桂 2g（冲服），补骨脂 15g，菟丝子 15g，甘草 3g。3 剂。

11 月 19 日复诊。述服药 1 剂，咽痛止而热退，咳嗽减轻。上方去肉桂续服而安。

3. 粟粒性肺结核——四逆汤合六君子汤、当归补血汤加味

徐某，男，18 岁，学生。1978 年元月因低热咳嗽住某医院，X 线胸部摄

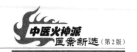

片诊断为左下胸膜炎伴少量积液。长期应用抗结核药、抗生素等，胸水形成包囊性积液。6月12日，突然高热畏寒，头痛剧烈，急转另一医院经X线检查，见两肺有均匀、弥漫的细小颗粒状病灶，左肺炎症部分有不规则透明区，体温39.8℃，白细胞 7.8×10^9/L，血沉 20mm/h，脉搏 100 次/分。诊断：①结核性胸膜炎。②急性粟粒性肺结核。治以链霉素、利福平等，并用哌替啶控制头痛，效果不显，精神萎靡，食纳极差，呼吸急促，已下病危通知，邀余会诊。

时值炎夏，患者身盖厚被，面色㿠白，形瘦神疲，语言低沉，自述头痛剧烈，食纳极差，唇舌俱淡，舌根苔黄黑而润，脉细数无根。《伤寒论》曰："病人身大热，反欲近衣者，热在皮肤寒在骨髓也。"患者炎夏厚被，精神萎靡，实为肾阳虚衰、阴寒内盛之真寒假热证。肾阳为一身阳气之根，肾阳不足，不能温煦脾阳，则脾阳也衰，是以食少形瘦；因气血生化不足，故面色㿠白，唇舌俱淡，语音低沉；阴盛阳浮，故头痛剧烈，体温升高；舌根苔黄黑而润，脉细数无根，为阴极似阳之象。治宜益气养血，急温少阴，处方：

附子 15g，干姜 9g，黄芪 30g，党参 15g，白术 12g，肉桂 1g（冲），陈皮9g，半夏 9g，茯苓 12g，当归 9g，甘草 8g。每天 1 剂，连服 6 剂后，阳气来复，体温降至 36.8℃，头痛消失，换盖薄被，食纳稍增，但睡眠不佳。上方加酸枣仁 15g，合欢皮 15g，五味子 15g。服药 1 周，体温在正常范围内，夜已安寐，但仍食少腹胀。上方加代代花 10g，麦芽 15g，继续调理（河南中医，1982，4）。

4. 肺炎——四逆汤合六君子汤加减

任某，男，71 岁。发热咳嗽半月，用青、链霉素治疗 2 周无效，于 1979 年12 月 1 日来医院门诊就医。体温白天在 38℃以上，凌晨 1—3 时高达 40℃。咳嗽，吐黄痰，口苦，喜热饮，喜重衣厚被，食少便溏。血象：白细胞 18.3×10^9/L。经 X 线透视，诊为左下肺炎。患者面色晦暗，形瘦神疲，舌质淡蓝，苔黄腻，脉细数而有间歇。按中医辨证，面色晦暗，形瘦神疲，畏寒喜暖，为阳虚阴盛；口苦吐痰黄浊，苔腻多津，为虚阳上浮所致；子夜后阳虚更甚，逼阳外越，故体温升高；舌质淡蓝，脉细数无力而间歇，也为阴盛阳浮之象。治宜温肾健脾，化痰止嗽。处方：

附子 25g，干姜 10g，党参 25g，白术 15g，陈皮 10g，半夏 10g，油桂 3g（冲），杏仁 12g，款冬花 15g，紫菀 12g，百部 15g，补骨脂 15g，菟丝子 15g，甘草3g。服药 3 剂，体温降至 38℃以下，咳嗽减轻，精神好转，饮食稍增，大便仍溏。继服 3 剂,体温恢复正常。胸透:左下肺仍稍有阴影。再服 3 剂,肺部阴影消失,食纳好转。上方去杏仁、款冬花、百部,加焦三仙、藿香、草豆蔻各 12g,调理而安(河南中医,1982,4)。

5. 高热——附子理中汤合当归补血汤加肉桂

刘某,女,46 岁,民警。1980 年 7 月 19 日就诊。发高烧已 20 天,自感寒热往来,每天发作 3 次,或间日发作 1 次,发作时不觉热反而恶寒,体温波动在 38.5~40℃。经检查未见疟原虫,肥达氏反应阴性,白细胞 17.6×10^9/L。经输液治疗无效,以银翘散加减服药 3 剂仍无效。上午自觉不发热而憎寒,体温多在 39℃上下,下午较轻,头晕心慌,气短,自汗,手足心热,口不渴,四肢乏力,形体消瘦,舌质暗淡,舌苔薄白有津液,脉细数无力。

考心悸、气短、自汗为心气不足;手足心热为血亏;面色晦暗,形瘦神疲为肾阳虚弱;体温升高不觉热而反畏寒,昼重夜轻乃阳虚气弱;发热时作时止为邪正交争之象;舌质暗淡,苔薄白多津,脉细数无力为阴盛之证。治宜温阳、益气、养血。方药:

附子 25g,干姜 10g,党参 15g,白术 12g,黄芪 25g,当归 10g,油桂 2g(冲),甘草 3g。服药 1 剂,体温下降至 37.7℃。2 剂后体温恢复正常,继服 3 剂,体温未再升高,但觉疲乏无力,胃脘不适,食少烧心,背痛,舌暗淡,脉细弱,治宜温中健脾和胃:

附子 25g,干姜 10g,党参 15g,白术 12g,当归 10g,吴茱萸 10g,山楂 15g,陈皮 10g,半夏 10g,藿香 15g,羌活 10g,麦芽 15g,甘草 3g。

服药 3 剂,饮食增进,背痛消失,仍感乏力。上方去羌活,继服 3 剂(河南中医,1982,4)。

6. 低热——四逆汤合补中益气汤加减

刘某,男,25 岁。1977 年 11 月 17 日来诊。自述自 8 月 1 日开始发烧,咳嗽,鼻塞,流涕,已 3 月余。服扑热息痛、土霉素等,先后注射奎宁 12 支,同时服中药 80 余剂,始服麻杏石甘汤,后服苦寒清热、滋阴降火等方药,目前已无头痛、咳嗽、鼻塞等症,但体温仍不正常,白天稍走几步,体温即上升至 37.6~37.8℃,自觉口干、口苦,面部烘热,手足冰冷,并生紫斑如冻疮样;动则心悸,汗出,四肢无力,大便溏薄。面色红赤,唇舌俱红,苔薄腻多津,

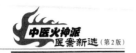

脉洪大无力。

《伤寒论》云："少阴病，下利清谷，里寒外热，手足厥逆，脉微欲绝，身反不恶寒，其人面色赤……"患者症状与此论述相似。本证初起缘由外感风寒，因误治内伤，肾阳受损，阴寒内盛，故四肢凉如冰；寒凝血脉故手背形成紫斑；阴盛于下，阳浮于上，则面部烘热，口干口苦；稍事活动，体温即升，昼轻夜重，乃阳虚气弱；肾阳既虚，诸脏失其温煦，脾虚则四肢无力而便溏；心阳虚则悸且汗；唇舌俱红，苔薄腻多津，脉洪大无力亦为阴盛阳浮、阴极似阳之象。治宜益气健脾，温补肾阳。处方：

黄芪30g，党参15g，白术12g，附子10g，肉桂1g（冲），干姜9g，当归10g，白芍12g，大枣6枚，炙甘草3g。服药6剂，面部已不烘热，口干口苦消失，手足稍温，精神气力好转，活动后体温波动在36.6~36.8℃，大便仍溏，脉缓弱。继服6剂，体温未回升。

原按：补中益气汤为甘温除热剂，所治之证，病变在脾；四逆汤为辛温除热剂，所治之证，病变在肾。本案所用方剂中虽伍以参芪术草，但并非甘温除热之意。因气属阳，阳虚者常兼气虚，故用益气药以辅之（河南中医，1982，4）。

点评：本例着眼点在于阳虚气弱，阳虚为本，气弱为辅。因以四逆汤扶阳为主，李氏明言："虽伍以参芪术草，但并非甘温除热之意"，乃系"用益气药以辅之"，说得很清楚，彰显火神派扶阳理念。

7. 失眠——四逆汤合四君子汤加味

田某，女，31岁。失眠，伴心烦，头痛、头晕，咽干，眠时自觉身热，手足暴露于被外方觉舒适，腰疼，带下清稀量多，大便干溏无常。病已2年，曾服养阴清热药80余剂无效而来求治。

患者面色红润，舌质淡红，苔薄白多津，脉沉细无力，证属阴盛阳浮，脾肾两虚。治当温肾健脾，宁心安神。处方：

附子25g，干姜10g，党参15g，白术15g，茯苓16g，川断13g，合欢花15g，煅龙骨25g，煅灶蛎25g，菟丝子15g，沙苑子15g，炒酸枣仁15g，肉桂1.5g（冲），甘草3g。服药3剂，诸症稍轻。上方加补骨脂15g，又服3剂。除头痛、头晕外，诸症悉除。守方再加川芎10g，白芷10g，继服而愈。

原按：患者腰痛，带下清稀量多，大便干溏无常，为脾肾阳虚之候，舌质淡红，苔薄白多津，脉沉细无力，均为阳虚之象，肌肤发热，手足心烙，为

阴盛阳浮，故用温肾健脾之法取效甚捷（河南中医，1985，3）。

十一、萧琢如医案

萧琢如，名伯章，湖南名医。幼侍先君学医，崇尚仲景学说，认为"仲尼为儒家圣者，仲景则医门之孔子也""仲景而后无完医"。擅用姜附、四逆辈，剂量超常，对危重之症提倡昼夜服尽 2~3 剂，而非加大剂量于 1 剂中。凡用四逆辈，无论有无格阳假热之象，均提倡冷服。尤其在湖湘江南地区，能用此等大剂，充分体现了火神派风格。本节医案出自其《遁园医案》。

1. 便结——四逆汤加生姜

从叔多昌，40 余岁时，初患大便不利，医者以滋润药服之。久之小便也不利，肚腹饱胀渐增，胸膈也痞满不舒，饮食不入，时时欲呕，前后服药已数月，疾益剧。后有一医谓当重用硝、黄大下，连进 3 剂，大小便闭塞不通，身体也困疲不支。余见其面色惨晦，骨瘦，起居甚艰，舌苔厚而灰白，切脉沉迟而紧。余曰：此症药与病反，诸医无一知者，病虽危险，尚有方救。但恐老叔不能坚信，摇于旁议，中道变更，反使余代他人受过，则不敢举方，以于事无济也。多叔曰：吾自分死矣，他医之方，试之殆遍，今尔为吾立方，不论何药，死也甘休。遂疏方：

乌附 45g，北姜 45g，老生姜 30g，甘草 45g。嘱其煎成冷服，每天当尽 3 剂，少必 2 剂，切勿疑畏自误。嘱用大罐多汲清水，一次煎好，候冷分 3 次进服。究以疑畏不敢频进，至夜仅服完 1 剂，次早呕稍止，膈略舒，可进糜粥，是日服药始敢频进，尽 2 剂。其明日，呕已止，胸膈顿宽，索糜粥，食如常人。余因语之曰：今日当不复疑余药矣。又于原方外加半硫丸 100g，每天清晨用淡姜汤送下 15g，分 3 天服完。第 4 天，天未明而腹中作响，似欲更衣，扶如厕，小便先至，大便随出，先硬后溏，稠黏不断，顷刻约半桶，病如失矣。

原按：早餐席间，多叔问余：此病缘何致之，前此许多医药，何以日剧？贤侄方何以如此神效？余曰：此理深奥，即粗知医者亦难悟此。人身肠胃，犹人家之阴沟，胸膈犹堂窒然，疾系内脏阳气式微，犹之天寒地冻也。试观冬月，阴沟冰结，水道不通，求通之法，必候赤日当空，自然冰释，此理妇孺咸知，医者反茫然不觉。初以润药，是益之霜露，则阴沟冰结愈固，无怪二便不通，

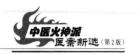

肚腹满胀也；继进硝、黄，是重以霜雪，阴沟即不通，层累而上，势必漫延堂室，是即阴霾上逼，由肚腹而累及胸膈，遂至咽喉亦行闭塞，时而作呕也。今余以辛温大剂频服，使重阴中复现阳光，坚冰立消，获效所以神速。为疏通脉四逆加人参汤善后。

点评：此案大便不利，并非便秘，当属大便涩滞不畅之证，古人多称"便结"。本案一误于滋润，再误于蛮攻，乃至病势已危，萧氏认定阴结而致厥逆，处以大剂四逆汤，且日进 3 剂，可见胆识非同常医。本案标示了具体剂量，萧氏所谓"大剂"当即指此规格，以下案中未标剂量所谓"大剂"者，可仿此参照。

"原按"中萧氏为患者讲解病因机制时十分精妙，用比喻方式将阴结的形成说得通俗易懂，误治、正治的道理讲得浅显易知，堪称绝妙的科普宣传，即在今日，也值得医家反复玩味。

2. 便结——通脉四逆汤

某女，年近 40 岁。先患大便不利，医者与玉竹、火麻仁、牛膝等药，后来小便艰涩，久之月事也不通，身微热，已延 5 个月。腹满胀，胸膈时痞时宽，饮食减少，困倦嗜卧，更换数医，均用滋润破气及行血之品。诊脉沉迟而涩，舌苔湿滑而暗。余思疾本阴寒，今因误药，由气分而累及血分，气血交并，药当气血并治，才能有济；继思气为血帅，气行则血行，毋庸多惹葛藤；倘气治而血不和，转方调血，正自容易，遂决定单从气分斩关夺隘。疏方用大剂通脉四逆汤冷服，嘱每天必服 2 剂；并用半硫丸 100g，分作 7 天，每早食前淡姜汤送下，许以服完即愈。嗣后不到 10 天，药完而疾愈，即授通脉四逆汤加人参，令其守服 10 余剂，平复如常。

点评：此案与上案相似，均系阴证便结，误用滋润，导致小便也艰涩，全身阳气大衰，虽有"月事亦不通"之血分见证，但遵"气为血帅，气行则血行"之理，"决定单从气分斩关夺隘"，疏方用大剂通脉四逆汤投治，单刀直入，不夹血分之药，"服完即愈"。再次证明了火神派"万病起于一元伤损""治之但扶其真元"观点的正确性。

3. 寒疝——通脉四逆汤/乌头桂枝汤

余某之妻，年近 40 岁，得阴寒大证已 1 年矣。初起时尚微，不甚介意，追后每发益剧，踵门求诊：左边少腹内有块，常结不散，痛时则块膨胀如拳，手足痹软，遍身冷汗，不省人事，或2~3天一发，或5~6天一发，医药讫无寸效，脉之沉紧，舌苔白厚而湿滑，面色晦暗。即与通脉四逆汤，乌附用24g，连进3剂，痛止。令其守方多服，免致再发。

嗣因停药又发，另延他医治之，逾二旬，痛如故，仍来求诊。余曰：证本不易治，岂可付之毫无学识之辈，而以搔不着痒之药图治？阅方果皆庸俗不经之方，复以通脉四逆加吴茱萸、乌附每剂30g，续加至60g，服10余剂，痛已不作，而内块未散，因念《金匮》"寒疝腹中痛，逆冷，手足不仁，若身疼痛，灸刺诸药不能治，抵当乌头桂枝汤主之"，唯乌头不可得，即用生附子30g，照方煎服。至4帖，脉紧稍减，内块渐小，食量增，精神益振。但药方为俗所未见，莫不惊骇，群疑众谤，时闻耳鼓。幸病者性颇慧，谓药已与症对，当多服图效，不肯更易，并求增加附子至60g，余允之。又服数剂，内块递减。嗣复陆续增加附子至200g，已服2帖，其丈夫虑其病久将死，谋划归乡，因求另外开方。余曰：方不必改，唯途中仍不宜缺药，当预购以备服，即携药4帖而行。计旅行3天，服尽3帖，至第4天抵家，体气日健，喜出望外，即取余药1帖，浓煎大碗，一饮而尽。顷之面热如醉，手足拘挛，舌尖麻，已而呕吐汗出，即平复如初，曰：吾病其瘳矣！萧先生先见之明，果然不爽，自后毋庸服药，竟不药而诸症如失。

原按： 尝谓大病必须大药，非特医生必有确定之见，又必病家信用之坚，两者相须为用，方能奏回天手段。

点评： 此证当属寒疝，由于"乌头不可得，即用生附子一两"代替。服药后因"内块渐小"，虽然"药方为俗所未见，莫不惊骇，群疑众谤"，幸亏"病者性颇慧，谓药已与症对，当多服图效"，并主动要求"增加附子至60g"。服药后，"顷之面热如醉，手足拘挛，舌尖麻，已而呕吐汗出"，反应十分激烈，而疾病"即平复如初"，如此"医生必有确定之见，又必病家信用之坚，两者相须为用，方能奏回天手段"。说明医患之间只有互相信任，共同配合，才能取得疗效。

4. 厥脱——通脉四逆汤 / 附子理中汤

某女，年30许，娩后10余天，恶露已尽，偶因感冒夹食，腹及胁痛。医者疑瘀血为患，以破血、降气药与之不效。继更数医，率用桃仁、红花、三棱、莪术等品，愈治愈剧。一日医用桃仁承气汤煎好，进服1杯，随即昏聩妄语。余诊之，脉如蛛丝不绝，气息奄奄，手足如冰，汗出，面上黑气满布，口唇惨白，

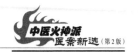
舌苔黑滑，即用大剂通脉四逆冷服，1帖，苏醒，厥回汗止，改用大剂附子理中汤3帖，霍然而已。

点评： *产后体弱，虽有实邪，不宜强攻，此证即伤于误攻，而成四逆阳脱之证，此老凡用四逆辈，无论有无格阳之热象，俱主冷服，各案均照此服法。*

5. 阴疽——四逆加人参汤/阳和汤加附子

从兄念农之长子莘耕，素羸弱，年10岁时，项背患疽。外科用药内服外敷，溃久脓尽，流清汁，更以凉药服之，身冷汗出，困顿不支，脉微弱，不可按指，为疏四逆加人参汤，大剂冷服。3天，诸症悉平，疮口清汁转脓，改用阳和汤加附子而瘳。

点评： *外科必识阴阳，方能为人治病。否则药与证反，或杂乱无纪律，势必轻者变重，重者即死，害与内科同等，不可不慎。本案阴疽，外科显然按阳疮施治，致病人"身冷汗出，困顿不支"，危重已近阳脱，故先予四逆加人参汤回阳救逆，然后方选阴疽正方阳和汤加附子，此中有轻重缓急之分。*

6. 气痛——乌头赤石脂丸/附子理中汤

余之从兄念农，其室朱某，时年30岁，云患气痛已数年，医治益剧，时值冬月，怯风异于常人。询知胸及背胁牵痛，头重不举，手足酸软不温，面色黧黑，舌苔湿滑而厚，时时欲呕，脉沉迟而弦紧。予瓜蒌薤白半夏汤不应，进人参汤也不应。乃用乌头赤石脂丸并入蜜作汤冷服，痛稍减，即嘱其相机递加分量，连服不断，以疾愈为度。后两月乌头、附子已增至每剂60g，服药时毫无痛苦；但停药几日，疾又作，根未拔，故再请方。余为改用生乌头2个，计重100g，入前汤内，以清水7大碗，煎至4大碗，候冷，分7次或8次，渐次增加进服。奈朱某贪求速效，又因曾服附子近10kg，有益无害，心信坚，胆也壮，遂取进1/3，约2小时后，不见变异，续进1/3。忽面如火烘，手足顽痹，口中麻，知药力发作，强忍之不令人知，拥被而卧。约1小时后，身渐渐汗出。次日促诊，告以昨晚各情，并述今早诸病如失，后当不复作矣，请疏善后方。为疏理中汤加附子，并令以温补美膳调养而瘥。

原按： *念兄以症奇方奇，询余曰：阅历多矣，从未见此等方并大剂者，其他医皆不知耶？抑知之而不敢用耶？余曰：唐宋以来医家，多以模棱两可之方试病，又创古方不可今用之说，故《内经》之理，仲景之方，几成绝学，间有*

一二卓荦者，倡而无和，道阻不行，亦如孔孟身当周末，终于穷老以死也。

医者治病，必先练识，一识真病，一识真方。仲师之方即真方也，识既真则胆自壮，一遇大病，特患病家不坚信耳，信苟坚，除不治之症外，未有不愈者。

点评：此案胸背彻痛，投以乌头赤石脂丸，"相机递加分量，连服不断"，直至"乌头、附子已增至每剂100g"，确实剂量超常。病人因服药有效，自作主张，增加药量，每次服药由一剂的七八分之一增加到1/3，虽有"面如火烘，手足顽痹"诸般反应，"心信坚，胆也壮"，认定系药力发作，从容应对，终于获愈。

"原按"中萧氏一段议论颇显见识，专予保留，以供学者揣摩。"医者治病，必先练识，一识真病，一识真方。"说得何等深刻。

7. 慢惊风——附子理中汤加吴茱萸

刘孩，5岁，先患泄泻，先请曾医士诊之，继而转为慢惊风。余观其下利清谷，口不渴，身热微汗，舌苔灰白厚滑，目上视，气喘，手足躁扰而厥，切脉沉弦而劲，余难之，谢不出方。病家恳请再四，乃主附子理中汤加吴茱萸大剂冷服，嘱其不避晨夜进服，勉希万一。次日其母舅以既进温补大剂，即取关东鹿茸入药并服。又明日，疾即大瘥。其父云尝见医士治风，必用钩藤、蝉蜕、僵蚕等味，兹独屏绝不取；数岁小儿以温补大剂投之，将来必患别证。曾医闻而愤甚，踵门以告。余曰：恩将仇报，古今同慨，非独医也。相与大笑而罢。

点评：患儿父亲只知其一，不知其二，不懂装懂，病虽告愈犹在埋怨医生，真是不知其可也。

8. 痢疾——理中汤合小承气汤

长沙刘某之子，年甫5岁。平日喜食糖点，久而成积，初不知觉，已而间作腹痛，所下之粪，杂有白脓，犹谓偶然小恙，未曾医治。继乃渐剧，日常数次。诊之脉弦缓，舌苔淡白。因其禀赋薄弱，不敢径施下剂，乃变通用理中汤加大黄服之，不应，遂以理中汤合小承气2帖，下黑粪甚多而愈。

点评：此证久而成积，腹痛，下利脓白，当属痢疾，古称"滞下"。"因其禀赋薄弱，不敢径施下剂"，乃变通用攻补兼施治法，是为圆机活法。

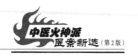
9. 类中风——真武汤 / 黑锡丹

邓女，50岁。因嫁女积劳，忽患类中风，满面青暗，痰涎如潮，从口奔流，顷刻盈盆，手足不仁，精神恍惚，遍体津津汗出，有某老医用参、芪、归、地等药，病日加剧。余诊之，脉浮大而缓，按之无神，告曰：病系阴寒大证，非大剂干姜、乌、附辛热之品不可挽救。因所现各症系阴霾滔天，阳光将熄之候，若服归、地等药，是以水济水也；即参、芪也不可用，因其柔润多液，难免不助桀为虐；故仲师回阳方中，每屏除不用，是其明证。即疏真武汤，嘱其不避晨夜，频频多服，或有转机。奈家人以为与前药大异，又非世俗所谓补药，狐疑不决。余再三逼令进服，始勉强煎服少许。次晨病如故。即改用黑锡丹，至夜2次吞服计百粒，约15g，其明日晨后痰涎已不上涌，汗不出，脉亦略平。足见黑锡丹之功效神而且速，余正拟用通脉四逆汤再送服若干，必可转危为安。适逢先前主方老医至，谓痰涎任其涌出为善，不宜引之内返，致留邪为患，且谓黑锡丹多系峻药，断难再服。疏方仍主参、芪、归、地等。病家因其年老阅历多，信服不疑，余以年辈不敌，虽具热肠，奈何孤掌难鸣，只得忍俊而去。后闻痰涎复如潮涌，神思日益昏聩，不旬日而死，惜哉！

点评：此案初以误治而"病日加剧"，萧氏接手认定为"阴寒大证"，处以真武汤、黑锡丹，本已见效，奈何病家迷信某老医，终因误治而送命，此例经验教训足供思考。萧氏对此"阴霾滔天，阳光将熄之候"，明确提出"非大剂干姜、乌、附辛热之品不可挽救"的原则，讲究单刀直入，反对养阴药，"若服归、地等药，是以水济水也"；反对补气药，"即参、芪亦不可用，因其柔润多液，难免不助桀为虐"。事实证明，患者确实死于参、芪、归、地类补气养阴药。郑钦安所谓"甘温固元，是姜、附、草，不是参、芪、术，学者不可不知也"（《医法圆通·卷二》），萧氏之论可作此语注解。

此案与本节例2便结案互参，可得异曲同工之妙。

10. 水肿——济生肾气丸 / 六君子汤、八味地黄丸

周某，约30岁。患水肿已半年，医药遍试而日剧。延诊时，头面、四肢、腰腹、胸背皆肿如瓜形，僵卧床席，不能转侧，皮肤胀痛异常，即被褥也不能胜受，气喘，小便不利，脉沉而微。诊毕，告主人曰：古人言水肿死证，见一即危，如缺盆平、掌无纹、脐突、足底平皆是，今皆兼之，况皮肤痛不可支，有立刻破裂之势，须防外溃，喘满又恐内脱，虽有妙方必无幸矣，辞不举方。主人曰：疾不可疗，

命也，但愿得尊方入口，死也甘休。余闻而怜之，即疏济生肾气丸而去。越数日，来告曰：药完2剂，小溲如泉，肿消大半矣。可否再服？嘱其更进2剂，其病如失。嗣以六君、八味丸汤并进而痊。

点评：八味地黄丸即金匮肾气丸，此方再加牛膝、车前子为济生肾气丸。

十二、孙秉严医案

孙秉严，1927年生，祖籍山东省莱阳市，天津著名肿瘤专家，擅用大剂量附子、干姜、肉桂等，结合破瘀攻下等法，治愈许多癌症患者，其疗效时人罕有其匹。在其所著《孙秉严40年治癌经验集》《孙秉严治疗肿瘤临床经验》《孙秉严治癌秘方》中有许多治愈案例，本节所选即出自上述各书。

孙氏是一位富于创新精神的医家，在辨证和治病等方面都有很多独到之处，简要介绍如下。

● **独创"三印、两触、一点"的辨证方法**

"三印"属于望诊范围，指察望甲印、舌齿印、腮齿印，用以辨识机体之寒热虚实；"两触"属于切诊范围，包括触按胃、脐和触摸耳壳增生物，用以辨体内瘀滞之有无；"一点"即查看全身皮肤小白点，测知毒结的有无。

（1）甲印是指甲根部白色半月状弧（也称月痕），是甲板的新生部分

关于甲印的变化古医书记载较少，孙氏对甲印的认识是在观察大量患者中产生的。发现病人甲印的形状、大小、数目都是不同的，与他们的体质、寒热症候是有关联的。这是孙氏辨证最为独到之处。

正常甲印为健康甲印，两手数目应为8个，即除去2个小指之外，其余8指都应有甲印。甲印大小从甲根向甲缘量起应在2mm左右（拇指可到3mm）。甲印边缘整齐、清晰，中部凸出显得饱满。此种甲印多见于健康无恙者，说明气血冲和，阴阳平衡。

异常甲印与正常者相比较，甲印增大或缩小，有甲印的指数增多或减少，10指全有或全无甲印，都称为异常甲印。分为以下3种类型：

1）寒型：甲印偏小或有甲印的指数减少，均属寒型甲印。按程度不同又可分为偏寒、寒、大寒3型。甲印变小在1~2mm，或个别手指甲印缺失（两手共有3~7个甲印）为偏寒型；仅两个拇指有甲印，余8指均无者为寒型；10指均无甲印为大寒型。

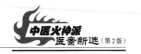

寒型甲印是体内阳气虚衰而阴寒偏盛的表现。

2）热型：甲印变大或有甲印的指数增多，均属热型甲印。按程度不同也可分为偏热、热、大热3型。8个手指的甲印大小正常或略大，又见1个或2个小指有甲印（一般较小）为偏热型；9指以上有较大甲印（均在2mm以上），或除2小指甲印较小外，余8指甲印均大于正常者为热型；10指都有特大甲印（超过甲体的1/2）为大热型。

热型甲印是体内阳气旺盛，脏腑功能强壮的表现。

3）寒热交错型：此型介于寒热之间，又叫溶合甲印，是由原有热型甲印发展而来的。

此型甲印表现为甲印的模糊不清，颜色也逐渐接近甲体的颜色。

一个人甲印与其父母的甲印表现出相似性，父母如果是大寒无甲印，子女也多无甲印。

说明甲印的生长具有遗传性。张景岳说过："脏气各有强弱，禀赋各有阴阳。"

孙氏通过对大量肿瘤患者的临床调查表明，寒型甲印者占了绝大多数（80%），说明恶性肿瘤患者中体质虚寒者占大多数。

编者按：孙氏关于观察甲印以辨寒热的观点确实新颖，为分辨阴阳寒热提供了一个直观的指标。编者曾亲予检验，发现这一方法并不完全合乎实际，所称甲印多者，不一定俱是阳热，甲印少者也不一定皆是虚寒。庄严先生也曾对此发表看法："我接手的患者，阳热体质近两三年从未见过，阴寒体质者比比皆是，甲印多者属阴寒之体也不少见。只不过甲印多者服用阳药易于见效，疗程较短，用药量相对较轻就有显效。甲印多者出现寒象一般属于骤虚性质，寒实证为多，非遗传体质使然。寒性体质甲印少者经过阳药的治疗，短时间甲印没有太大的变化，虚寒证为多。但如果是经过较长一段时间生活起居的调养，身体状况好转，或是体质发生逆转，甲印有的会有明显的改善，且先于体质的逆转出现变化。"因此，孙氏甲印辨证法可供参考，不宜拘泥。

（2）齿印包括望舌齿印和腮齿印

所谓舌齿印即舌体边缘牙齿的压痕，是体内寒凝湿聚的表现，也即中医通常所称的"齿痕"，其主病意义确实是寒湿偏盛，因此可以说，孙氏所称舌齿印的辨证价值并无独到意义，至少与辨甲印相比如此。

所谓腮齿印是口腔内两侧腮部黏膜受齿缘压迫的印痕（甚至颊黏膜被牙齿

106

反复咬破成为突起），多由胃腑寒痰湿停，上阻于口所致。印浅者，寒湿痰郁较轻；印深者，寒湿痰郁较重。寒郁越久齿印越深，颜色越重（呈紫黑色），甚至咬成血疱。应该说，孙氏所称腮齿印，中医学显然已有认识，通常称之为"腮印"。

孙氏认为，三印之中，以腮齿印的变化最明显，中阳虚寒得辛热可很快消失，饮食不慎、寒凉过度又可出现；甲印的变化最不明显，治疗有效，体质增强，甲印新出的变化情况亦有。

（3）"两触"是指触摸耳壳和胃脘部

前者指触摸耳壳有无增生物，包括有无增厚和结节出现，正常人耳壳平整无结节或增厚。凡见到耳壳上出现反应物的患者，多有明显的唇爪青紫，舌质紫暗瘀斑、舌下静脉怒张等表现，提示肿瘤病人气血郁滞比其他疾病严重。

后者指触按胃脘部，相当于中脘穴部位和脐左距脐2寸（寸指身寸，2寸为3横指）左右处，有无板滞感和压痛。正常人腹软而平坦，无压痛，如出现胃脘板滞压痛，应考虑停饮或食积；脐左触之坚硬而有压痛，是肝郁气滞的明显标志，提示肝气郁结、癥瘕积聚。两触在以化瘀驱毒攻下为原则的肿瘤治疗中，具有非常重要的诊断意义。"胃脐压痛就是行气破瘀攻下的依据，这是必须明确的。""如果没有两触的阳性，是断然不敢用大剂破瘀攻下的。"

孙氏认为，临床肿瘤患者，两触阳性占80%左右，证明肿瘤的形成与肝郁、胃肠结滞有密切关系，也为确立行气破瘀攻下的治则奠定了理论基础。

孙氏指出，印法不仅可以用于肿瘤的诊断，而且可以用于其他疾病的诊断，在辨别症候的寒热虚实上道理都是相同的。

（4）"一点"是指皮肤表面出现的乳白色小点

正常人皮肤是没有白点的。病理状况下的小白点边缘清晰，较健康皮肤有凹陷，大小不等，小者如小米粒，大者如黄豆粒或更大。呈圆形或椭圆形，局部无痛痒感觉，无脱屑、角化、萎缩、溃疡等现象。这种小白点以躯干部位较多，四肢较少。有诊断意义的是指达到3个以上，且随时间推移增加，注意与汗斑和白癜风区别。

主病意义：皮肤小白点是体内蓄积毒结的外在表现。癌症经过驱毒治疗，有的人皮肤上小白点的颜色可渐渐变浅，甚至模糊消失。

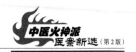

●肿瘤病人中寒型占 80%

孙秉严认为，肿瘤患者"不论长江以北还是长江以南，也不论沿海还是内地，寒型和偏寒型症候者最多，约 80%"。这是根据对 1000 人的总结分析得出的结论。另外，根据孙氏"1978 年 11 月对门诊 200 例肿瘤患者的统计来看，属于大寒型、寒型、偏寒型的占 82%，大热型和热型者仅占 18%"。孙氏这一观点显然与近现代火神派名家如吴佩衡、祝味菊、李可的观点十分吻合。

众所周知，目前大多数医家包括许多所谓名医都认为肿瘤是热毒为患，癌细胞等同于热毒，用药不离白花蛇舌草、半支莲等寒凉药物，其疗效并不尽如人意。如果以阴阳两纲为指导，以阴阳辨诀为标准，不难看出大多数肿瘤的病机属于阳虚阴盛。近年来，许多有识者接受了这一观点，按此认识投以温热药物，包括姜、附之品，常能收到较为满意的效果。如卢崇汉教授接诊的患者中，"肿瘤患者占 1/3，时间最长的现在已经 30 年了"。

●擅用附子、干姜、肉桂等热药，具有火神派风格

孙氏说，寒证需用温药，认为张景岳对温药的使用很有独到之处："凡用热之法，如干姜能温中也能散表；肉桂能行血善达四肢，血滞多痛者宜之；吴茱萸善暖下焦，腹痛泄泻者极妙；肉豆蔻可温脾肾，飧泄滑利者最奇；胡椒温胃和中……制附子性行，加酒无处不到，能救急回阳。至若半夏、南星、细辛、乌药、高良姜、香附、木香、茴香、仙茅、巴戟天之属，皆性温之当辨者。"

孙氏认为："上面列举的药物，既补中散寒又补益命门助心火，对于寒证皆当使用。""其中干姜、附子、肉桂回阳，视为必用，大寒用 30g，寒轻用 15g；高良姜、香附、木香、乌药、茴香温运阳气，能加强胃肠道吸收消化功能。总之，用温热药时，剂量要掌握好，还要有适当的阴药牵制。"

对肿瘤之外的杂病也擅用附子、干姜、肉桂等，本节即选了几个验案。

●独特的用药套路

孙氏积几十年临床经验，用药自成套路，无论肿瘤，还是其他杂病，都具有鲜明独特的用药风格。归纳他最常用药的套路如下：

扶阳：常用附子、干姜、肉桂、高良姜、荜茇、吴茱萸等，以附、姜、桂 3 味尤为常用。

攻下：常用牵牛子、槟榔、大黄、芒硝等。

活血：常用桃仁、红花、三棱、莪术等。

行气：常用木香、砂仁、枳壳、厚朴、陈皮等。

扶正：常用党参、黄芪、熟地等。

虫蚁通络：常用全蝎、蜈蚣、僵蚕、乌蛇等。

此外，按照肿瘤部位不同，加入相关脏腑引经药，如脑瘤用川芎、白芷、蔓荆子；直肠癌用槐花、地榆；鼻咽癌用白芷、荆芥、僵蚕、苍耳子等。

另外，孙氏还自制十几种成药，主要用于驱毒，药性偏峻，每案都在配用，即汤丸并进，是其治癌用药的另一特色。这些成药简介如下：

化毒片：主要成分是轻粉、雄黄、毛慈姑、蜂房、元明粉。

化郁丸：主要成分是丁香、沉香、木香、檀香等香类理气药。

化坚液：主要成分是核桃树枝。

新丹：主要成分是蜈蚣、穿山甲、山慈姑、土茯苓、鹿角。

消瘤丸：主要成分是铜绿、蜈蚣、黄药子、巴豆仁、雄黄。

寒证丸：主要成分是硫黄、附子、干姜、党参、熟地。

还有很多药物，详细情况可查孙氏著作。

1. 胃癌——辛热驱毒，化瘀攻下

王某，男，42岁，住天津红桥区。素有胃痛病史，1965年疼痛加剧，呕吐不能食，天津市某医院诊为胃溃疡。手术中发现胃穿孔，贲门下淋巴结肿大，弥漫性腹膜炎，行胃次全切除术，病理检查为"溃疡型腺癌"。曾经一段化疗，仍不能减轻痛苦，于1966年4月28日来诊。

查体：身体消瘦，体重46.5kg，精神萎靡，面色苍白（中度贫血貌）。左腋下及左侧腹股沟处淋巴结肿大，胃脘部肿物约3cm×3cm。舌苔白厚腻，10指均无甲印，舌、腮印（++），脐左旁压痛（+）。证属大寒瘀毒结，治以辛热驱毒化瘀攻下。汤药处方：

附子30g，干姜30g，肉桂30g，高良姜10g，荜茇10g，枳壳15g，厚朴15g，陈皮10g，桃仁15g，红花15g，三棱15g，莪术15g，党参15g，熟地30g，牵牛子30g，槟榔30g，大黄15g，元明粉15g。每天1剂，早晚各1服。

成药处方：化毒片，每天5片；化郁丸，每天1剂。

服药后，随大便排出许多黏冻状和烂肉状物，胃、腹部疼痛减轻，食欲好转。因久病胃气受伤，恐其正气不支，数日后方又加芪、术、苓（取四君子意），

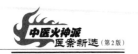

两周后食量大增。患者大便虽日行数次,但日渐身体有力,颜面也转红润。服药5个月后,体重增至71kg,某医院复查,胃腹部软,无压痛,腋及左腹股沟处肿大之淋巴结均消失。

点评:此案具有明显的孙氏用药风格:辛温扶阳用附子、干姜、肉桂、高良姜、荜茇;行气用枳壳、厚朴、陈皮;活血用桃仁、红花、三棱、莪术;攻下用牵牛子、槟榔、大黄、元明粉;扶正用党参、熟地等。另用成药驱毒攻癌,与汤剂互相配合,不应忽略。各案大致类此。

2. 胃癌——辛热破瘀,驱毒攻下

李某,男,46岁,住天津市河北区。1967年开始上腹部经常疼痛,1968年经天津市某医院等检查,诊为十二指肠溃疡,治疗1年无效,考虑为胃部肿瘤。1969年3月于天津市某医院手术治疗(胃部分切除),病理报告为"胃淋巴肉瘤",同年7月开始放疗、化疗,1年后停止,很快在右腮腺及鼻咽部出现肿物,1970年12月来诊。

查体:身体消瘦,精神状况差,舌淡苔白腻,脉沉紧。舌面中前部(相当脾胃区及其与心区之间的部分)有横竖不规则的裂纹,将舌面割成6~7块。十指甲印特大,但赤白边际已模糊不清(溶合甲印后期),舌、腮印(+),左耳壳结节(+),胃脘及脐左侧压痛(+)。证属寒瘀毒结,治以辛热破瘀,驱毒攻下。汤药处方:

附子30g,肉桂30g,干姜30g,高良姜10g,吴茱萸15g,肉豆蔻10g,小茴香20g,乌药10g,砂仁6g,桑螵蛸30g,熟地30g,三棱15g,莪术15g,柴胡10g,升麻10g,牵牛子30g,槟榔30g,川大黄15g,元明粉15g(冲)。每天1剂,早晚分服。

成药处方:化毒片,每天3~5片;新瘤丸,每天30~60丸;寒证丸,每天1~2剂;化坚液,每天100mL口服。

服药1年以后,一切不适消失,舌上裂纹变浅,10多年来感觉良好。

3. 胃窦癌——辛温驱毒,破瘀攻下

王某,男,62岁,天津市人。1967年12月开始上腹部经常疼痛,恶心、呕吐,大便秘结不通。1968年1月在某医院做胃次全切除术,术中见胃穿孔,取病理为胃窦部"溃疡型腺癌",已广泛转移。

1968 年 4 月 29 日来诊：查体见消瘦，重度贫血面容。左上腹部有长约 5cm 之纵行手术切口，愈合不良，有脓性分泌物流出。舌淡苔白腻，脉沉细弦。甲印小而不全，舌、腮印（＋），左耳壳结节（＋），胃脘及脐左板滞、压痛明显。证属寒瘀毒结，治以辛温驱毒，破瘀攻下。汤药处方：

附子 15g，干姜 15g，肉桂 15g，高良姜 10g，荜茇 10g，海藻 15g，牡蛎 20g，莪术 15g，三棱 15g，穿山甲 10g，鳖甲 20g，陈皮 10g，香附 15g，白术 10g，党参 15g，熟地 30g，牵牛子 30g，槟榔 30g，大黄 15g，元明粉 12g（冲）。水煎 2 次服，每天 1 剂。

成药处方：化毒片，间日 3~5 片；消瘤丸，间日服 30~50 丸（时间与化毒片交叉开）；化坚液，每天 100mL 口服。

服药后，大便中排出很多黏冻状和烂肉状物，至 1970 年 8 月一切不适消失，伤口愈合。1981 年追访健在。

4. 肺癌——温热回阳扶正，驱毒破瘀攻下

虞某，女，41 岁，住北京。1977 年 3 月开始咳嗽，痰中带血。北京某医院诊为肺癌，5 月病情恶化，胸水，持续高烧（39.5~40℃）。3 个多月来经西药退烧、输液，中药羚羊角、犀角等治疗，烧仍不退。每日进食 50g 许，勉强吃下，大便数周未解，已卧床不起。血红蛋白 3g/L。1977 年 8 月来诊。

查体：体质消瘦，面色苍白水肿，重度贫血貌，舌苔灰白厚腻，脉沉迟无力。两手 10 指均无甲印，舌、腮印（＋＋），双侧耳壳增厚，胃脘部高突，压痛明显，脐左旁压痛（＋）。证属大寒瘀滞毒结，正虚邪实蓄毒，治以温热回阳扶正，驱毒破瘀攻下。汤药处方：

附子 25g，炮姜 25g，肉桂 25g，党参 15g，熟地 30g，黄芪 30g，枳实 15g，木香 15g，牵牛子 30g，槟榔 30g，大黄 15g，元明粉 15g（冲），白茅根 15g，百部 30g，白花蛇舌草 15g，葶苈子 30g，白蒺藜 30g，麦门冬 25g，白芍 15g，地骨皮 15g，茯苓 25g。水煎 2 次，早晚服。

成药处方：化毒片，每天 5 片；化坚液，每天 100mL 口服。

服药 3 剂之后，烧退能食，大便下黑粪及烂肉状物很多。服药 1 个月后两个拇指出现小甲印，每天食约 800g 食物，能起坐，血红蛋白 8.7g/L。

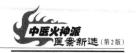

5. 直肠癌——温寒化瘀，驱毒通便

卢某，男，60岁，住牡丹江市。1981年出现脓血便，每天大便8~10次，小腹下坠，纳食减少。经某医院直肠镜检查，诊为直肠癌，病理报告为"腺癌"。经放疗1个月，服用中草药，放疗后复查癌灶由10cm²缩小到6cm²，但症状未减，1981年10月6日来我院就诊。

查体：面色黄瘦，形体消瘦，耳壳硬结（＋），甲印溶合，舌腮印（＋），脉沉弦紧。证属寒热瘀滞毒结型，治以温寒化瘀，驱毒通便。汤药处方：

附子15g，干姜15g，油桂15g，地榆15g，槐花角20g，黄药子30g，天葵子15g，藤梨根15g，麦门冬10g，天花粉20g，牵牛子30g，海藻15g，牡蛎15g，皂荚6g，蜈蚣3条，蝉蜕10g，斑蝥3个，滑石15g，党参15g，生芪30g，陈皮10g，半夏15g，大枣10g。水煎2次，早晚分服。

成药处方：化毒片：每天5片；化坚液，每天100mL；新丹，每天1剂。

自服药后1年，大便日1~2次，下腹部不适诸症消失，饮食正常，体力恢复，能上班工作。于1983年复查直肠癌病灶完全消失。于1985年10月21日经天津某医院等复查，未见异常。

6. 结肠癌——驱毒破瘀，回阳攻下

崔某，男，36岁，工人。1970年3月10日被木头砸伤腹部疼痛难忍，次日在某医院手术治疗。术后20天上腹部出现肿物伴有肠梗阻，5月19日又以"肿物待查"在该院行剖腹探查术。术中见横结肠与胃之间有一手拳大小肿物，肝、胆囊、小肠、横结肠有广泛的白色小结节，即关闭腹腔，取病理报告为"结肠腺癌"。同年10月来诊，当时血红蛋白3.8g/L，体弱，面色苍白水肿，上腹部肿物隆起，大小如拳，触之质硬，右肋下亦可触到鸡蛋大小的肿块。四诊结合印法，其证属寒瘀毒结，治以驱毒破瘀，回阳攻下。汤药处方：

附子15g，肉桂15g，干姜15g，高良姜10g，熟地20g，白术10g，党参10g，三棱15g，莪术15g，木香10g，佛手10g，厚朴10g，海藻15g，牡蛎15g，蜈蚣5条，斑蝥5个，滑石10g，牵牛子30g，槟榔30g，大黄15g，元明粉15g（冲）。每天1剂，煎2次早晚服。

成药处方：化毒片，每天2~5片（视耐受情况定，下同）；化郁丸，隔日1剂；化坚口服液，每天50~100mL。

服药后大便排出物甚多，如烂肉，或如黏冻。9个月后，腹部肿块基本消失，

血象基本恢复正常。1974年4月，天津市某医院征得患者同意后做剖腹探查，证实腹腔转移癌已完全消失，1980年该医院再次复查，未见异常变化，正常工作。

7. 乙状结肠癌——辛温驱毒，破瘀攻下

刘某，男，47岁，华东某学院干部。1970年患乙状结肠癌，术后3个月复发，当时左颈淋巴结及左腹股沟淋巴结均有转移，腹部胀痛，有少量腹水。天津某医院钡灌肠见肠道狭窄区仅0.15~0.6cm，大便阻塞不通，1971年2月来诊。

查体：面色苍白，痛苦病容，身体消瘦。舌淡苔白腻，脉沉细而弦。两拇指甲印（+），微小，余8指甲印（-），舌、腮印（+），左耳壳硬结（+），胃及脐左侧压痛（+）。肝掌明显，延及大、小鱼际及十指端，肝大肋下两指。证属寒瘀毒结，治以辛温驱毒，破瘀攻下。汤药处方：

附子15g，干姜15g，肉桂15g，党参15g，熟地30g，莪术15g，三棱15g，土茯苓30g，斑蝥3个，滑石15g，香附15g，枳实15g，槟榔片30g，牵牛子30g，大黄15g，元明粉15g（冲）。每天1剂，早晚分服。

成药处方：和肝丸，每天1剂；化毒片，每天2~5片；化坚口服液，每天50~100mL口服。

化疗药口服：复方氟尿嘧啶片，每天5片（每片50mg），口服。

服药后，每日排便数次，身轻，精神亦好。服药半年后饮食增加，体力恢复，肝掌亦消失。1972年9月拍片，复发病灶消失，淋巴结肿大消失。1975年在北京某医院检查CEA（癌胚抗原）为正常值，恢复工作。

1983年底再次复发且转移，出现腹痛，北京某医院B超查，左下腹肿块5.0cm×3.9cm，压迫左下肢动脉，不宜手术。化疗2月余，腹痛加剧，日夜不能卧，天津某医院CT复查为左髂脉管周围淋巴转移。患者拒绝手术于1984年3月再次来诊，仅治2个月，左腹肿块即明显缩小，不适也消失。患者于1985年腹腔癌复发而死亡，但中医药治疗为他延长了生命。

点评：孙氏此案除用化毒片等成药驱毒外，尚配合化疗药复方氟尿嘧啶片口服，此为他的一个治癌套路，即"晚期癌症，邪逼正危，单用中药难以速效，单用化疗药患者难以接受，此时中西药配合，各自发挥特长是必要的"。"化疗药最多应用的情况是复发癌或转移癌、晚期癌，正败邪强，欲在短期内改善这种危重状况，这也是急则治标的方法。"

孙氏常用化疗药如下，供读者参考：

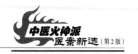

脑瘤、喉癌、胃癌、肝癌,加用争光霉素注射液1支(15mg),兑入50%葡萄糖20mL口服。

淋巴肉瘤、肺癌、结肠癌,加用环磷酰胺或5-氟尿嘧啶。

膀胱癌、卵巢癌,加用塞替派。

孙氏凡用斑蝥攻癌,必配滑石,以减轻尿道刺激反应。

8.肠系膜恶性肿瘤——温阳破瘀,驱毒攻下

左某,女,49岁,住天津市河西区。1979年3月发现下腹部有肿物,疼痛剧烈时则呕吐出冷汗。4月6日经天津某医院检查,下腹可触及如妊娠5月大小之肿物。19日行剖腹探查术,术中见两侧卵巢呈皱缩状,左侧卵巢部位附有直径分别为2cm及1cm的囊肿。两侧卵巢的正中部位有一18cm×16cm×8cm的肿物,坚硬凹凸不平,被小肠系膜包裹,肠系膜淋巴结肿大。肠系膜淋巴结病理检查,报告为“肠系膜恶性肿瘤”。病情日益恶化,腹胀痛剧烈,腹水增多,不能安眠,行动困难,纳少,大便多日不解,1979年10月20日来诊。

以四诊结合印法,诊得证属寒瘀毒结,治以温阳破瘀,驱毒攻下。汤药处方:

附子15g,炮姜20g,高良姜10g,桃仁15g,红花10g,三棱15g,莪术15g,厚朴15g,香附15g,陈皮10g,乌药10g,海藻15g,牡蛎20g,泽泻15g,车前子20g。

成药处方:新丹,每天1剂;消瘤丸,每天30丸;化坚口服液,每天100mL。

服药后大便中排出很多黑色黏冻状和烂肉状物,逐渐身轻有力,食量增加,服药6个月后,下腹肿物和诸不适症状消失。

9.肝癌——温寒化瘀,攻下

邓某,男,44岁,广东省高州县人。1990年4月初经某医科大学B超及CT检查,确诊为肝癌,肝左叶病灶4.5cm×6.8cm大小,肝功能正常,于1990年5月间初诊,来人代诉病情开药。经服药后,肝区疼痛消失,病情好转,B超检查,病灶缩小,血象正常,体力恢复。1990年9月4日患者亲自来诊。

查体:体质消瘦,腹水(+),舌印(+),腮印(+),甲印偏寒,脉沉弦。证属寒瘀毒结型,治以温寒化瘀,攻毒下法。服药1个月,腹水消失,带3个月药回家。1990年10月8日B超复查结果为肝癌消失,肝硬化结节。汤药处方:

附子 20g，肉桂 20g，干姜 20g，茵陈 15g，栀子 10g，川楝子 15g，蜈蚣 3 条，天虫 10g，全蝎 6g，自然铜 20g，党参 15g，生黄芪 30g，熟地 30g，白芍 20g，厚朴 10g，木通 10g，茯苓 15g，泽泻 10g，穿山甲 10g，天葵子 15g，柴胡 10g，竹茹 10g，代赭石 30g，番泻叶 10g，大枣 15g。

成药处方：化坚液，每天 100mL 口服；化郁丸，每天 10 丸；新丹，每天 1 剂；消瘤丸，每天 20 丸；和剂丸，每天 1 丸。

1991 年 1 月 2 日来电话，已上班工作 1 个月。

10. 卵巢癌——温肾暖脾，破瘀攻水，化毒

赵某，女，59 岁，住天津市和平区。1975 年 4 月发病，腹胀不欲食，日渐消瘦，周身倦怠，大便不畅，小便短少。6 月经天津某医院取腹水涂片检查，找到癌细胞，诊为右侧卵巢癌。1975 年 7 月腹水发展很快，腹胀憋闷，饮水即吐，前来就诊。

查体：身体消瘦，面色苍白，精神萎靡，语音低微（被别人抱进诊室）。舌质淡，苔白厚腻，脉沉细而弦，舌、腮印(＋)，10 指全无甲印，左耳壳结节(＋)。腹水使腹胀高于胸口。证属寒瘀水停毒结，治以温肾暖脾，破瘀攻水化毒。汤药处方：

附子 15g，干姜 15g，陈皮 10g，半夏 10g，白术 15g，白参 10g，茯苓 15g，桂枝 10g，泽泻 15g，猪苓 15g，黑牵牛 30g，白牵牛 30g，槟榔 30g，大黄 15g，番泻叶 15g，山药 15g，熟地 25g，补骨脂 10g，核桃仁 15g，阿胶 6g（冲），鸡血藤 15g。每天 1 剂，早晚分服。

成药处方：消瘤丸，每天 5~10 丸；化坚液，每天 100mL。

服药后大便通畅，排出很多烂肉状物（有的长约 15cm），小便也畅。自 7 月 11 日开始服药至 8 月 1 日，历时 20 天后能下床活动，治疗 3 个月后又到某医院检查，肿瘤已摸不到。

11. 卵巢乳头状腺瘤——温寒化瘀，驱毒攻下

田某，女，36 岁，住上海新乐路。腹部胀痛数月，1981 年 12 月 22 日经某保健院手术治疗，术中见大网膜与子宫体粘连，大网膜上散在大小不等的乳头状结节，乙状结肠上有 2cm 大小之结节，子宫壁有肿瘤种植灶，双侧卵巢为巧克力囊肿约 6cm×6cm×5cm，无法手术，病理报告为卵巢乳头状腺瘤。患者

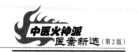

是上海某医院医生，在本院腹腔插管化疗加放疗，因反应大而停止。1984年9月19日来诊。

查体：面色苍白（血红蛋白4.7g/L），身体消瘦。十指大甲印溶合，舌、腮印（＋），双耳壳结节（＋）。腹胀如鼓，按之坚硬，大便多日未解。证属寒热交错、瘀滞毒结，治以温寒化瘀，驱毒攻下。汤药处方：

附子25g，干姜25g，肉桂25g，当归10g，熟地30g，黄芪30g，党参15g，麦门冬20g，天花粉20g，三棱10g，莪术10g，鳖甲15g，厚朴10g，阿胶10g（冲），大枣5枚，竹茹10g，代赭石30g，斑蝥3个，滑石15g，大黄15g，元明粉15g。每天1剂，早晚分服。

成药处方：利肝丸，每天1剂（自制）；化结丸，每天2次，每次20丸；化坚注射液，每天3支（每支2mL），肌注。

服药至9月28日，症状明显减轻，大便畅快，食欲佳，血红蛋白5.6g/L，能下床活动，要求带1个月的药回上海。10月23日派人来门诊取回2个月的药，并告知腹部肿块明显缩小，体力日渐恢复。

12. 脑瘤——祛寒豁痰，破瘀通络，攻下

丛某，男，46岁，住天津东南角某地。因患脑瘤于1953—1966年在天津某医院脑系科两次手术切除，病理检查为"不嗜色性垂体腺瘤"。左眼视力0，右眼视力0.2。1968年复发曾放疗。患者呕吐、水肿，卧床不起，每日癫痫发作7~8次，痛苦不堪。有十二指肠溃疡病史，1969年12月来诊。

查体：面色苍白，周身水肿，精神疲惫，舌苔白厚腻，脉沉细无力。10指全无甲印，舌、腮印（＋），胃脘及脐左旁压痛（＋）。证属寒湿瘀结滞于经络，治以祛寒豁痰，破瘀通络攻下。汤药处方：

附子15g，肉桂15g，干姜15g，川芎10g，荆芥穗10g，三棱15g，莪术25g，桃仁15g，红花15g，蜈蚣3条，全蝎6g，僵蚕6g，蝉蜕10g，白芥子10g，熟地15g，菟丝子15g，大黄15g，元明粉15g。每天1剂，早晚分服。

成药处方：消瘤丸，每天20~30丸；新丹，每天1剂；化郁丸，间日1剂。

服药2周后从大便中排出许多黑色黏冻状物，头痛减，呕吐止，能食流质食物，水肿略消。治疗7个月后，失明19年的左眼能看见灯光，右眼视力0.8，能看书读报，1981年追访无异常。

13. 脑瘤——回阳破瘀，驱毒攻下

周某，女，23岁，天津某工厂工人。前额部、两侧颞部阵发性疼痛交替发作已2年，后来头痛、头晕加重，伴有喷射性呕吐。于1979年1月8日入天津某医院检查，开颅探查见有瘤组织广泛浸润，与正常脑组织间无明显界限。因右侧基底部肿瘤部位较深，瘤体较大而无法切除，只做颞肌减压术，去除右侧翼骨，病理报告"星形细胞瘤"Ⅱ级。放疗后仍头痛、头晕、头胀，时呕吐、乏力，于1979年4月11日来诊。

查体：消瘦，面色苍白，右侧颞顶部高突无头发（放疗反应）。两脉沉弦而紧，10指全无甲印，舌、腮印（++），左耳壳结节（+），胃脘及脐左侧压痛（+），胸腹白点（+）。证属大寒瘀滞毒结，治以回阳破瘀，驱毒攻下。汤药处方：

附子30g，干姜30g，肉桂30g，川芎10g，白芷10g，荆芥穗10g，蔓荆子10g，当归10g，莪术10g，枳壳10g，蝉蜕10g，僵蚕10g，全蝎10g，蜈蚣5条，乌蛇10g，斑蝥5个，滑石15g，熟地30g，党参10g，牵牛子30g，槟榔30g，大黄15g，元明粉15g（冲）。水煎2次，早晚分服。

成药处方：消瘤丸，每早20丸；新丹，每天1剂。

化疗药口服：5-氟尿嘧啶片，每天5片（每片250mg）。

服药后，大便中排出许多黏液状物。治疗1年至1980年3月29日，头痛、呕吐、复视等不适症状消失。X线复查，肿瘤消失，去掉之翼骨重新长出，骨质坚硬，放疗脱发之处又重新长出头发。1986年追访仍健在。

14. 膀胱癌——辛温化瘀，驱毒通利

冯某，男，59岁，住天津市。1965年1月出现血尿，逐渐增多，4月病情加剧。入天津某医院，膀胱镜检查见右侧输尿管口外上方有珊瑚状肿物2cm×2cm×2cm，病理检查为膀胱"乳头状癌"，经治疗未能控制病情，1966年11月26日复查，膀胱三角区黏膜可疑有广泛转移浸润。患者拒绝手术，于1966年12月来诊。

查体：面色发青，舌淡苔白腻，脉沉细而紧。10指全无甲印，舌、腮印（++），双耳壳结节（-），胃及脐左侧压痛（+），胸腹部小白点5~6个。证属寒湿瘀滞毒结，治以辛温化瘀，驱毒通利。汤药处方：

附子30g，肉桂30g，炮姜30g，当归15g，赤芍15g，三棱15g，莪术15g，桃仁15g，麻黄10g，熟地30g，牛膝15g，斑蝥5个，滑石15g，鹿角霜

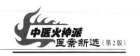
10g，金钱草 15g，牵牛子 20g，槟榔 30g。水煎 2 次，早晚分服。

成药处方：新丹，每天 1 剂；化毒片，每天 5 片；附子理中丸，每天 1~2 剂。

服药后，从小便中排出许多白色坏死组织，大便中排出黏冻状物。至 1967 年 6 月 4 日来复诊时，一切不适症状基本消失。1983 年追访，膀胱癌未复发，仍健在。

15. 颈椎癌——温阳化瘀，驱毒攻下

李某，女，39 岁，天津某工厂工人。1966 年 5 月开始感到颈部疼痛，抬头和转动受限制，逐渐痛重而卧床，天津某医院 X 线检查见第六颈椎（右侧）椎体破坏，椎弓不连，诊为第六颈椎癌，无法手术治疗，于 1966 年 8 月 17 日来诊。

查体：消瘦，面色萎黄，重度贫血面容。右侧颈项局部肿硬，压痛，头不能转动，右上肢不能抬举。十指甲印全无，舌、腮印（＋），胃脘压痛（＋）。体重 45kg。证属寒瘀毒结，治以温阳化瘀，驱毒攻下。汤药处方：

附子 20g，干姜 20g，肉桂 20g，川乌 10g，草乌 10g，三棱 12g，莪术 12g，当归 15g，桔梗 10g，细辛 6g，川断 15g，木香 15g，枳实 15g，陈皮 10g，大黄 15g，槟榔 15g，牵牛子 15g，鹿角胶 15g，元明粉 10g（冲）。每天 1 剂，水煎分 2 次服。

成药处方：消瘤丸，每天 20 丸；化郁丸，每天半剂。

服药 10 个月后，一切不适症状消失，体重增至 63.5kg，1968 年 6 月 7 日恢复工作。厂里同志称之"活见鬼"，1985 年 5 月追访仍健在。

16. 腹壁瘤、主动脉瘤——破瘀化毒，驱寒攻下

范某，男，44 岁，住天津市河东区。患腹壁瘤、主动脉瘤，4 年来经常胃脘胀痛，嗳气吞酸频作，大便燥结，数日不下。1967 年 10 月由天津某医院确诊，建议手术治疗，患者拒绝。同年 11 月腹痛昏厥不省人事，来医院求治时已 10 余天不进汤水（在家输液），单位正为其准备后事。经用四诊结合印法，证属寒瘀毒结，予破瘀化毒，驱寒攻下法治疗。

成药处方：化郁丸，每天 1 剂；化坚口服液，每天 100mL。

汤药处方：附子 30g，干姜 30g，肉桂 30g，吴茱萸 25g，乌药 15g，小茴香 15g，厚朴 25g，香附 25g，枳壳 15g，三棱 25g，莪术 25g，牵牛子 30g，槟

榔 60g，大黄 60g，党参 15g，熟地 25g。灌药 2 小时后，下黑色粪便一脸盆，神志遂即清醒，想吃东西。以后又继续服药数年，无任何不适。

17. 食管瘤——温寒化瘀，攻下

王某，男，36 岁，住天津市南开区。1967 年 9 月吃东西噎塞，12 月间加重，经某医院检查确诊为食管瘤（良性），建议手术未允，1968 年 4 月来我院门诊。

查体：体质虚弱，中度贫血，胃脐部压痛（+），舌苔薄白，舌齿印（+），腮齿印（+），甲印全无（寒型），脉沉细弦。证属寒瘀毒结，治以温寒化瘀攻下。汤药处方：

附子 15g，干姜 15g，肉桂 15g，黄药子 30g，半支莲 10g，沙苑子 10g，川断 10g，远志 10g，柿蒂 15g，海藻 10g，牡蛎 10g，乌贼骨 15g，穿山甲 10g，生黄芪 30g，熟地 20g，砂仁 6g，枇杷叶 10g，鸡内金 10g，肉苁蓉 15g，竹茹 10g，代赭石 30g，大枣 15g。

成药处方：消瘤丸，每天 30 丸；化结丸，每天 1 剂。

服药至 1968 年 6 月 19 日，一切不适症状完全消失，1969 年 1 月 3 日，经某医院检查"瘤完全消失"，恢复工作，1985 年 9 月信访健在。

18. 食管炎——辛热破瘀，攻下

翟某，女，44 岁，住天津南郊区。胸痛满闷，咽堵如有物，进食噎涩数年。常手足心烦热，大便燥结，或通而不畅。天津某医院检查诊为"食管炎"。

查体：面色苍白，身体消瘦（39kg），重度贫血面容。舌淡苔白，脉沉细而弦。10 指皆无甲印，舌、腮印（+），双耳壳结节（+），胃脐部拒按压痛。证属寒瘀积滞，治以辛热破瘀攻下。汤药处方：

附子 30g，干姜 30g，肉桂 30g，高良姜 10g，桃仁 15g，红花 10g，三棱 15g，莪术 15g，厚朴 15g，香附 15g，陈皮 10g，乌药 10g，小茴香 15g，熟地 30g，党参 10g，牵牛子 30g，皂荚 6g，大黄 30g，元明粉 15g（冲）。每天 1 剂，分 2 次服。

成药处方：藿香正气丸，每天 2 丸；附子理中丸，每天 2 丸。

服药后，大便立通，下黑色粪便很多。治疗 1 年后噎食症消失，胃脐部压痛不明显，甲印长出 4 个，10 多年来一切良好。

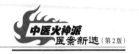

19. 慢性肝炎——辛热破瘀，攻下

程某，男，61岁，住天津市和平区。患慢性肝炎20年，经常腹胀，食后不消化。平时不敢饮水，饮水后即滑精。失眠，头晕，乏力，感冒不断，身寒，手足凉冷，便秘且有下坠感，已住院治疗多次。

查体：面色灰而晦暗，中度贫血面容，舌质淡，苔白厚腻，脉象沉细弦紧，10指全无甲印（大寒），舌、腮均有齿痕，左耳壳有结节，胃脘及脐旁压痛，证属大寒瘀滞，治以辛热破瘀攻下。

成药处方：寒证丸（附子理中丸加硫黄6g），每天1~2丸；附子理中丸，每天1~2丸。

汤药处方：附子30g，肉桂30g，干姜30g，白术15g，党参15g，熟地30g，木香10g，砂仁6g，枳壳10g，厚朴10g，陈皮10g，三棱15g，莪术15g，牵牛子30g，槟榔30g，大黄10g，元明粉10g（冲）。水煎早晚服，每天1剂。

服药后，从大便中排出很多黏冻状物，自觉身轻力增，20天后面色转红润。半年后上述一切寒凉症状消失，睡眠饮食均佳，两手出现6个甲印，肝功逐渐恢复正常。

20. 胆石症——辛温破瘀，攻下

丁某，男，63岁，北京某部队干部。脘腹胀痛纳少，时有呕吐，夜晚疼痛加剧，不能安卧，身倦怠无力。某医院诊为胆石症，手术治疗后复发。1973年1月来诊，此为第4次术后。

查体：面色灰白，中度贫血貌，体质消瘦。舌淡红苔白厚腻，脉沉细弦紧。10指甲印全无，舌、腮印（+），胃脘及脐左侧压痛（+）。证属寒郁积滞，治以辛温破瘀攻下。处方：

附子20g，干姜20g，肉桂20g，荜茇12g，高良姜10g，半夏10g，陈皮10g，木香10g，厚朴10g，枳壳10g，三棱15g，莪术15g，人参9g（单煎），熟地20g，牵牛子30g，槟榔30g，大黄15g，元明粉15g。每天1剂，早晚分服。

服药后，大便下黏冻状及烂肉状物很多，服至60剂，以上不适症状基本消失，身轻有力。服至80剂，两手甲印长出6个，舌、腮印（-），胃脐压痛消失。患者面色红润，精力充沛。

21. 高烧——辛散温通，破瘀攻下

匡某，男，62岁。既往有结核病史及胃、十二指肠溃疡病史。高烧20多天不退，最高达40.5℃，在北京某医院治疗无效。身体消瘦，体重44.5kg，进食少，大便数日未解，身上有数十处伤（战争时留下）。1971年1月会诊。

查体：10指全无甲印，甲体粗糙有纵纹，色暗红。舌、腮印（+），左耳壳结节（+），胃脐压痛（+）。舌淡苔厚而干，脉沉细而弦。证属寒瘀气结停滞，治以辛散温通，破瘀攻下。处方：

附子25g，肉桂25g，干姜25g，吴茱萸15g，陈皮12g，佛手10g，乌药10g，厚朴12g，枳壳15g，桃仁5g，红花15g，三棱15g，莪术15g，槟榔30g，牵牛子30g，大黄15g，元明粉15g（冲），海螵蛸12g，熟地25g，人参15g。每天1剂，频频灌服。服药后，下黑便与燥粪很多，发烧渐退。3剂之后，完全消退，能进食，下床活动。

十三、赵守真医案

赵守真，湖南省已故名医，曾在零陵开业，1959年调湖南省中医研究所，著有《治验回忆录》。

赵氏伤寒功底深厚，用药多系经方，精纯不杂，尤擅用附子、干姜类热药，以四逆辈、理中汤应用尤为娴熟，所选医案皆出自《治验回忆录》。赵氏投用附子一般是常规剂量，但遇急危重症时，则一日连进2~3剂，合60g左右，也称重剂矣。其病案析理明晰，文笔练达，堪称医案中之佳作。

1. 伤寒变证——通脉四逆汤加童便 / 桂枝汤加人参

王某，伤于风寒，发热怕冷，身疼汗出，服表散药未愈。转增腹痛泄泻，舌白润，口不渴，小便清利，一变而为太阳、太阴并病。用时方平胃散加防风、桂枝，不唯前症未减，反增心下支结，胸胁满痛，口苦烦渴，再变而为太少二阳及太阴诸病矣。窃思证兼表里，《伤寒论》中之柴胡桂姜汤，病情颇为切合。不料患者又以病变时延，易医而欲速效。医不详察证情，认为表实里热而叠以汗下攻之，遂致漏汗洞泻，息短偃卧，势甚危殆。又复邀诊，脉微欲绝，四肢厥逆，汗泻未已，不时转侧手扰，此属阴阳垂绝之象，亟宜通脉四逆汤挽将绝之阳，配童便敛将尽之阴，以策万全：

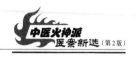

附子30g，干姜45g，炙甘草15g。浓煎，冲童便少许。频频灌下，自晨迄暮，尽两大剂，泻汗遂减。当子夜阳回之时，汗泻全止，身忽发热，是阴复阳回之兆。按脉浮缓无力，阴阳将和，邪气外透。乃煎桂枝汤加人参续进，益气解肌，2剂热退人安，后以补脾胃和气血调理月余复元。

点评： 此案屡经误治，一误于表证失之宣散，反用平胃散引邪入里；再误于汗下攻之，"遂致漏汗洞泻，息短僵卧"，四肢厥逆，已近亡阳，故以通脉四逆汤回阳救逆，12小时而"尽两大剂"，附子用至60g，挽回脱绝之势，再以"桂枝汤加人参续进"，热退人安。赵氏分析病变理路清晰，遣方用药果断妥当，显出深厚的伤寒功底。

2. 大汗亡阳——茯苓四逆汤加童便／十全大补汤加补肾药

谭某，男，45岁。患疟疾经治多日获愈。曾几何时突然发热不休，但口不渴，喜拥被卧，神疲不欲动，此为病久正虚之证，治宜温补。无如医者不察脉证虚实，病情真假，只拘泥于翕翕发热而用麻桂妄汗之，遂致漏汗不止。身不厥而外热愈炽，唯蜷卧恶寒，厚被自温，不欲露手足，声低息短；神衰色惨，症情严重，病家仓皇无计，邀赵氏诊治：人已不能言，汗犹淋漓，诊脉数大无力，面赤，身壮热，舌白润无苔，不渴不呕，审系阴寒内盛阳气外格，属诸戴阳一证。治宜回阳抑阴，阳回则阴和，阴阳和则汗敛也。思《伤寒论》中之通脉四逆汤及茯苓四逆汤，皆回阳刚剂，若以汗多亡阳而论，则通脉四逆又不如茯苓四逆回阳止汗之力大，遂用大剂茯苓四逆汤以图挽救：

茯苓24g，生附子18g，干姜15g，野山参12g（另蒸兑入），炙甘草9g。煎好另加童便半杯冲服。

上方实系通脉四逆、茯苓四逆两方化裁而合用之。一日夜进药3帖，午夜发生烦躁，刹那即止，渐次热退汗停，按脉渐和有神。次晨口能言一两句，声音低微，气不相续，此时阳气虽回，气血犹虚，改进十全大补汤（桂枝易肉桂）温补气血。后又随加补骨脂、益智仁、巴戟天、杜仲等温养肾元，服药半月，病体全复。

点评： 大汗亡阳，处以茯苓四逆汤，附子用18g似属常规剂量，然"一日夜进药3帖"即54g，应属大剂了。

3. 吐血——人参四逆汤／调胃承气汤

萧某，34岁。某晨忽大吐血，先为瘀血块状，后系鲜红新血，时少时多，3天未断，服药杂治罔效，病情日益严重，特来迎治：蜷卧于床，血吐犹未少止，面白惨淡无神，四肢厥冷，舌胖润无苔，身倦不欲动，口渴喜暖饮亦不多，脉细微欲绝。此阴阳衰微，将见离决之候。检阅服方如三黄解毒汤、龙胆泻肝汤之类，是欲止血而过服寒凉之所造成。现当生死存亡千钧一发，唯有回阳固本一法，当处以人参四逆汤：

人参15g（蒸，兑入），生附子24g，干姜15g，炙甘草6g。意在回阳救厥，温经止血也。半日连服两大剂，夜半阳回，四肢微温，血仍点滴未停，因略为易方：

人参15g，附子9g，黑姜炭（炮透）12g，炙甘草6g。水煎，冲发炭及童便。此方温以止血，2剂血果止。

讵知日晡身发高热，烦躁不安，脉则洪数而软，乃血气来复，故现此离奇之假象，不应为所眩惑，治宜温平补血，疏当归补血汤加炮姜。2剂后，热退神宁。不料夜半腹中大痛，拒按，大便已数日未行，此由阴证而转属阳明，在《伤寒论》中已有调胃承气汤法治，今特小其剂以用之：

大黄9g(酒制)，芒硝6g(冲)，甘草6g。1剂便下痛止，改用益气补血之药，逐渐安平。

点评：吐血之症，当分阴阳。以郑钦安看法，阳火引起的血症很少见，而阴火引起者则"十居八九"。他说："失血之人正气实者少也，正气一衰，阴邪上逆，十居八九，邪火所致十仅一二。""宜苦（寒）者，十仅一二，宜辛（热）者十居八九"（《医法圆通·卷四》），这一点确为真知灼见。本案前医治以苦寒，非但未能止血，且以伤阳乃至厥脱，实属误辨误治，临床多见。本案阳回血止之后，腹痛便结，视为由阴转阳，转予调胃承气汤而收良效，认证准确，临床者当知这种变局。

4. 慢惊风——人参四逆汤／理中汤加黄芪、补骨脂

汤儿，5岁，禀赋不足，体弱多病。恣意食肉啖饼，次日腹胀呕泻，医作伤食治，但以体虚难任克伐，进以消补兼用之太安丸（即保和丸加白术），腹泻转剧，呕亦未止，乃父视为药误。易医无如辨证未真，以证属虚，处温脾健胃之六君子汤，呕泻立止，认为有效，续进数剂，腹胀如鼓，痛不可忍。后医又认为实证，不顾患儿体质，贸然以大承气汤攻之，胀痛虽已，而腹泻不止矣。

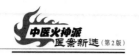
遂见神疲气短，汗出肢厥，手足不时抽搐，缓而无力，显示种种之危象。其家迎治，视儿面色青惨，息微目合，关纹隐微难见，抽搐乏力，启视其目，神光尚好，此乃关键之处，许其可治。即处人参四逆汤以救垂绝之阴阳，急煎频灌，四时尽2剂。夜半阳回，肢温搐停，汗收泻止，有时呻吟。次晨复诊，关纹清淡可见，神清能言，不能坐立，此由攻伐太过，元气损伤，只应益气补脾，徐图恢复，师理中汤之意而易其分量：

党参15g，白术12g，干姜3g，炙甘草6g，加黄芪、补骨脂各9g，每天服1剂。历时半月，未易方而复常。

原按：患儿体弱伤食，消补兼用原为不误，服药而泻甚者，乃药攻积之力，积尽泻自止又何疑？惜易医而进温补，固积增病，犯实实之戒；后医治虽合法，但于人不审体质，于证不分轻重，病轻而药重，以致演成阴阳虚脱之危症，病虽获救，然亦险矣，辨证其可忽诸？

点评：患儿腹泻不止，神疲气短，息微目合，已见阳脱之势，然"启视其目，神光尚好，此乃关键之处，许其可治"。点明"神光尚好，此乃关键之处"，强调神气在辨证中的重要性，符合"上工守神"经旨。郑钦安亦重视这一点："不问发热、汗出、谵语、口渴、饮冷，但见无神，便以大剂回阳饮治之，百治百生。"

5. 慢惊风——人参四逆汤

王儿，3岁。病吐泻，初不以为意，病亟始求医，治不如法，半日间病转剧，吐如涌，泻如注，旋又搐搦，继则肢厥神昏，气如悬丝，认为不治，弃丁地，待气绝葬之。时吾师出诊经其门，邻人不忍而代邀诊：见儿僵卧地上，肢厥如冰，关纹不见，以手掐人中不呻，又掐合谷亦不呻，呼吸若有若无，抚心有微热。重手按其腹，儿目忽启，神光莹晶，切足三部脉亦不显。窃思该儿病虽沉笃，而神光未散，尚存一线生机，有可为力之处。先以艾灸气海、关元、天枢及两足三里诸穴，并于脐满填食盐，切生姜薄片，戳细孔无数，置盐上，再放艾团烧之，以做急救处理。急处人参四逆汤：

党参18g，生附子12g，干姜9g，炙甘草6g，急火浓煎。陆续灌下，尚能咽，两小时内服完2煎，无转变，接进2剂，约4时许，身肢转温，目能启视，不吐不泻，气虚不能言。病庆再生，已无顾虑，接服黄芪理中汤3剂调理即愈。

点评：此赵氏业师蔡仁山先生之验案，其症九死一生，救急先以艾灸气海、关元、天枢等穴，是为要着。随后以人参四逆汤，4个时辰连进4剂，救人之际，剂量不得不重，非此无以救生。此案也是在气如悬丝之际，见患儿目睛尚"神光莹晶"，而判为"神光未散，尚存一线生机，有可为力之处"而奋力抢救，起死回生，足见"神光"在危急关头辨证的重要性。

6.阳虚头痛——白通汤

彭某，患头痛5年，凡疏散补泻之药尝之殆遍，均鲜疗效。迄今头隐作痛，乍止乍作，恒畏寒，喜戴帽，或厚带缠结，略觉宽解一时。人日渐清瘦而饮食如常，未尝急治。其脉细数无力，两尺尤虚，头痛喜热敷。肢寒身冷，舌白润无苔，尿清长，大便溏薄。脉证合参，乃系阴寒之气逆冲脑海，而无阳气以守之，故阴盛阳衰，证见虚寒，成为阳虚头痛。唯阳虚头痛较之真头痛为轻，其来势也缓，或由病久虚致，或由攻伐太过逐渐形成。若真头痛则不然，其来势暴，头脑尽痛，手足寒至节。两证虽有彼轻此重攸分，而治法则皆以抑阴扶阳为主，不过用药尚有等差耳。本证不特阳虚而脾土亦弱，拟用：

黄芪18g，白术12g，附子9g，肉桂6g，细辛3g。4剂病未衰减，仅痛时较前减短，畏寒如故。揆思证属虚寒，理应温补而效，其不效者，或因通阳药中参有补剂，反掣其肘而不能发挥回阳威力，不如专力侧重扶阳之为愈。因改拟白通汤，重用生附子以启下焦之阳，倍干姜大温中焦之气，葱白引阳气上通于脑以驱阴寒，浊降清升，病当自愈。服药后即觉一缕热气由下而上，达心胸则豁然开朗，通头脑则痛止神清，药效之神验若是，非臆所及。连进3帖，5年沉疴顿即霍然。后用温阳益肾药进退调复。

点评：此案颇耐玩味。辨为阳虚头痛当无疑义，而且"不特阳虚而脾土亦弱"，有大便溏薄可证。但是用了初诊方"病未衰减"，因思"其不效者，或因通阳药中参有补剂，反掣其肘而不能发挥回阳威力，不如专力侧重扶阳之为愈"。于是摒弃黄芪、白术类补药，改拟白通汤，"专力侧重扶阳""5年沉疴顿即霍然""药效之神验若是，非臆所及"。

郑钦安用附子讲究专用，"今人亦有知得此方（四逆汤）者，信之不真，认之不定，既用四逆汤，而又加以参、归、熟地，羁绊附子回阳之力，亦不见效。病家等毙，医生束手，自以为用药无差，不知用药之未当甚矣"（《医理真传·卷四》）。本案即是明证，可知赵氏对扶阳理论颇有心得。

郑钦安所谓"甘温固元，是姜、附、草，不是参、芪、术，学者不可不知也"（《医法圆通·卷二·敬云樵评语》），郑氏倡用附子扶阳，讲究单刀直入，

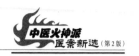
不加补药，否则"反掣其肘而不能发挥回阳威力"，切记。

7. 喘证——真武汤加味/黑锡丹

张某，男，48岁。自幼有咳喘痼疾，每值隆冬辄发，困苦异常。今冬感寒增剧，咳嗽喘急，短气痞闷，腹下动悸，气自少腹上冲心，倚息不得卧。前医认为脾肺虚寒，气不固摄，疏桂苓甘味姜辛汤，服5剂无变化。又以苓桂术甘汤加苏子、干姜，仍无进展。因时经月余，身体日虚，大有难以支持之势，改延余治：其人清瘦，脉细微，手足清冷，咳喘不卧，痰多气促，声低息短，能坐不能起，起则振振欲擗地，气时上冲，幸神志清明，能食粥半盂，胃气尚在，病虽险恶犹可无虑。按其证乃脾、肺、肾三经皆虚，盖肺虚则痰不能化，脾虚则湿不能运，肾虚则气逆而不能藏，是喘咳短气之成因。前医用苓桂诸汤，皆从脾、肺二脏着眼，唯于肾脏尚欠顾及。因用真武汤温阳利水，加姜、辛、味暖肺敛气，加枸杞子、益智仁、补骨脂补养肾元，许以10剂可愈，讵知病不少减。寻思前方由于脾肺之药为多，温肾之药稍少，况古人有久病及肾与标在肺本在肾之说，虽肺为贮痰之器，脾为生痰之源，而肾司蒸化，实居于首要地位。乃将真武汤加重分量：

茯苓24g，白术15g，附子9g，生姜12g，芍药12g，另用都气丸18g分2次吞送。

又进5剂，病如故。本证为脾、肺、肾虚寒，原无疑义，如药不对症，当有他变。今若此，其亦蹈前医药轻病重之覆辙欤？又忆黑锡丹大温脾肾，镇纳元阳，为虚寒喘促之圣药，喻嘉言、陈修园辈极赞其功。如是再以真武汤改配黑锡丹，每次9g，每天进2剂，当晚喘减气平，能睡1~2小时。次日复诊，脉起有力，喘咳大减。嘱原药再进，持续半月，诸症皆退，精神转好。后以肾气丸、六君子汤加补骨脂、胡卢巴间服调理复元。

点评：此证用真武汤似无不当，附子剂量似可加重。"黑锡丹大温脾肾，镇纳元阳，为虚寒喘促之圣药"，本案用之收效，确显神功，无怪乎"喻嘉言、陈修园辈极赞其功"，可惜今市面上难以寻迹矣。

8. 阳虚汗出——真武汤

申某，久病之后体气已虚，不慎风寒，又染外感，只宜培补剂中佐少许表药，殊不能视同日常表证治之。前医竟用麻黄汤发汗，因之大汗不止，头晕目眩，筋惕肉瞤，振振欲仆地，小便难，肢微拘急，呈状甚危。见其人神志尚清明，脉现细微，汗淋漓未休。此由峻发之后，卫气不固，津液大伤，肾气亏竭而小便难，血不营筋而肢拘急，阳虚则水气泛逆，冲激于上，故振振而眩仆，是纯一阳虚之真武汤证，水逆之重者。若不如是辨认，泛用漏汗之桂枝附子汤，虽能回阳而不镇水；如用苓桂术甘汤，虽能镇水而不回阳。今至阳虚水逆之本证，则以真武汤为适合，且应大其量以进：

附子15g，白术12g，白芍12g，茯苓24g，生姜15g，并用五倍子研末，醋拌成饼敷贴脐孔，布条捆扎，又用温粉扑身。连进2剂，汗渐止，再3剂，不待汗全收，即眩晕、拘急、尿难诸候也均消失。后用归芍六君子汤加补骨脂、巴戟天、干姜调理培补。

点评：此案辨证精确，类证剖析清楚，析疑解惑，足以启人。

9. 背痛——附子汤 / 紫金桂附膏渗白砒末外敷

刘某，患背冷如冰，脊骨不可按摩，虽衣重裘不暖，四时皆然，而饮食劳作如故。医有作风寒治者，有作肾虚治者，作痰饮治者，且曾用针灸治疗数月均不效，历有年矣。邀为诊治，其脉沉而细微，背冷脊疼如昔。盖背为督脉所行，《素问·骨空论》云："督脉生病，治督脉，治在骨上。"《伤寒论·少阴篇》也云："少阴病得之一二日，口中和，其背恶寒者，当灸之，附子汤主之。"又曰："少阴病，身体痛，手足寒，骨节痛，脉沉者，附子汤主之。"此属阳虚湿重之证，恰与本病相符，即书原方与服：

附子15g，芍药9g，白术9g，党参12g，茯苓9g。4剂病未改善，沉思是证是药当属不谬，其所以疗效不高者，药力之未足欤？又嘱再服4剂，每次加吞金液丹3g，每天2次，仍未减轻，重新拟方：

于原方加鹿胶9g，补骨脂、枸杞子、狗脊、千年健各12g。外用紫金桂附膏(中药店有售)溶化于方形布块成一圆圈，中置白砒细末3g，烘热贴背心处。又服药3剂，寒疼均减。唯贴处起粟形作痒，知为胶药砒末之力居多，不再服药，专用膏药贴如前法，5天一换，半月症状消失，欣然还乡。

点评：此案"其背恶寒"，用附子汤实属的对之方，或因附子量小耶？最后确认系紫金桂附膏渗白砒末外敷"之力居多"，遂"不再服药，专用膏药"而收效，且仲景亦提示"当灸之"，由此可知外治之法自有其独到之处。清代外治法宗师吴师机指出："外治之理即内治之理，外治之药即内治之药，所异

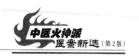

者法耳。"紫金桂附膏虽不知药物组成，顾名思义当有桂附等热药，所谓"外治之药即内治之药"明矣。桂附热药外用之法值得发掘。

10. 腹痛——附子粳米汤加干姜、茯苓／姜附六君子汤

彭某夜间来谓："家母晚餐后腹内痛，呕吐不止。煎服姜艾汤，呕痛未少减，且加剧焉，请处方治之。"吾思年老腹痛而呕，多属虚寒所致，处以砂半理中汤。黎明彭君谓服药痛呕如故，四肢且厥，势甚危迫，恳速往。同诣其家，见其母呻吟床第，辗转不宁，呕吐时作，痰涎遍地，唇白面惨，四肢微厥，神疲懒言，舌质白胖，按脉沉而紧。她称："腹中雷鸣剧痛，胸膈逆满，呕吐不止，尿清长。"凭证而论，则为腹中寒气奔迫，上攻胸胁，胃中停水，逆而作呕，阴盛阳衰之候。《金匮要略》叙列证治更切："腹中寒气，雷鸣切痛，胸胁逆满呕吐，附子粳米汤主之。"尤在泾对此有精辟论述："下焦浊阴之气，不特肆于阴部，而且逆于阳位，中虚而堤防撤矣。故以附子补阳驱阴，半夏降逆止呕，而尤赖粳米、甘草培令土厚而使敛阴气也。"彭母之恰切附子粳米汤，可以无疑矣！但尚恐该汤力过薄弱，再加干姜、茯苓之温中利水以宏其用。服2帖痛呕均减，再2帖痊愈。改予姜附六君子汤从事温补脾肾，调养10余天，即健复如初。

11. 腹痛——解急蜀椒汤

杨某，六旬老翁。人虽肥胖，而精神殊不佳。顷病腹鸣攻痛，上下走逐，胸满欲呕，脉沉紧而迟，此系水寒之气相搏于中，脾肾失调之所致。曾服理中汤、附子粳米汤多剂，却无效验。全面观察，实为脾肾阳衰不胜阴寒之象，前方颇为针对，其不效者此非矢不中的，乃力不及彀也。复思大建中汤为大辛大热峻剂，如此情景利在速决，不容优柔贻患。遂径用大建中汤，呕痛未略减，且四肢有厥意，人亦虚弱已极，是时不唯宜温而且宜补。《伤寒论》中人参四逆汤与外台解急蜀椒汤两方，均为温补大剂，而以后方为胜，因疏外台解急蜀椒汤：

蜀椒6g，干姜、半夏各12g，附子15g，党参18g，大枣5枚，甘草6g，饴糖30g，煎好冲服。药后阳回厥止，痛呕大减，再2剂遂愈。随用肾气丸、大补汤间服，渐次康复。

点评：本案所选外台解急蜀椒汤虽说较人参四逆汤药力为胜，细辨其方，似含大建中汤（蜀椒、干姜、党参）合四逆汤之意，另加半夏、大枣、饴糖。

12. 腹痛——近效白术汤

龚女，痢愈未久，转致溏泻，每天4~5次，腹中时痛，痛则手足厥冷，呕吐清涎，曾进理中汤多剂未瘥。诊之脉微细，舌白润，口不渴，小便清长，厥痛存在。今脉微厥痛，不仅病在太阴，且症兼少阴，其病由痢转泻，固为病变之良好转机，但泻利既久，脾胃已伤，脉微而厥，则肾阳亦复衰损，前服理中汤不应者，偏脾而遗肾耳。现以合治脾肾为宜，处近效白术汤：

白术15g，附子9g，炙甘草6g，生姜12g，大枣5枚。用以培补脾胃，温暖肾阳。四剂手足厥回，痛泻俱止。唯肢倦神疲，饮食无味，再用益脾强胃之异功散加益智仁、山药、白扁豆、砂仁诸品，同时美味调补，半月遂收全功。

点评：此老擅用附子，通常并未投以重剂，通观所选案例即可证明。如本案明显"脉微厥痛"，仅用9g即收卓效，可知附子用轻剂也可建功，在人善用而已。

13. 腹痛——大黄附子汤

钟某，腹痛有年，理中、四逆辈皆已服之，间或可止。但痛发不常，或1月数发，或2月一发，每痛多为饮食寒冷之所诱致。常以胡椒末用姜汤冲服，痛得暂解。诊脉沉而弦紧，舌白润无苔，按其腹有微痛，痛时牵及腰胁，大便间日1次，少而不畅，小便如常。吾曰："君病属阴寒积聚，非温不能已其寒，非下不能荡其积，是宜温下并行，而前服理中辈无功者，仅祛寒而不逐积耳，依吾法两剂可愈。"彼曰："吾固知先生善治异疾，倘得愈，感且不忘。"即书大黄附子汤：

大黄12g，附子9g，细辛4.5g。并曰："此为金匮成方，屡用有效，不可为外言所惑也。"后半年相晤，据云果2剂而瘥。

点评：此证一派阴象阴色，但"理中、四逆辈皆已服之，间或可止"，终归复发不能根治，是因夹有积聚，根据为腹有压痛，大便少而不畅，赵氏慧眼识得真机，予大黄附子汤2剂而瘥，真上工也。

14. 寒疝——乌头桂枝汤/当归四逆加吴茱萸生姜汤

袁某，青年农妇，体甚健，经期准，已育子女多人。1日少腹大痛，筋脉拘急而未稍安，虽按亦不止，服行经调气药不止，迁延10余天，病益增剧，迎余治之。其脉沉紧，头身痛，肢厥冷，时有汗出，舌润，口不渴，吐清水，

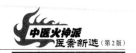

不发热而恶寒，脐以下痛，痛剧则冷汗出，常觉有冷气向阴户冲出，痛处喜热敷。此由阴气积于内，寒气结搏而不散，脏腑虚弱，风冷邪气相击，则腹痛里急，而成纯阴无阳之寒疝。窃思该妇经期如常，不属于血凝气滞，也非伤冷食积，从其脉紧肢厥而知为表里俱寒，而有类于《金匮》之寒疝，其谓："腹痛脉弦而紧，弦则卫气不行，即恶寒；紧则不欲食，邪正相搏即为寒疝。"又"寒疝腹中痛，逆冷，手足不仁，若身疼痛，灸刺诸药不能治，抵当乌头桂枝汤主之"。本病症状虽与上述原文略有出入，而阴寒积痛则属一致。因处以乌头桂枝汤：

制乌头 12g，桂枝 18g，芍药 12g，甘草 6g，大枣 6 枚，生姜 3 片。水煎，兑蜜服。上药连进 2 帖，痛减厥回，汗止人安。换方当归四逆加吴茱萸生姜汤：

当归 15g，桂枝 6g，细辛 3g，芍药 9g，木通 9g，甘草 6g，吴茱萸 6g，生姜 3 片。温通经络，清除余寒，病竟愈。

15. 感冒——桂枝新加汤加附子 / 附子汤加味

朱君，中学教员。体羸弱，素有遗精病，又不自爱惜，喜酒多嗜好。平日恶寒特甚，稍劳即喘促气上，其阳气虚微肾元亏损明甚。冬季赴宴邻村，醉酒饱食，深夜始归，不免风寒侵袭。次日感觉不适，不恶寒，微热汗出，身胀，头隐痛。自服葱豉生姜汤，病未除，精神不振，口淡不思食，乘轿来诊。切脉微细乏力，参之前症，则属阳虚感冒，极似《伤寒论》太阳少阴两感证。其麻黄附子细辛汤、麻黄附子甘草汤两方，殊不宜阳虚有汗之本证。以麻黄宣发，细辛温窜，如再发汗则足以损其阴津，病转恶化，此所当忌。遂改用桂枝加芍药生姜人参新加汤，又增附子，并损益分量，期于恰合症情：

党参 15g，桂枝 9g，芍药 9g，甘草 9g，生姜 4.5g，大枣 5 枚，附子 9g，嘱服 3 帖再论。

复诊，诸症悉已，食亦略思，精神尚属委顿，脉仍微弱。阳气未复，犹宜温补，处以附子汤加巴戟天、枸杞子、鹿角胶、胡卢巴补肾诸品，调理善后。

点评：本案虽然"极似《伤寒论》太阳少阴两感证，其麻黄附子细辛汤、麻黄附子甘草汤两方，殊不宜阳虚有汗之本证"。因此，选用桂枝加芍药生姜人参新加汤再加附子，3 剂而"诸症悉已"，值得玩味。

16. 痹证——桂枝芍药知母汤合活络效灵丹 / 三痹汤加味

康某，经商外地，善于理财，凡利所在，不问寒暑，冒风露以行，是以所积日富。1946年冬经商于零陵，中途突发风湿关节病，不利于行而返归，询治于余。翁身沉重，手足拘急，关节痛处微肿，走注疼痛，如虎啮，如针刺，夜间增剧，刻不可忍，有时发寒热，但无汗，脉沉紧，舌苔白润，气短难续。此即《内经》所云"风寒湿痹"之候。稽诸古人叙述痹证最详者，莫如秦景明氏，其谓："风痹之证，走注疼痛，上下走注，名曰行痹；寒痹之证，疼痛苦楚，手足拘紧，得热稍减，得冷愈甚，名曰痛痹；湿痹之证，或一处麻木不仁，或四肢不举……拘挛作痛，蜷缩难伸。"又《金匮要略》更详叙其方证："诸肢节疼痛，身体尪羸，脚肿如脱，头眩短气，温温欲吐，桂枝芍药知母汤主之。"按翁病虽与秦说三证相符，而尤切《金匮要略》之所说，自以桂枝芍药知母汤为适应。但其夜痛加剧，则又兼及血分，宜与张锡纯活络效灵丹配用，庶能统治诸候而免偏颇。且风湿蕴积日久，寒邪深入筋骨，等闲小剂殊难胜疏筋活络，逐寒祛湿之重任，故大剂猛攻以作犁庭捣穴之计，始可一鼓而奏肤功：

桂枝45g，芍药45g，麻黄18g，附子24g，知母12g，防风30g，当归30g，丹参30g，乳香15g，没药15g，苍术18g，白术18g。每天1剂，酒、水各半煎，分早、中、晚3次服。夜间汗出通身，痛楚略减。又续进5剂，兼吞小活络丹，每次4.5g。夜间均有微汗，痛遂减轻，脉见缓和，手足能屈伸，关节肿消，尚不能起床。然以其人思虑多，气血虚，乃师"攻衰其半"之旨，改拟攻补兼施之三痹汤，并加防己、蚕沙、海风藤、银花藤等疏络活血药，每天2剂，时历兼旬，遂得步履如常。再用十全大补汤加龟、鹿、虎三胶轮服，逐次复元。

点评：风寒湿痹初以桂枝芍药知母汤合活络效灵丹逐寒祛湿，舒筋活络，攻邪为主；继以三痹汤加味攻补兼施，终用十全大补汤加龟、鹿、虎三胶交替轮服，则系补虚为主了，用药初、中、末层次分明，逐步移形换法，堪称范例。

17. 消渴——理中汤／人参养荣汤

陈某，46岁。始患伤寒未瘥，旋又伤食吐泻，自恃体健，未曾医治。迨剧乃延邹君诊治，服葛根桂枝汤加神曲、楂肉之类，表虽解而吐泻未已。又处不换金正气散温中止呕，宽胀消食，而吐泻得止。又转口渴尿多，次数频仍，改进人参白虎汤、甘露饮、六味地黄汤等，半月无进步，渐次面削肌瘦，神疲纳少，偃卧床第，不能起行。患者枯瘦脱形，目炯炯有神光，面唇无华，舌胖润白，脉微无力，渴尿无次，已至饮一尿一，小便清长，尿上层无油脂。盖病始由伤寒吐泻而起，营卫已损，阴液复亏，吐泻伤脾，中焦失运，循至肺气不能下降，

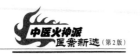

制约关门；肾火不能上升，蒸发津液，阴阳阻隔，上下失交，故消渴之证成矣。前医认为内热津干，叠用凉润，此治标不知治本也。本则脾肺肾三脏也，因脾喜燥而恶湿，肺恶冷而喜降，肾得温而水升，气化得全，斯则无病。今三脏失职，水津不上输而唯下泄，其主要关键，乃不在肺之宣、肾之蒸，实则脾失升降，不能制水也。倘脾能健运，输布津液，则肺肾功能也随之恢复，自无消渴之患。本证虽先属湿热，但因病已日久，正气惭衰，内脏不足，又一变而为虚寒，此病情阴阳转化之常规，不足异者，古人于此已有精切之论述。陈修园曰："水不自生，一由气化，黄芪六一汤取气化为水之义也；崔氏肾气丸取火能致水之义也；七味白术散方中有藿香之辛燥，而《金匮翼》谓其能大生津液；理中汤方中有干姜之辛热，而侣山堂谓其能上升水液，若以滋润甘寒为生津养液之源而速其死也。"由此可知气化传变与药宜温不宜凉之精义。本证如宜凉而不宜温，何以服白虎汤、甘露饮等而病至剧变，其误显然。今据前说用理中汤温脾止泻，证以程郊倩理论，其谓："参、术、炙甘草所以固中州，干姜守中，必假之釜焰而腾阳气，是以谷入于阴，长气于阳，上输华盖，下摄州都，五脏六腑皆以受气矣，此理中之旨也。"此因中焦之运，而使上下升降得宜，肺布津液，肾司蒸发，何至上渴下消，陈修园执中央运四旁之说，亦即理中之旨也，于是书与理中汤：

党参18g，白术15g，干姜6g，炙甘草6g。首剂效不显，5剂病始好转，口略知味，精神微振，可能缓步。又进原方5剂，渴尿大减，接近正常。终因病过虚损，尚需大补，改与养荣汤培补气血，历时兼旬始健。夫消渴而用肾气丸者屡矣，至治以理中汤则属伊始，因知辨证论治之亟当讲求也。

点评：如此"渴尿无次，已至饮一尿一"之消渴重症，竟以轻剂理中汤取得显效，确实令人惊叹。无怪乎此老也颇自诩："消渴而用肾气丸者屡矣，至治以理中汤则属伊始"，足以证明"辨证论治之亟当讲求也"。

18. 白带——完带汤加吴茱萸 / 桂附理中汤，金匮白术散

王氏妇，体虚经错，三旬犹未育，时以为忧。肝气郁结，因之白带不绝，清稀无味。脉细数而涩，食减身倦，月经38天始来，来则半月方尽，其为胞冷经寒，肝郁脾伤，由此概见。治宜温暖下元、调理肝脾为要，处傅氏完带汤加吴茱萸温经解郁。10剂而精神稍振，食欲增进，带则依然。脉象细数，舌苔滑润，腹有痛感，下肢畏寒特甚，数服温补药而尚有如是之症，其下元虚寒、

胞宫清冷至于斯极。现唯温脾胃以健运化，暖元阳以消阴寒，改进桂附理中汤，力较前药为胜，5剂无变化。详审阴寒过盛，药力犹轻，于本方加重分量：

附子24g，党参30g，白术30g，干姜15g，炙甘草15g，肉桂9g。浓煎，每天进2剂。2天后，症情较前进步，脉觉有力，腹不痛，恶寒大减，带下仍多，重新处方：

复于原方配用金匮白术散（白术60g，川芎15g，蜀椒21g，牡蛎45g，研散），每服18g，每天2次，酒水送下，暖胞宫，燥脾湿，以大其用。接服一旬，带减大半，已不恶寒，一切改善。

后以治带为主，仅用白术散（改汤）加艾叶、鹿角霜、芡实、椿皮等，大剂煎服，5天带尽。随进十全大补汤、养荣汤各10剂，调补气血，温暖冲任，以是体气健复，经期正常，次年育一儿，喜出望外。

19. 白带、不育——桂附理中汤加补肾药／当归生姜羊肉汤／人参养荣汤加龟板胶、鹿角胶

王某，夫妻和谐，多年未育，时以后嗣为念。某日，其夫与余同舟赴某处，谈及其妻下腹清冷，尤独阴内寒冷如冰，难以合欢，带下清稀，从无间止，然以事关房帏，隐秘莫深，知先生长者，将烦治之。后月余迎往其家。君妇体肥胖，脉细如丝，重按则无，带多腹冷，恶寒特甚，严冬重裘尤不足以御寒，不欲一刻离火，阳气之虚，由此见之。然推寻其病理，盖由冲任亏损，脾肾虚寒，气血不营经脉，脾湿不能运化，肾水失于蒸发，阴寒益盛，水湿结积，胞宫浸淫，冷如冰谷，所以痰湿下流而成白带，如此阴寒沉沦、阳气衰微之证，理合温补，方拟：

桂附理中汤加鹿、龟二胶、补骨脂、巴戟天、胡卢巴等药，大温元阳，培补脾肾，早晚用甜酒冲送硫黄，每次0.9g，持续1个月，畏寒大减，白带由稀转稠，量也微少。知前方已效，嘱仍继进1月，同时配用当归生姜羊肉汤（羊肉500g，当归60g，生姜30g，隔水清蒸）作饮食营养，2天1次，病状显著改进，下身有畏寒，带下减少，脉象虽细，可按而有神。嗣以阳回阴去，殊不必若前之峻温峻补，而以培养气血、通调经脉为宜。换方人参养荣汤加龟板胶、鹿角胶，每天1剂，服至50天而腹暖肢温，阴内无复有冷气鼓吹，带下全无。又继服1月，精神倍增，肌肉丰满，大异往昔气象，遂停药，翌冬生得一子。

点评：本例在药治同时，辅以当归生姜羊肉汤食补，是为独到之处。至阳

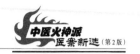

回阴去之后，认为"殊不必若前之峻温峻补，而以培养气血、通调经脉"为治，换方人参养荣汤加龟胶、鹿胶，值得借鉴。

20. 妇人缩阴证——当归四逆加吴茱萸生姜汤

魏妇，45 岁。天气严寒，白天在田间劳作，汗出解衣，因而受寒。归家即觉不适，晚餐未竟便睡，极畏寒，夜半抖颤不已，盖双被尚不温，旋现肢厥，屈伸不利，少腹拘痛，恶心欲呕，约半时许，阴户出现收缩，拘紧内引，小便时出，汗出如洗，自觉阴户空洞，时有冷气冲出，不安之至。清晨，其夫来迎诊，切脉细微，舌苔白润，身倦神疲，饮食如常，余症若上述。据此辨认，证属虚寒，由于肝肾亏损，遽被贼风侵袭，气血寒凝，经络拘急，颇类三阴直中之象；又其证所患部位，与男子缩阴证同，治法谅亦无异。不过俗传妇人缩阴多指乳房缩入，至于阴户抽搐牵引则少见也。其治当以温经祛寒为法，投以当归四逆加吴茱萸生姜汤，祛风寒，温肝肾，经血得养，其病自已。该汤每天进 3 大剂，遂告全安，未另服药。

21. 妇人缩阴证——当归四逆加吴茱萸生姜汤

刘妇，年四旬余。体素虚弱，某日农作过劳，傍晚归途遇雨，衣履尽湿，归仅更衣，不甚介意。晚间又经房事，风雨之夜，寒气砭骨，夜半时起如厕，未久睡感寒甚，数被不温，少腹拘急绞痛，次第加剧，待至天将明时，阴户遂现紧缩，自觉向腹中牵引，冷汗阵出，手足厥冷，头晕神困，不能起立，服药鲜效。其夫来迎治，脉象微细，舌润不渴，乃一阴寒证也。其夫且曰："内子阴户收缩，成一杯大空洞形，时流清液，令人见而生畏。"吾曰："病虽奇，治尚易，近村魏妇病与相似，曾一方即愈，毋用惊惧。"仍书与当归四逆加吴茱萸生姜汤，嘱 1 天服完两大剂，并用艾灸气海、关元 10 余炷，又锡壶盛开水时熨脐下。次日往视，已笑逐颜开，操作厨下，唯身觉略倦而已。

点评： 以上两例，皆因感受寒湿发病，直中三阴。阴户属于厥阴，方选当归四逆加吴茱萸生姜汤，且日进二三大剂，辨治准确，效若桴鼓。

22. 呕吐——干姜黄连黄芩人参汤／连理汤

韦某小儿，病泄泻，利止则腹胀，食则更甚，时作呕恶，因而不敢食，后致饮水亦呕，口苦舌绛，苔微黄，不渴，胸腹痞胀，指纹淡黄隐沉，身体极清瘦，大便如常，小便清利。盖由诸症观之，其先泄泻，脾胃早伤，气虚不化，寒湿积中，故食入则胸腹胀；舌绛口苦，由于肝胆之热，弥漫中焦，故水食入咽则呕吐，形成上热下寒、扦格不通之证。若上热轻而下寒不虚，可用栀子干姜汤清热温中，交通上下。今则不仅上热盛，而下寒且虚，已非上方所宜。《伤寒论》曰："伤寒本自寒下，医复吐下之，寒格更逆吐下。若食入口则吐，干姜黄连黄芩人参汤主之。"本证虽未经吐下，而久泻伤脾，其理正同。脾伤则清浊不分，阳格于上，阴沉于下，故用药上宜有分寸；如仅用寒药以治下，则必格拒不入，即入也将引起上热之加剧，皆不利于病。核上述姜参芩连汤为上盛热、下虚寒之剂，恰合于本证，用之何疑。其方芩、连之苦寒，以通热格，参、姜之温补，可复正气而逐阴邪，配合臻补泻变化之奇。然以胜复关系，分量略有变更，以寒重热轻，故而如此：

党参15g，干姜9g，黄芩4.5g，黄连（姜汁炒）3g，煎成缓缓服下。先不受药，进1剂后，药也不呕，再剂可食饮。上焦余热未清，中焦虚寒尚盛，改进连理汤：

黄连2.4g，党参15g，白术（土炒）、干姜各6g，炙甘草3g。3剂遂得阴阳协调，上下沟通，不呕能食。后以六君子汤平调脾胃，食欲大佳，肌肉丰润，又健常活泼入学矣。

十四、陈守义医案

陈守义，1944年生，副主任中医师，河南省滑县中心医院门诊部主任。15岁时跟随外祖父薛宝三习医，先后学习戴云波先生应用大剂乌附、河南中医学院李统华教授应用附子的经验。临床实践中摸索出大量应用附子、川乌的经验，治疗痹证尤有经验，善用乌附麻辛桂姜汤加味：川乌或草乌30~120g，附子30~120g，麻黄15g，细辛15g，桂枝15~50g，干姜30~60g，甘草30~60g，黑豆30~60g，远志10g。认为附子15g以下者，不需要先煎；如用制川乌或草乌30~120g，制附子30~120g，特别是2味同用时，多配用干姜30~60g，甘草30g，远志10g，黑豆30~60g以制其毒。需要先煎2~4个小时较为稳妥。本节医案选自傅文录编的《火神派学习与临证实践》。

1. 腰痛——乌附麻辛桂姜汤加味

秦某，男，48岁，农民。半年前因腰痛行CT检查，确诊为腰椎间盘突出症。

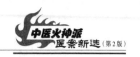

服用中西药物效果时好时坏，近来天气渐凉，其痛益甚，已经3个月，由他人背来就诊。现症见：腰痛沿左腿至足酸痛如锥刺刀割，夜间痛甚，得热则舒，遇冷痛剧，左侧肢体肌肉萎缩，明显比健侧细瘦，扪之温度稍低，饮食尚可，二便如常，舌质淡红，苔薄白，脉象沉缓无力。证属阳虚寒湿，治宜温阳散寒，祛风除湿，方用乌附麻辛桂姜汤加味：

川乌头120g，附子120g，干姜60g，甘草30g，黑豆30g，麻黄15g，桂枝50g，细辛12g，独活30g，羌活15g，杜仲15g，川牛膝30g，木瓜30g，淫羊藿24g，胡卢巴15g，补骨脂15g，黄芪60g，白术24g，千年健15g。先煎前5味药物2小时，再下后面的药物；水煎2次，混合后滤出药液，每天分4次服用，4小时1次。5剂。

二诊：服完1剂之后而来复诊，告曰如上法把1剂中药煎好之后，没有分4次服用，而是1次把药服完。服药之后，失去知觉。等他醒来，已是第2天的天光大亮。腰腿已不痛了，身轻气爽，自己单独来诊，并说这药太神奇了。问其余药物是否续服？嘱其按原来方法服完。

如法服完4剂后，腰痛消失，随访9年未见反复。

原按：《尚书·说命》指出，"药弗瞑眩，厥疾勿瘳。"仲景在《伤寒杂病论》中白术附子汤方后云："……三服都尽，其人如冒状，勿怪。"也谈到服用附子会有一些反应，这个"冒状"就是眩晕。陈氏多年应用乌附，这样的反应并不多见，此例患者，不仅冒眩，而且昏不知人，已经达到"瞑眩"状态，疗效却出乎意料，可知古人"药弗瞑眩，厥疾勿瘳"之语不虚。

2. 坐骨神经痛——乌附麻辛桂姜汤加味

王某，男，27岁，工人。1年前因用力过度而腰痛，CT检查确诊为腰椎间盘突出压迫神经，经治而缓解。近期出差在外，着衣单薄，路上受寒，病痛再次发作。现症见：全身困痛，关节疼痛，尤以左下肢沿坐骨神经方向放散，酸痛难忍，呻吟不止，昼轻夜重，得热则舒，由其父母搀扶就诊。经过针灸、镇痛药等措施，只能减轻一时，苦不堪言。查：舌淡红，苔白厚腻，脉象浮紧。证属寒湿在表，治宜解表温阳以散寒邪，方用乌附麻辛桂姜汤加味：

川乌头60g，草乌头60g，干姜30g，甘草24g，麻黄15g，细辛15g，桂枝30g，葛根30g，白芍30g，羌活15g，独活30g，乳香15g，没药15g，威灵仙30g。川乌、草乌、干姜、甘草先煎2小时后，再下后面诸药；水开后再煎30分钟，随后再加水二煎，混合2次滤出液，分为3次服用，4小时1次。3剂。

复诊：回家后煎药未听医嘱，按照一般煎药方法，煎好药后1次将药服完。10分钟后，突然昏不知人，口吐白沫。家属立刻询问怎么回事，陈氏随即到患者家观察，发现患者呕吐出部分药物，浑身汗出如洗，问其有什么不适之处，患者只说疲乏，想睡觉。诊其脉浮紧已无，缓滑有力，无病之象。随后让患者服些热糖水，安睡即可。第2天患者骑自行车专程来告，其病若失，余下之药未再服，病愈。

原按： 此例患者由于误用常法煎服，药量过大，导致"瞑眩""如冒状"，病痛却奇迹般解除，真所谓"歪打正着"。陈氏由"脉浮紧已无，缓滑有力"，断为取效佳象，从容安排患者饮糖水并休息，确显胆识。

3.膝关节积液——乌附麻辛桂姜汤加味

申某，男，54岁，农民。半年前曾确诊为膝关节积液，服用中西药物无显效，用哌替啶只能缓解一时，最后院方准备做截肢手术，无奈之下求之于陈氏。现症见：左膝关节肿大如杵，皮色明亮而薄，不红不肿，疼痛如刀割，夜间更甚，不能屈伸，饮食尚可，二便如常，舌淡红胖边有齿痕，舌下静脉紫暗迂曲，脉沉弦滑。证属寒湿痰瘀，闭阻关节。治宜温经散寒，化痰活血通经，方用乌附麻辛桂姜汤加味：

川乌头120g，附子120g，干姜60g，甘草30g，黑豆60g，远志10g，麻黄15g，桂枝60g，细辛15g，薏苡仁90g，川牛膝30g，木瓜30g，伸筋草30g，鸡血藤30g，白芍60g，没药15g，乳香15g。前6味药物先煎4小时，再下后面药物；水煎服，水煎3次混合后，分4次服，每6小时1次。1剂。

病人按要求服药2次后，疼痛有所好转，左膝关节有麻热感，持续1个多小时后，安静入睡约2小时，4次药液服完后，关节疼痛明显减轻。效不更方，原方继服3剂。

如法服完后疼痛消除大半，肿胀也明显消退，继续中药调治。先后共服上药15剂，其病消失，可下田劳动。1年后随访，健康如常人。

原按： 膝关节肿胀伴积液，中医称为鹤膝风，甚为难治。患者疼痛剧烈，曾考虑截肢，可见病情严重。陈氏依据病情，大剂乌附为帅，重在温通，佐以祛湿活血，通经宣散，短短半月之内治愈此等顽症，实属火神功力。

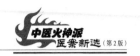

4. 肩关节痹证——乌附麻辛桂姜汤加味

朱某，男，40岁，农民。肩周炎病史半年余，曾服用中西药物效果不显，现症见：左肩关节疼痛，不红不肿，夜间痛甚，子时以后疼痛剧烈难忍，须家人用热棒轮换锤打、按揉方觉减轻一时，畏寒怕风，觉得有冷风直入左肩内，如在冰窖中，舌淡红，苔白腻，脉沉迟细缓。证属寒湿痹阻经脉，治宜温经散寒，除湿蠲痹，方用乌附麻辛桂姜汤加味：

草乌头30g，附子30g，干姜30g，甘草30g，黑豆30g，远志9g，麻黄15g，桂枝50g，肉桂20g，桑寄生30g，威灵仙30g，葛根30g，桑枝30g，葫芦子15g，补骨脂15g，淫羊藿30g，羌活24g，当归20g，黄芪30g，姜黄15g。前6味药物先煎4个小时后，再下余下药物；3剂。水煎服，每天1剂。

服药后效果良好，夜间不再疼痛，服药后自感有一股热流直达病所，酸痛憋闷约30分钟后消失，疼痛有所减轻，患者骑自行车来诊，原方略作加减共服9剂，病愈。

原按：乌附阳药运行之时，患者有时会有一种明显的热流感，此是郑钦安所说的"阳药运行"表现，阳热盛行，阴凝则消，血脉畅通，则痹病可愈也。

5. 顽痹——乌附麻辛桂姜汤加味

刘某，男，35岁，农民。患者曾在煤矿做工，劳累过度，加之地下工作环境等因素，患上关节炎，久治而无明显改善，日益加重。始由踝关节渐至全身各个关节僵直疼痛，夜间加剧，痛如刀割，下肢及双脚足踝肿甚，色紫暗发凉，舌质淡胖边有齿痕，脉沉迟无力。证属寒湿凝聚，痹阻血脉，治宜温阳散寒，方用乌附麻辛桂姜汤加味：

川乌头60g，草乌头60g，干姜30g，甘草30g，黑豆60g，麻黄15g，细辛15g，桂枝60g，鸡血藤30g，青风藤30g，络石藤30g，白芍60g，川牛膝30g，川断30g，木瓜30g，没药15g，乳香15g，薏苡仁60g，当归24g，丹参24g。前5味药物先煎4小时，再下余药；3剂，水煎服。水煎2次混合药液分4次服，4小时1次。

二诊：服上方后无不良反应，但疼痛没有缓解，试思没有不良反应，草乌、川乌各加至120g后，方有明显好转，再服3剂。

三诊：患者可自己骑车来门诊看病。在前方基础上加白术30g，槐花60g，再进5剂。以后痛肿逐渐减轻，草乌、川乌量及他药也逐渐减少，共服60余剂基本痊愈。

原按：风寒湿邪，痹阻经脉，气血凝滞。病久顽固，非常法常药可治，开始病重药轻，疗效平平，久病寒邪非轻剂能取效果，二诊之后，加大川乌、草乌用量，逐渐见效，取效后又逐渐减量，以保证病愈而药不致中毒。

6. 类风湿性关节炎——乌附麻辛桂姜汤加味

刘某，女，63岁，退休工人。全身关节疼痛10年余，曾确诊为类风湿性关节炎。遇劳累或天气寒冷加剧，近3年有逐渐加重趋势。现症见：双膝关节及踝关节肿胀，肌肉渐渐萎缩，全身关节僵直酸痛，屈伸不利，双手关节弯曲变形，活动受限，生活不能自理，痛不欲生，舌淡紫暗，苔白腻，脉沉迟细弱。证属顽痹，气血虚衰，治宜温阳益气，散寒活血通络，方用乌附麻辛桂姜汤加味：

制川乌90g，制草乌90g，雷公藤30g，黑大豆60g，干姜30g，甘草24g，麻黄20g，细辛10g，桂枝30g，熟地黄24g，淫羊藿15g，白芥子15g，露蜂房15g，全蝎10g，蜈蚣3条，乳香15g，没药15g，桃仁10g，红花12g，黄芪120g，薏苡仁30g，白芍30g，乌梢蛇15g，鹿角霜15g，伸筋草15g，葛根15g。前6味药物先煎2小时后，再下余药；水煎3次混合药液后，分4次服。5剂。

服上方后，全身有温热感，自觉舒适，疼痛脚肿显著好转，无不良反应，效不更方，守法守方，共服药200余剂，症状基本消失，生活可以自理，改服风湿药酒以善后。

原按：顽痹已几十年，治疗需有耐心。大剂川、草乌配合雷公藤，可谓治痹专药大方，守法守方，调治经年，方收良效，此需医患之间信任合作。

7. 坐骨神经痛——乌附麻辛桂姜汤加味

高某，男，40岁，市民。平素遇劳或天气变化时，腰及右下肢酸楚疼痛年余，CT检查确诊为腰椎间盘突出症。近因气候寒冷，劳累过度，腰腿痛突然加重，多种方法治疗均未取效，痛不欲生。现症见：不能转侧翻身，腰臀部右下肢至足阵发放射样疼痛，如锥刺刀割，痛苦异常，舌淡红，苔薄白，脉沉缓细弱。证属风寒湿痹，治宜温阳散寒，通经活络，佐以祛风除湿，方用乌附麻辛桂姜汤加味：

川乌60g，附子60g，干姜60g，甘草30g，白芍60g，麻黄15g，细辛

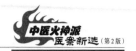
10g，桂枝30g，鸡血藤30g，独活15g，羌活15g，木瓜30g，川牛膝30g，续断15g，淫羊藿15g。前4味药物先煎2小时，再下余药；水煎2次混合，分3次服。3剂。

服上方后，腰腿疼痛明显减轻，能翻身活动，右下肢阵发性放射疼痛减少。上方加温肾壮阳药：鹿角霜15g，胡卢巴15g，补骨脂15g，杜仲15g，余药同前，3剂。

疼痛进一步好转，能坐起吃饭，大小便已能下床，患者喜出望外。在上方基础上略作增减，共服30剂，病愈。

8. 湿热痹——四妙丸合三仁汤加川乌、草乌等

张某，女，25岁，农民。四肢关节红、肿、热、痛，游走性疼痛，曾确诊为风湿性关节炎，屡治疗效不佳，症见：腕关节痛不可忍，手不可触，触之痛甚，痛处红肿且热，两踝关节不能着地，膝关节伸缩受限，腰痛不能转侧，呻吟不止。活动不能自理，伴发热、头昏、纳呆，大便稀溏，小便短赤，舌质偏红，苔黄腻，脉滑数。证属湿热痹证，治宜清热利湿，佐以通络，方用四妙丸加味：

川乌30g，草乌30g，生姜30g，黑豆30g，薏苡仁60g，苍术10g，黄柏12g，赤芍15g，鸡血藤15g，海桐皮15g，五加皮12g，杏仁10g，白豆蔻9g，竹叶10g，滑石30g，生石膏30g，连翘15g，大腹皮15g，忍冬藤30g，鲜桑枝60g。前4味药物先煎2小时，再下余药；水煎2次混合后，分3次服用，6小时1次。3剂。

二诊：服药效果明显，上次就诊需人抬行，现由人搀扶走进诊室，红肿已消大半，关节也不甚痛，可以屈伸，饮食增加，大便仍溏，舌苔厚腻减轻，时有欲呕，上方加竹茹30g，3剂。

三诊：饮食增加，精神清爽，生活可以自理，关节痛已经消失，唯有肌肉酸软，此乃湿邪未尽之象。原方川草乌减至15g，共服15剂，病愈，健康如初。

点评：患者为湿热痹证，仍然加用大剂川草乌，凸显火神派风格。湿为阴邪，需要温化，热为阳邪，需用清利。单用清热利湿，恐怕热清而湿难化。湿邪非温不化，在大剂清热利湿药物的主导下，佐以大剂川乌、草乌，寒温并用，短时间内治愈这样的严重痹证，实属佳案。本例方中含有三仁汤意。

9. 风寒外感——麻桂辛四逆汤加味

刘某，男，40岁，干部。因醉酒入睡，使用空调、电风扇，醒后即感发热恶寒，头痛身痛，关节痛甚，四肢最为显著，用激素可缓解一时，治疗10余天不见明显好转，症状逐渐加重，生活不能自理，由家属背入诊室。患者苦不堪言，渴而喜饮但饮不多，由于疼痛而影响食欲，大便溏薄，每天2次，小便黄，舌质淡红，苔白，脉浮沉滑而紧偏数。证属太阳伤寒，治宜温阳散寒，解表祛湿：

附子30g（先煎1小时），麻黄15g，细辛12g，干姜15g，生姜15g，桂枝24g，杏仁12g，生薏苡仁60g，白术24g。水煎服，水煎后分3份，每4小时服1次。3剂。

二诊：患者自己来复诊，症状基本消失，唯感困倦乏力，时自汗出，上方加黄芪30g，党参24g，再服3剂。服药后恢复如初。

原按：盛夏醉酒，空调、风扇久吹，风寒侵袭，肌表经脉凝滞则全身疼痛。表邪不祛，寒湿无由发泄，故而久治不愈。陈氏接诊仍从宣肺解表着手，重点温经回阳，以祛除表里之寒湿，姜、桂、附三把火一齐上阵，尽显火神派一炉火之特色。

10. 产后身痛——黄芪桂枝五物汤合四逆汤加味

景某，女，28岁，农民。2006年6月28日初诊。2005年7月分娩，使用空调，引起全身肢体关节酸楚疼痛，阴天下雨时节加剧，曾确诊为风湿性关节炎，中西医药治疗年余，效果不明显，近因天气暑湿酷热而病情加剧。现症见：全身关节屈伸不利，痛处有时游走不定，肢体关节肿胀，下肢更甚，麻木重着，畏寒怕冷，动则汗出，反复感冒，一有风寒受冷，即有恶寒发热头痛，鼻塞流涕，全身疼痛加重，舌质淡胖边有齿痕，苔白，中后部偏厚腻，脉沉缓无力。证属气血亏虚，寒湿内侵，治宜益气温阳，补肾活血，方用黄芪桂枝五物汤加味：

黄芪60g，藁本15g，川芎15g，当归15g，桂枝20g，白芍30g，附子15g，干姜10g，狗脊15g，红参10g，益母草15g，细辛9g，炙甘草10g，生姜10g，大枣5枚。水煎服，每天1剂，分2次服。5剂。

二诊：服上方未见明显好转，脉象如前，将附子加至30g（先煎），干姜加至20g，另加生薏苡仁30g，5剂，服法同上。

三诊：服后疼痛有所好转，肿胀见消，但汗出仍多，上方附子加至60g

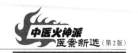
（先煎），干姜加至30g，生薏苡仁加至60g，另加白术30g，苍术15g，山茱萸30g，5剂。

四诊：服后诸症明显好转，诸关节已基本不痛，足踝及其他关节肿胀消尽，汗已减少，以后在此方基础上随证加减共8诊，服药40余剂痊愈。

原按： 妇人新产之后多气血亏虚，易于外感寒邪。由于调摄不当，寒邪入侵，痹阻血脉，气血凝滞，不通则痛。初诊时益气温阳，补肾活血，由于寒邪盘踞，祛除不易，方药对症而病重药轻，难以获效。二诊之后，逐渐加大附子剂量到60g时，方见显效，总量用至1800g时，才得治愈。体虚之人，耐受情况不一，附子剂量由小到大比较妥当。

11. 痛经——少腹逐瘀汤加乌头、附子

袁某，女，35岁，市民。2年前正值经期用凉水洗衣服，又饮冰镇饮料后，月经随即闭止，后来行经前1周小腹开始疼痛，经来时加剧。经期后错，色暗红有血块。开始未加注意，逐渐加剧，开始服些西药止痛未止。近来用哌替啶竟也未止，经人推荐就诊于陈氏。现症见：面色苍白，冷汗淋漓，四肢厥冷，少腹痛如刀割，用热水袋敷在少腹，暖后痛一阵并下血块儿如柿饼大，色暗紫，同时腰酸如折，舌质暗紫边有瘀斑，舌静脉迂曲，脉象沉弦细。证属寒湿凝滞，治宜温经止痛，活血化瘀，散寒除湿，以少腹逐瘀汤加味：

川乌头30g，附子30g，干姜15g，小茴香10g，延胡索15g，没药12g，当归15g，官桂10g，赤芍15g，蒲黄15g，五灵脂15g，川芎15g，血竭3g（冲服），桃仁12g，红花10g，黄酒2两为引。乌、附、干姜3味先煎2小时，后下余药，水煎分2次服，6小时1次，2剂。

复诊：腹痛基本消失，面色已红润，经行顺畅，血块减少，血量较上次为多。效不更方，原方3剂。服完停药，下次经前10天开始再服此方。患者遵医嘱服药，调治3个月，月经恢复正常，健康如初。

点评： 冲任经血下行，宫口开放，寒邪易于入侵。冷水洗衣，寒从外袭，饮入冰凉之物，寒从内入，内外合邪，凝滞经脉，不通则痛。采用大剂乌附各30g祛寒镇痛治本，配合少腹逐瘀汤活血化瘀治标，此系成方再加温阳之品，为火神派用药一大思路。由于月经周期的特殊性，需连续服用3个周期，经前服药，防患于未然，自是成法。

12. 肝硬化——真武汤合五苓散加减

张某，男，45岁，干部。患者在北京某大医院确诊为肝硬化，服药未见好转，心情沉重，求治于陈氏。现症见：面色晦暗虚胖似肿，精神疲惫，面颊有血缕，形寒怕冷，欲抱火炉烤火取暖，体倦肢困，不欲活动，食欲不振，饮水后脘腹胀满加重，晚饭后尤甚。大便溏薄，每天2~3次，腹胀大如囊裹水，小便清，舌质淡暗紫胖，边有齿痕，苔薄白，脉沉缓无力尺弱。证属阴盛寒湿黄疸，治宜温阳利湿退黄，方用真武汤合五苓散加减：

附子120g（先煎4小时），白术30g，茯苓24g，党参24g，猪苓15g，泽泻15g，龙胆草9g，生牡蛎30g，桂枝15g，干姜15g，大腹皮30g，川芎12g，炙甘草9g，陈皮10g，生姜10g，大枣5枚。2剂，水煎服，每天1剂，分3次服。

服药后精神好转，饮食增加，腹胀减轻，身体有温热感，在此方基础上加减，共服半年余，身体康复如初。

原按：肝硬化为肝病晚期，属中医鼓胀阴黄之证。本例阳气虚衰，不能蒸腾气化，水湿无以宣行，积聚在腹，形成腹水，乃寒湿阴盛之象，非大剂附子难以担当此任。故重用附子，以五苓散、真武汤加减化裁，方药对证，服后即有温热感，以此为基础化裁，服药半年余，才得以治愈。"冰冻三尺，非一日之寒"，只有守方用药，才能收效。

13. 乙肝、黄疸——茵陈术附汤合真武汤、五苓散加味

王某，男，28岁，军人。患有乙肝，多次住院治疗，时好时差终不能愈，所用西药不详，中药基本上是一派苦寒凉药，着眼于清热解毒、降酶退黄。不见改善，且有愈来愈重之势。面色晦暗青黄，虚胖，巩膜微黄，小便发黄，饮食尚可，饭后腹胀，阴天胀甚，食油腻则呕恶，大便溏而不爽，每天2次，舌质淡胖嫩边有齿印，苔白滑津液欲滴，脉沉缓无力。证属阴黄，寒湿内阻，阳气不宣，治宜温化寒湿，温中健脾，利湿退黄，方用茵陈术附汤合真武汤、五苓散加减：

附子60g（先煎2小时），干姜15g，白术30g，党参30g，茯苓15g，桂枝15g，茵陈60g，陈皮12g，郁金24g，石菖蒲15g，白豆蔻10g，泽泻15g，猪苓15g，焦三仙各15g，炙甘草9g，生姜12g，砂仁10g，大枣5枚。7剂，水煎服，每天1剂，分3次服。

复诊：面色晦暗明显好转，饮食增加，大便已成形，小便通畅，黄疸已消，

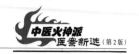

效不更方，在此方基础上略有加减，附子加至120g，感冒时停服。守方治疗3个多月，化验一切正常。

点评：乙肝黄疸与病毒活动对肝脏造成的损害有关，时下治疗多以清热解毒、利湿退黄为主，其实脱离阴阳辨证大纲，跟着西医诊断跑，认阴为阳，寒热混淆。长期服用苦寒之品，势必损伤阳气，终为阴黄之证，临床误此者颇多，本例即为典型之案。陈氏以大剂附子振奋阳气，以真武汤、五苓散、茵陈术附汤等加减，突出温阳利湿，方为正治。此类患者，后来接治要比未经误治者多费时日。本案大剂附子服用3月之久方愈此疾，即是明证。

十五、曾辅民医案

曾辅民（1935—2009），成都中医药大学副教授。勤求古训，思经求旨，博采众说。一贯崇尚仲景学说，认为中医临床的根基就在仲景理论。临床中学不离《伤寒》，用不离经方，偶尔辅以时方。万病不离乎六经，在六经辨证理论的指导下，擅以经方治疗疑难杂症，观脉察症，析机辨微，收到显著效果。尤其对经方针对病机之精微处、经方配伍的细微精神以及用药过程的剂量变化体悟深刻。擅用乌附、姜桂，药味精而剂量重，颇有经典火神派风格。本节病例主要出自《四川名家经方实验录》等。

曾氏使用姜、附的心得归纳如下：

（1）运用指征：面白，舌淡有齿痕，舌面有津，畏寒肢厥，便溏或便秘，或便溏、便秘交替出现。

（2）用量问题：应视病之轻重、阴寒程度决定用量。一般应从小量开始，确认辨证无误，药后无效或效微就加量，脾肾阳虚者每次加量20g左右。

（3）姜、附大剂量用后通常有两种情况：一是口苦舌燥，喜饮冷者，是温之太过，应停用，改用滋阴化阴之剂；二是药后出血、便泄、身痛、痰多、水肿等，是药量与阳虚阴盛之程度相吻，不要更改药物，继续加量效果最好，上述反应2~3天自愈。

（4）煎煮时间：单用大剂量乌头或附子时先煎1小时，乌、附同用时先煎2小时，一般不用防风、蜜糖，只有解毒才用；黑豆只是用川乌时才加。用解毒药虽是万无一失的措施，但同时会影响疗效。附子、川乌、草乌30g以上，算为大剂量。蜂蜜和蜜糖都差不多，一般最后兑入。

1. 舌疮——四逆汤加肉桂

许某，女，32岁。舌痛3天，舌底前右侧边缘疮疡，呈圆形突起，0.5cm×0.5cm。影响咀嚼，口腔灼热，病灶处更甚，神倦懒言，语言不清，便溏，手足心热而难忍，偶有小便热痛，舌红有齿痕，舌面多津，脉细弱而数。此虚阳外越之舌痛，处方：

附子40g（先煎），干姜50g，炙甘草50g，肉桂15g（冲）。3剂。在门诊先与肉桂粉冲服少许，不到10分钟患者语言不清明显好转，手足心已不如前热。

2周后复诊，述及服前药2天即痛止，第3天病灶消除，手足心热消除。这几天又开始发热，眠差，予补肾填精、回阳之法续治而愈。

原按：《黄帝内经》所谓"诸痛痒疮，皆属于心"，心，火也，即是说，一般论治疮疡从火立论，主用清热泻火或滋阴清热之法，可辨证选用导赤散、黄连阿胶汤等，这是无可厚非的。然需注意：火有虚实，不应只关注实火而忽略虚火。虚者不外阴盛阳虚，本例即属于后者。但舌、脉、症呈现阴虚之象，何以判为阳虚，虚阳外越之候呢？因其阳虚，肾精不足，脉不充而细，虚阳上越，浮阳郁结之处，阳气相对有余，故病灶处色红，舌红。辨证关键在于舌面津液之盈亏，如属阴虚，与舌面有津、便溏不符，因此详查症状，细审病机，主以回阳而收显效。

点评：曾教授对虚阳外越之证颇有研究，认为虚阳外越与"戴阳""格阳"的病机、症候相同，缘由肾阳衰微，阴盛于下（内），微弱阳气浮越于上（外），是阳气浮越不得潜藏的一种症候。

《伤寒论》283条"病人脉阴阳俱紧，反汗出者，亡阳也，此属少阴，法当咽痛，而复吐利"；317条"少阴病，下利清谷，里寒外热，手足厥逆，脉微欲绝，身反不恶寒，其人面色赤，或腹痛，或干呕，或咽痛，或利止脉不出者，通脉四逆汤主之"；377条"呕而脉弱，小便复利，身有微热，见厥者难治，四逆汤主之"；389条"既吐且利，小便复利，而大汗出，下利清谷，内寒外热，脉微欲绝者，四逆汤主之"等条文，对虚阳外越做了大量论述。可以说，病至此际危殆已现，不可不慎。

但曾氏于几十年临床中发现，虚阳外越之候也不像论中所言那样危殆。就危重而言，是重而不一定危，即虚阳浮越之候是重症不一定是危症。此类患者在临床并不鲜见，随着寒凉药的误用泛用，以及冷饮、水果等冷物的过量摄入，此类病症大有增加趋势。

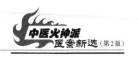

临床中所见阴寒所致的虚火牙痛、虚火喉痹、口疮、失眠、眩晕、面部阵阵烘热、身体阵阵发热、手足心热、小便尿热、大便肛热、唇口红肿等都属于虚阳外越的范畴。如辨证不细，极易诊为阴虚有热，当此之际最需留意。辨证中易于混淆之处如下：

（1）阴虚、阳虚都可以出现手足心热、身发阵热，脉都可细数。

（2）阴虚、阳虚都可以出现腰部症状、头部症状。

（3）阴虚、阳虚都可以出现大便干、小便热。

（4）阴虚、阳虚都可以出现口干、失眠等。

辨证关键在于一个"神"字。即阳虚病人定然"无神"，阴虚病人定然"有神"，这一点体现了郑钦安的观点。本例舌疮及下面 4 例均是虚阳外越之证，曾氏均以四逆汤加味取效。

2.不寐——四逆汤加龟板、肉桂、砂仁

蒋某，女，54 岁。不寐有年，阴阳两虚。养心安神、滋阴潜阳之剂遍用不效。寝食几近于废，时觉上火之症状（如经常起口疮，常觉咽痛等），自购中西成药清火之剂服用，近几日益觉难寐，虽寐亦浅并时间短（2~3 小时），手脚心热，身阵阵发热，便干，尿热，舌红有津，边有齿痕，脉沉细数。此虚阳外越之不寐也，以四逆汤加龟板、肉桂、砂仁治疗：

附子 60g（先煎），干姜 40g，龟板 20g（先煎），肉桂 10g，砂仁 25g，炙甘草 20g。5 剂。

二诊：入睡改善，可睡熟 5 小时，予原方加重附子、干姜用量：

附子 80g（先煎），干姜 60g，龟板 20g（先煎），肉桂 10g，砂仁 25g，炙甘草 20g。5 剂。

三诊：药后已整夜睡眠香甜，余症若失，舌仍淡，脉沉已起，与温补之剂为丸，长服善后。

原按：阳入于阴则寐，不寐证总的病机不出阳不入阴。然导致阳不入阴的原因又各不相同，或因于虚或因于阻隔。具体分析不外阴虚阳浮，相火无制；痰湿、瘀血、水饮等病理产物阻滞不通；阴盛阳虚，逼迫虚阳外越不得内入。此例即属于虚阳外越之候。认证既准，方药中的，因此效如桴鼓。

点评：此证不寐见有手脚心热，身阵阵发热，便干，尿热，舌红有津，脉沉细数，极易判为阴虚内热。但养心安神、滋阴潜阳之剂遍用不效，提示恐非

阴虚，结合舌边有齿痕，断为"虚阳外越之不寐"，确实经验老到。所用四逆汤加龟板、肉桂、砂仁，已含郑钦安潜阳丹之意，也有吴佩衡大回阳饮之意。

3.虚阳外越——人参四逆汤加味

俞某，女，51岁。因咽喉不适，似有梗阻、异物感就治于某院中医科，服玄参、连翘、青果等滋阴清热中药2剂，遂觉体内灼热之气向外直冒，大汗成颗，心里难受，心慌，仓促间电话求治。素知患者为阳虚之体，服清热滋阴之品而致阳气外越，估计为药误，先予补阳固脱敛汗处之：

附子80g（先煎），龙骨30g，牡蛎30g，炙甘草30g，山茱萸40g，肉桂3g（后下）。1剂，2小时服1次。药后汗、热稍减，显属虚阳外越之证，急予回阳救逆佐以敛阴治之：

附子200g（先煎），干姜120g，炙甘草50g，炮姜40g，红参30g，山茱萸40g。2剂，煎出1600mL，3小时服1次，每次服200mL，兼服鹿茸、紫河车各8g，研粉装入胶囊，每次服5粒，每天服4次。

然后改处下方：附子180g（先煎），干姜80g，炮姜40g，桂枝80g，山茱萸30g，红参20g，炙甘草60g，肉桂5g（后下），鹿茸8g（冲），紫河车粉8g（冲）。5剂。此方续用，随证变化。但固守温阳、回阳之法，仅以苦甘之炮姜、炙甘草之剂顾阴，经治半年方解。

点评：*咽喉各证属阴证为多，俗医不知，视为阳热、阴虚不少，此等误辨临床常见。不知仅2剂滋阴清热之剂即可导致虚阳外越甚至阳脱，如本例之严重后果。以曾氏善于扶阳而论，犹以大剂四逆汤调理"半年方解"，可知苦寒伤阳之害，后果甚矣，能不慎哉！*

4.水疱——四逆汤加白芷

王某，男，21岁。素体神倦畏寒，晨起见双膝外内两侧出现长条形水疱约5cm×1.5cm，色白，偶有尿热，舌淡，脉沉细。此虚阳外越之候，处方：

附子30g（先煎），干姜15g，炙甘草20g，白芷20g。2剂。药后病灶消失，精神好转。

原按：*此证属阳虚外越之候，为《伤寒论》所不载。本例参合病史，据脉及病灶局部色泽，判定为虚阳外越，实由阴盛逼阳、虚阳外越之际带出津液所致。可见论中所描述之虚阳外越症状只是虚阳外越证之沧海一粟而已，临证之时不*

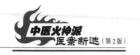

应拘泥。

5. 经漏——四逆汤加肉桂、炮姜

黄某，女，43岁。1周前因感寒，身体不适，经来淋漓不断，自购西药口服无效，且经来之势有增无减。现症见：手足心热，烦热，全身阵阵发热，神情倦怠，脚胀，下肢肿，腰膝酸软，全身怕冷，脉沉细，舌淡。询及患者有2年经漏病史，易患外感。

此阳虚外越之经漏证，因其经漏有年，阴损及阳，虚阳外浮，治当以回阳为治。此病已入少阴，不容忽视，误以感冒治疗，阳气益亏，病必深重。处方：

附子30g（先煎），干姜40g，炙甘草30g，肉桂10g（后下），炮姜30g。2剂。服药后经漏已净，精神转佳，手足心热及身热消除，脚胀，头昏重，白带多，手指冷，舌淡边有齿痕，脉沉细。以温肾散寒之剂收全功。

原按：经漏以其经来不止而量少，淋漓不断，有如屋漏而名。历来治疗崩漏之法，不出清热与温摄两纲，尤其治崩以温摄为要。而于漏证，因其久而不止，必有伏热，逼血妄行，而反宜清。本例患者不仅不用清法，反而一派辛热纯阳，实为治漏之变法也。或曰《金匮要略》有言"妇人年五十，所病下血数十日不止，暮即发热，少腹里急，腹满，手掌烦热，唇口干燥"，仲景以温经汤治疗，今本例与《金匮要略》所言如出一辙，不以温经汤治疗，却以大辛大热之剂收功，令人费解，此处最需留意。久漏之证，虽有血去阴伤之根基，然而血能载气，病程久延必致阴损及阳；气为血帅，阳气向外浮越之际，势必带出阴液。此二者相因为患，形成恶性循环。病证初起虽以热为主，但病至此际，亦成阴阳并损之候，温摄一法无妨，且舍此再无他法。方中看似一派大辛大热，实则暗含阴阳至理，阳固而阴留，阳生而阴长之妙。附子、干姜、炙甘草，辛甘和化阳气，炮姜虽温，但经炮制，已化辛为苦，与甘草苦甘化阴，阴阳并补，阳生阴长；尤为至要者，肉桂、炮姜二者引血归经，故而收到显效。

6. 便秘——四逆汤加肉桂

邓某，女，84岁。便秘，口苦食少，尿热，神差欲寐，舌淡，脉沉细尺不显。处方：

附子50g（先煎），干姜40g，炙甘草20g，肉桂10g（后下），炮姜20g。2剂。其后因咳而就诊，述服上药后症状消失。

原按：此属阳虚便秘，虚阳外越而现尿热，不是心热、实热之证。

7. 小腹胀冷——吴茱萸四逆汤加味

余某，女，47岁。小腹胀冷，畏寒，脉沉细，舌淡。处方：

桂枝30g，附子100g（先煎），吴茱萸20g，川乌30g（先煎），干姜40g，高良姜30g，炙甘草30g，生姜30g（去皮），苍术30g，补骨脂20g，蜜糖50g。3剂。药后胀冷消失。

原按：小腹属肝，病久及肾，阳虚则冷，生寒则凝滞不通故胀。主以温散消胀，若误以行气消胀则错矣！此方应理解附子、吴茱萸、川乌之温阳通散之用。

点评：此案以大剂四逆汤加诸多热药如川乌、吴茱萸、桂枝、高良姜，颇显火神派风格。

8. 痛经——四逆汤加味

代某，女，39岁。痛经，小腹冷痛拒按。经色暗，量少，素常小腹冷。舌淡脉沉。处方：

干姜30g，炙甘草40g，高良姜30g，川乌30g（先煎），蜀椒3g（去油），桂枝30g，生姜30g，附子40g（先煎）。3剂。药后冷痛均明显好转。

方采大辛大热之姜椒、川乌以速散阴寒痼冷。桂、姜使寒外透，兼解新寒。临床一般常用《金匮》温经汤治痛经，其方中仅有桂枝、吴茱萸之温，作用太弱，轻症尚可，重症则难取速效。

点评：此案与上案用药风格相同。

9. 畏寒——四逆汤加味

丁某，女，48岁。畏寒1年。夜间睡觉需要穿长裤袜子，否则冷而不适。畏寒腰凉作胀。脉沉弱，重取无根，舌淡神倦。此为阳虚寒湿遏滞之证，予以温补脾肾，散寒燥湿治之：

茯苓50g，干姜50g，炙甘草30g，苍术30g，附子80g（先煎），炮姜20g，川乌30g（先煎），生姜30g。3剂。服第1剂后出冷汗，味现酸臭，皮肤冷凉，呈阵发性出汗。第2剂后，两肩出冷汗，皮肤冷凉消失。第3剂后，面、肩已有热感，守方去掉炮姜，加入沉香、肉桂以温补命门。

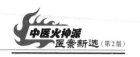

点评：此案在阳虚同时，见有寒湿遏滞之症，故以四逆汤、川乌温阳基础上，再加茯苓、苍术等祛湿之品。

10. 胃胀——四逆汤加味

郑某，女，38岁。胃胀而冷，舌淡有痕，脉沉细，呃气也冷。素为脾肾阳虚之体，予以大剂温散之品治之：

沉香5g（冲）、肉桂10g（后下）、附子80g（先煎）、干姜40g、炙甘草40g、西砂仁20g、炮姜30g、川乌30g（先煎）、吴茱萸20g。3剂。药后胃胀、冷明显减轻。频呃，心下痞满。饮停阻降，且肉桂、吴茱萸虽有散寒之功，但俱向外向上，与胃降不符，因而去之，守方加桂枳姜汤：

桂枝30g、枳实10g、生姜20g、沉香5g（后下）、附子80g（先煎）、北细辛15g、川乌30g（先煎）、法半夏20g、代赭石30g。3剂。药后心下痞满解除，胃气下降，呃除。

原按：肉桂：《本草求真》曰：体气清阳，既能峻补命门，又能窜上走表以通营卫，非若附子虽辛而兼苦，自上达下只固真阳。识此：阳气外越不宜用或轻用！

11. 胃胀——四逆汤加味

孟某，女，42岁。胃胀3天，胃脘冷且局部发凉，不饥、不食，呃出之气也冷，身重难受，舌淡脉沉细。予以温解沉寒痼冷之剂：

附子150g（先煎）、干姜100g、炙甘草60g、肉桂10g（后下）、沉香5g（冲）、西砂仁20g、川乌30g（先煎）、黑豆50g、吴茱萸20g。3剂。药后胃冷、呃气、发胀等均消失。

点评：患者系10余年之老病号，素体阳虚阴寒偏盛，曾重用300g附子予以挽救，故首剂即予大剂温阳散寒之品。

12. 胃胀——四逆汤合橘枳姜汤加味

胡某，女，33岁。素体脾肾阳虚，现胃胀难忍，不思食，畏寒。面时烘热，发红。舌淡，脉沉细弱。此阴盛格阳之证，由胃寒太盛致使肾阳亏虚而格阳于外。此种病例时常可见，予通脉四逆汤治之，辅以橘枳姜汤利咽：

附子70g（先煎）、吴茱萸20g、干姜100g、炮姜20g、炙甘草20g、陈皮

30g，枳实 5g，生姜 30g，葱头 5 个，白芷 20g。2 剂。药后胃胀消失，戴阳证明显好转，继续调之。

点评：此案在阳虚同时，兼见气逆而呃之证，故在四逆汤温阳基础上，再加理气降逆之品橘枳姜汤，兼证不同，佐药有别。

13. 痹证——乌附细辛大剂

汪某，女，51 岁。肌肉、关节冷胀软痛 30 年。舌淡有痕，经治无效。处方：

附子 80g（先煎），川乌 40g（先煎），细辛 30g，生姜 70g，苍术 30g，桂枝 40g，薏苡仁 30g，威灵仙 20g，蜜糖 50g。3 剂。药后好转明显，守方出入，直至痊愈，共进药 10 余剂，处方：

附子 100g（先煎），川乌、草乌各 30g（先煎），北细辛 30g，生姜 60g，苍术 30g，桂枝 40g，乌梢蛇 20g，威灵仙 30g，川芎 8g，豨莶草 60g，蜜糖 20g。3 剂。

原按：这类病人属常见病，但一般疗效较差。考其用药多为祛风除湿之品，且风药重于除湿药，这种用法不当。因为风祛湿存，燥、利更难。当重用温通散寒之品。仿《金匮要略》痉湿暍、中风厉节两篇之法，用之多效。

14. 痹证——乌附细辛大剂

裴某，女，59 岁。右侧下肢冷痛 8 年，今年更剧。坐后稍久也痛，活动则痛减，时值 28~30℃之气候也穿秋裤，经电扇风吹则加剧，脉沉细小，舌淡面白。此为沉寒痼冷积滞之证。始用附子 60g，川乌 30g，细辛 20g，未效，量渐增至此显效而愈：

川乌、草乌各 150g（先煎），附子 100g（先煎），细辛 100g，生姜 100g，苍术 30g，荆芥穗 8g，黑豆 300g，肉桂 10g（后下），沉香 5g（冲），紫石英 50g，3 剂。

点评：如此乌附大剂确实罕见，显出曾氏胆识。须知系逐渐加量方用至此等剂量，绝非莽撞而为。

15. 咳嗽——理中汤加砂仁、半夏

王某，女，3 岁。患儿常常由于喂养不当而致内伤脾胃。此次以咳嗽就诊，舌红多津，苔少，口干不欲饮，喉中痰响，大便干燥，此脾阳虚弱，津液不得

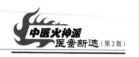

布散之候。处方：

党参 10g，炒白术 10g，炮姜 10g，炙甘草 8g，法半夏 8g，砂仁 8g（后下）。3 剂。

原按：舌红当属热，加以大便干燥，热证无疑。何以要用理中？此因阳虚生寒，寒凝血脉瘀阻，以及脾阳虚津液不得正常布化所致，此处舌上津液为辨证关键。故于理中汤改干姜为炮姜加法半夏、砂仁而收功。

16. 泄泻兼外感——理中汤加砂仁、半夏

杨某，男，22 岁。痛泻而兼外感，发热，恶寒，晚上脐周痛而腹泻，泻后痛减，胃胀，烦躁，舌淡，脉弱。此肝脾不调兼外感之候。处方：

党参 20g，炒白术 20g，干姜 20g，炙甘草 30g，吴茱萸 15g，桂枝 20g，生姜 20g。3 剂。

原按：痛泻一证，因肝脾不调也，然有虚实之不同。虚者以中阳不足为基础，致肝气不疏，患者必以舌淡，脉不足为据；实者舌多正常，脉弦，多有肝气不舒之症；前者用理中汤加吴茱萸，后者用痛泻要方。

17. 胃寒——封髓丹／附子理中汤加味

李某，男，27 岁。善饥，食少，胃部不适反复已 3 年，近来加重。神倦，肢软无力，腰酸软，便常，眠差，偶有呃气，自觉呃出之气较冷，胃部冷，唇红，舌红边有齿痕有津，脉细数重取无力。

处方：生黄柏 10g，砂仁 25g，炙甘草 20g。3 剂。药后善饥消失，胃不适好转。近日胃气上逆，气出寒冷尤为明显，改用温肾补脾、填精之品：

附子 80g（先煎），桂枝 30g，干姜 30g，肉桂 10g（后下），炮姜 20g，补骨脂 20g，砂仁 20g，九香虫 20g，炙甘草 20g。3 剂。

药后呃气消失，自觉胃区冷胀，精神较前明显好转，改附子 120g，干姜 80g，高良姜 40g。5 剂。药后胃区冷减，舌红变淡，食增，上方去炮姜，服药 3 个月，附子最终用至 250g，干姜 130g，高良姜 80g，舌淡已转变为正常之红活色，诸症悉除。

原按：患者唇红，舌红，善饥，脉细数，为慢性疾患，加之眠差，极易诊断为阴虚有热，但此与呃气凉冷、胃部发冷、舌面有津不符，且病史较长，所谓"五脏之伤，穷必及肾"，阴寒之证成矣。阴寒之邪逼出中宫阳气，所以出

现唇红、舌红，终因邪热不杀谷，虽善饥但食少，故先投封髓丹小试之。药已中的，证明前次诊断无误，故大胆投以温脾补肾之剂而收功。

18. 泄泻——附子理中汤加味

方某，女，18岁。痛泻3年，表现为脐周阵发性痛，痛则泄、泄后痛减，日三五次不等。食少，不知饥，食后胀，心烦眠差，畏寒肢厥，腰酸神倦。经前烦甚，因痛泻而经来次数也增加，色黑，量少；时时带下，或呈乳汁状或黄或白，或呈蛋清晶莹透明，或呈水样如泉涌出，势如月经，当此之时，则腰酸如折。诉说病情时悲苦流泪，哀叹不已。慢性病容，形体消瘦，大肉尚存未脱。舌淡有齿痕，伴薄白苔，脉虽细弱，而胃根尚存。

辨证：肝脾不调，肾虚络脉不固。处方：

红参20g，苍术20g，干姜30g，炙甘草20g，桂枝30g，吴茱萸15g，砂仁20g，附子40g（先煎）。5剂。

二诊：胀痛好转，知饥，守方5剂。

三诊：症情无变化。改干姜40g，附子60g，补骨脂20g，肉豆蔻20g。20剂。

四诊：胀好转，痛泻次数每天减少1~2次，守方5剂。

五诊：症情同上。改附子80g，干姜60g，炮姜20g。3剂。

六诊：症情无变化。前方去炮姜，加生姜20g。5剂。

患者经治疗4个月左右，胀痛消失，精神好转，自信心增强，最后附子用至150g，干姜100g，并加服鹿茸善后而病愈。

原按：治疗慢性病贵在辨证准确，要有方有守，不可急进贪功。本例患者形体消瘦，虽大肉存而未脱，脉弱而胃根尚存，但病至此际，先后天并损，非补再无他途，然补之之法，遵"养阳在滋阴之上""阳生阴长"的道理，抓病机，用经方而收全功。

点评：曾氏对理中丸颇多体会，认为《伤寒论》396条"大病瘥后，喜唾，久不了了者，胸上有寒，当以丸药温之，宜理中丸"，386条"霍乱，头痛，发热，身疼痛，热多欲饮水者，五苓散主之；寒多不用水者，理中丸主之"，对本方的使用进行了论述。总之，本方病机为脾阳虚弱，使用本方当紧紧把握住脾阳虚弱这个病机。至于脾阳虚弱的表现及辨证要点，当以273条"太阴之为病，腹满而吐，食不下，自利益甚，时腹自痛"及277条"自利不渴者，属太阴，以其脏有寒故也"为依据。

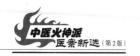
　　以脾的生理推之脾的病理，脾病有多虚、多湿、多寒的特点，即：①脾气虚衰，脾失健运会出现食而不化，脘腹胀闷；脾失升清会出现头目眩晕；脾阳不足，脾气失固会出现内脏下垂；脾失统摄会致出血。②脾阳虚衰，损及命门，寒从中生，水谷不别，水湿不化，出现脘腹冷痛，五更泄泻。③脾阳不足，津液不归正化，出现湿滞、痰饮、水肿等。

　　临证对本方可作加味：兼外感加桂枝成桂枝人参汤；出现虚胀痞满，郁结伤脾可加青皮行气疏肝；出现痛泻，脾气郁滞不舒，木乘土位，可加吴茱萸；津液不归正化出现口干可改干姜为炮姜，化辛为苦，取守而不走之意；出现痰饮咳嗽可加茯苓、半夏等；若寒重阳气不足，手足逆冷可加附子成附子理中汤等。

19. 呃逆——甘草干姜汤加味

　　李某，女，43岁。呃气2个月。从午后到夜间呃气频作，气冷，且觉胃、食道冷感数年。舌淡有痕，脉细尺部不显。此胃气垂绝之证，急予温中下气之品治之：

　　干姜60g，炙甘草60g，高良姜30g，荜茇30g，公丁香30g。3剂。

　　药后呃气缓解，食道、胃冷明显好转。

　　原按： 为何未用一般降胃之品？因为胃寒不降，胃气上逆，胃气已冷，胃寒为矛盾之基础，只有大剂量温胃散寒，药简剂大更效。守方去荜茇（久用耗真气）加桂附，随访未发。

20. 呃逆——甘草干姜汤加味

　　张某，女，62岁。呃逆，声音时大时小9年。当胃胀时则声大。食可，神可，舌稍淡，有津，脉沉弦。此胃阳不足，胃气上逆所致。处方：

　　炙甘草20g，干姜30g，桂枝30g，西砂仁30g，公丁香30g，吴茱萸20g。3剂。药后胃适，呃止，胸脘也适。此据"土败则哕"之论而治。

21. 身热、水肿——桂枝加附子汤

　　李某，女，47岁。遇风、寒冷、冷水、淋雨则身热、水肿8年，恶风、无汗，屡治不效，脉细弱，舌淡。此属肾阳虚弱，卫气不足之证，姑拟桂枝加附子汤处之：

附子 80g（先煎），桂枝 30g，白芍 20g，生姜 30g，炙甘草 30g，大枣 15g，苍术 30g，西砂仁 20g，补骨脂 20g。4 剂。药后恶风、遇风身热、水肿各症皆好转。守方出入调治 10 天，诸症皆除。

22. 颤动症——桂枝甘草汤加附子、砂仁、补肾药

郑某，女，38 岁。肢端颤动，神倦畏寒，腰困如折，心空而慌，面黄舌淡，脉沉细数。

颤动症经有"病在肾则动"之论。处方：

附子 40g（先煎），桂枝 30g，炙甘草 20g，西砂仁 20g，菟丝子 20g，淫羊藿 20g，补骨脂 20g。4 剂。药后精神好转，心空慌减，续予温阳填精，前后计服 40 余剂，已复常。处方：

附子 60g（先煎），桂枝 30g，炙甘草 30g，西砂仁 30g，菟丝子 20g，淫羊藿 20g，补骨脂 20g，老鹿角 30g，生麦芽 30g。

23. 饭后困倦症——桂枝甘草汤加附子、砂仁、黄芪

官某，女，67 岁。饭后肢软无力，致躯体下沉，下地不能自立或坐。舌淡齿痕，面白，神倦，脉沉弱，两尺不显，能眠，食少。思《内外伤辨惑论》有饭后困倦之症，与胃气不足、脾气下溜、昏闷怠惰同类，此案则更重，采用温补脾肾之法试之：

附子 50g（先煎），桂枝 30g，炙甘草 30g，西砂仁 20g，生黄芪 30g，生麦芽 20g。5 剂。药后明显好转，饭后仅觉下肢软，不瘫，能站了。仰头觉昏，近日胃胀，肢肿，食少，便秘。在温补脾肾基础上续用桂枝甘草汤：

附子 70g（先煎），桂枝 50g，炙甘草 50g，西砂仁 20g，生黄芪 30g，生麦芽 20g。5 剂。

点评：饭后困倦之症，古人有称"饭醉"者，与酒醉似有一比。

24. 睡醒饥饿症——桂枝甘草汤加附子、砂仁、炮姜

黄某，女，15 岁。睡觉醒则饥饿，非食不可已 3 年。细问觉胃空、慌，思食。但只有午睡后如此，早晨醒来无此现象。胃、心下空虚，当补阳气，结合舌淡，脉弱，补阳有据：

附子 30g（先煎），桂枝 30g，炙甘草 30g，西砂仁 20g，炮姜 20g。10 剂。

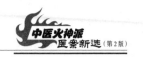

药后明显好转，服至 7 剂后偶有发生。守方出入 10 剂。患者亲属是疾病防治所医生，询其所因，因不是器质性病变故而查不出什么。只有从中医理论、阴阳学说、六经学说理解。午后属阳中之阴，阳明胃是多气多血之腑，午后阳气减少而现此症，晨起阳气尚足故无此象。

25. 心烦、失眠——桂枝甘草龙骨牡蛎汤加味

杜某，女，54 岁。心烦，情绪低落，叹息不止。胸闷，整夜不眠，时有汗。神差，手足麻木颤抖，舌淡，脉数大。2 周前因受精神刺激而现此证。证属阳气虚极，心阳危急。用桂枝甘草汤加味处之，又防其奔豚发作，加山茱萸以防脱，可谓大包围了：

桂枝 50g，炙甘草 50g，龙骨 30g，牡蛎 30g，茯苓 40g，五味子 15g，山茱萸 30g，大枣 15g。4 剂。药后稍有好转，守方加大剂量。以心为主，加附子补肾使肾水化阴上济于心，免得大剂量桂枝伤及心阴。为防脱用茯苓、五味子收敛肺气，使肝肺升降不失控。处方：

桂枝 50g，炙甘草 50g，山茱萸 40g，附子 100g（先煎），龙骨 30g，牡蛎 30g，茯苓 30g，五味 20g，大枣 20g。4 剂。药后心烦、失眠、多汗陆续好转，精神食欲转佳，舌淡、脉大无力明显改变。守方：

桂枝 100g，炙甘草 60g，山茱萸 50g，茯苓 50g，大枣 20g，附子 100g（先煎）。4 剂。药尽而愈。

26. 胃胀痛——大建中汤加减

尹某，女，55 岁。胃冷、胀痛。舌冷，脉沉细。处方：

干姜 40g，炙甘草 50g，蜀椒 10g（去油），饴糖 30g，川乌 30g（先煎），蜜糖 30g。3 剂。药后胃痛消失，冷、胀明显减轻，续以温中散寒之剂调治。

27. 胃腹痛胀——大建中汤合四逆汤加减

申某，女，23 岁。胃腹痛胀且冷 1 天，呻吟不已。便秘，怀孕已 3 月。因惧流产拒绝西医处治而来。表情痛苦，肢冷面白，舌淡脉沉细。此属脏厥重症，采用大辛大热之姜椒建中散寒；寒湿所盛治以姜附之辛热；更佐以硫黄助命门之火，激发元气；兼以半夏、杏仁、肉苁蓉降气通便，助胃和降：

蜀椒 10g（炒去油），干姜 50g，附子 50g（先煎），法半夏 30g，制硫黄

20g，肉苁蓉 30g，杏仁 20g（打泥）。2 剂。嘱 2 小时服 1 次，6 小时服 1 剂。服药 1 次痛胀大减，便也通下。幸矣！

28. 心下痛——大建中汤加减

胡某，女，33 岁。剑突下疼痛 3 天，不胀、不呕、不呃，痛处呈下长方形，痛处拒按。面色㿠白，神倦，眠差，大便不成条，脉沉细，舌淡，素为肾虚胃寒之体。思之良久，断由寒郁而致，以散寒之法治之：

蜀椒 10g（去油），干姜 40g，饴糖 30g，炙甘草 20g。1 剂。数日后，因他病就诊，称服第一次药后半小时，疼痛即除。

原按：此乃大建中法，用蜀椒、干姜大辛大热之品，温中散寒，饴糖、甘草温补脾胃。若不用甘草代人参效果可能更好。甘草虽补脾，但是药性和缓。寒伤阳气，用人参补气，原方更好！

29. 身痛、流涕——麻黄附子细辛汤加苍术／附子、桂枝加补肾药／四逆汤合缩泉饮

邓某，男，78 岁。恶寒，身体强痛，流涕，神倦，身软乏力。脉沉细，舌淡。处方：

苍术 30g，麻黄 15g，附子 70g（先煎），细辛 15g。2 剂。药后恶寒、乏力、身痛缓解，唯流涕不解。恐怕麻黄量稍大，因系肾阳久亏之体，故应大剂补肾填精之品佐以温宣（姜、桂）助阳：

附子 100g（先煎），桂枝 50g，生姜 30g，补骨脂 20g，菟丝子 20g，巴戟天 20g，鹿胶 20g（烊化兑服）。5 剂。药后涕止，遇寒尚有涕，但已不甚，以温阳补肾处之：

黄附子 60g（先煎），干姜 50g，炙甘草 40g，乌药 30g，益智仁 30g，怀山药 30g。5 剂。

原按：姜附草本为回阳方法，本例虽无四逆证，但寒则流涕，亦属阳不固津，故亦可用。肾与膀胱相表里，肺肾相关，皆以肾为轴心，缩泉饮本治肾虚尿频之证，借用治此老年流涕，当亦对证，事后问之效好。

30. 腰痛——麻黄附子细辛汤加苍术、白芷

易某，男，36 岁。腰痛 1 天。晨起腰痛，逐渐加重。午后不能坚持上班，

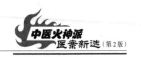

痛处需用硬物顶住好转。足肚也痛，神倦，无寒热之症，身稍强，脉沉细，舌淡痕显。考痛发突然且剧烈，当属外邪寒凝而致，腰为肾府为邪所凑，其虚可知。处方：

麻黄20g，附子80g（先煎），细辛20g，苍术30g，白芷20g。1剂，嘱2小时服1次，1剂服3次，15时、17时各服1次，电话问之腰痛明显减轻，足肚痛也减。21时腰痛甚微，足肚痛消失。续服2次后疼痛于次晨消失。当夜口干，服炮姜、炙甘草各20g后1小时缓解。现仅感腰酸软不适，予补肾填精之品治之：

附子50g（先煎），肉桂15g（后下），西砂仁20g，淫羊藿20g，菟丝子20g，巴戟天20g，枸杞子20g。5剂。后为拟丸剂一料续治。

31. 红斑——麻黄附子细辛汤加乌蛇、徐长卿

杨某，男，16岁。身发红斑，色淡而瘙痒，神倦，舌淡，脉沉细。此证不能按诸痒从心，清热而治，当从肾治：

麻黄10g，附子30g（先煎），细辛15g，徐长卿20g，乌蛇20g。2剂。药后即愈。

原按：为何从肾论治？从舌脉看当属肾阳虚而感寒，寒郁肌腠，阳气受阻而痒。选用温肾散寒之品，加用乌蛇托寒外出止痒，徐长卿活血止痒。

32. 红斑——麻黄附子细辛汤加味

周某，女，37岁。身发红斑并瘙痒半月，色淡，脉沉细，舌淡。伴有心下空、慌，发则全身颤抖，寒战。发斑前也常有此现象，病已5年。斑出于胃，但此属阴斑，与脾肾阳虚类似。心空指剑突下空，此因心阳不足而致。处方：

附子40g（先煎），桂枝30g，炙甘草30g，细辛5g，麻黄5g，西砂仁20g，补骨脂20g，菟丝子30g，仙茅20g，徐长卿15g。3剂。药后诸症明显好转，守方出入而愈。

33. 下肢酸软——当归四逆加吴茱萸生姜汤加白酒、山茱萸

陈某，女，50岁。双下肢发软，影响入眠8年。夜间醒来，下肢软而难受，难以再眠，夏季骨热（胫腓骨），心烦，倦怠，怕冷。舌淡，脉沉细弱。此肝气血不足而倦怠，怕冷；脉细弱示筋失血濡而肢软，骨热。处方：

当归30g，桂枝30g，白芍20g，炙甘草20g，大枣35g，细辛15g，吴茱萸

25g，生姜 30g，白酒 70g，山茱萸 30g。4 剂。药后明显好转，唯入夏仍骨蒸。

点评：曾氏对当归四逆汤颇有研究，认为本方用于治疗血虚肝寒之厥，《伤寒论》351 条"手足厥寒，脉细欲绝者，当归四逆汤主之"及 352 条"若其人内有久寒者，宜当归四逆加吴茱萸生姜汤"均有明文。但需注意，本方虽用于治手足厥寒，而本证之手足厥寒既不同于阴盛阳衰的少阴寒厥，又不同于热邪深伏的阳明热厥，其鉴别在于并见症的不同：

少阴阴盛阳衰的寒厥并见蜷卧肢冷、畏寒下利等症；热邪深伏的热厥并见胸腹灼热、口干舌燥、大便干结、口气臭秽等症。

脉细欲绝也不同于脉微欲绝，脉微欲绝主脏真亏损，真阳欲绝，此际当破阴回阳。脉细欲绝乃脉虽细但指下明显，将绝而不绝，为血虚寒厥所致。

本方为桂枝汤去生姜，倍用大枣加当归、细辛、通草而成。当归、芍药养血和营，桂枝、细辛温经散寒，甘草、大枣补中益气，通草通行血脉。若其人内有久寒者，可加吴茱萸、生姜以加强散寒之力，加清酒者，取其助诸药活血而散寒。

临床运用本方，应注意以下几点：

（1）虚：当归四逆汤主之血虚寒厥，所以当有血虚见症，如唇爪不华，面色苍白、目涩、脉细等，其人平素即血虚或阳虚之体。但"精血同源"肝血久亏势必影响肾精，而且营血出中焦，所谓中焦为气血生化之源，所以，不仅要注意肝这一方面，同时还应注意肝、脾、肾三者的关系。

（2）厥：此厥寒乃血分有寒，血虚寒束，血中阳气不足，故手足厥寒。其中条文中之"久寒"二字当深思，盖久寒者，长久之沉寒痼冷也。寒者当温，留者当去，治当用辛温之品，散其内伏之久寒，所谓"肝欲散，急食辛以散之"。虽当归四逆汤所主治之厥为血虚寒厥，但有血虚与寒厥两方面不同侧重点，当其寒凝偏重，可加重温散之力，可于方中加附子、吴茱萸、生姜等。

（3）痛："痛则不通，此痛证之谓也。"其不通原因，又当别气血痰湿，辨寒热虚实。此痛证有全身部位不定的特点，所以温通散寒之品不可少。

34. 乳房胀痛——当归四逆加吴茱萸生姜汤加味

周某，女，31 岁。双侧乳房胀痛难忍月余。心烦，乳房冷而时热，神倦，目眶色暗，舌尖有瘀斑，脉沉弱。此属肝寒，予以温肝散寒补肾之品治之。处方：

当归 30g，桂枝 30g，白芍 20g，细辛 15g，炙甘草 20g，大枣 30g，吴茱萸

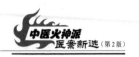

20g，生姜30g，川乌30g（先煎），黑豆30g，沉香4g（冲），肉桂10g（后下）。4剂。药后乳痛、心烦消失，精神明显好转，唯经漏不止。更方以扶阳温补肾脾之法。处方：

当归30g，桂枝30g，白芍25g，细辛30g，炙甘草20g，大枣30g，吴茱萸30g，生姜30g，山茱萸30g，川乌30g（先煎），黑豆30g，白酒10g，肉桂10g（后下）。4剂。药后乳疾解决。

原按：乳房呈现寒热是因寒凝气郁产生之热，此类常有之，如胸冷、头冷、背心冷，日久不冷反热。

35.乳房胀痛——当归四逆加吴茱萸生姜汤加味

李某，女，22岁。身体酸痛3年，夏初至秋明显，眠浅、多梦、心烦。处方：

当归30g，桂枝30g，白芍20g，炙甘草25g，大枣25g，细辛15g，吴茱萸20g，生姜30g，山茱萸30g，白酒10g。3剂。药后身痛缓解，仅四肢尚感酸痛，眠浅、多梦、心烦也好转。守方再进，左关细弱之象消失。

原按：本例从五行理解，夏天火盛子盗母气，秋天金旺乘木。因为烦躁、多梦眠浅当责之于肝，脉细弦亦属肝血虚。山茱萸系加强补肝之力。

36.关节疼痛——当归四逆汤加减

李某，女，49岁。膝关节疼痛近半年，不受气候影响。上下楼梯受限，走平路较轻。面部较暗，少神，舌淡，脉沉细。此为关节失润之例，本着肝主筋，柔则养筋之理治之：

当归30g，白芍30g，炙甘草30g，桂枝30g，细辛15g，木蝴蝶20g。4剂。方以芍药、甘草酸甘化阴，当归、桂枝一阴一阳入肝，直指筋府之地；桂甘化阳，使阳生阴长，桂、芍调营卫之气，使阳气通畅，阴血不阻；阳虚则寒，有湿，用桂辛温通；木蝴蝶润其燥。药后效显，未料到。守方出入，加肉桂3g，巴戟天30g，2剂。2个月后，因他病来诊，称药后痛失。

37.关节酸软——当归四逆汤加沙苑子、枸杞子、生姜

黎某，男，50岁。肘、膝关节酸软影响入眠年余。刚要入睡则变软不能入眠，余无特殊。此种现象不分昼夜，舌略淡有痕，脉短弦。本肝藏血、主筋治之，处方：

当归 30g，桂枝 30g，白芍 20g，炙甘草 20g，大枣 35g，细辛 15g，木通 10g，生姜 30g，沙苑蒺藜 30g，枸杞子 20g。3 剂。药后明显好转。

38.醒后身痛——当归四逆加吴茱萸生姜汤

冉某，女，58 岁。醒后身痛近 30 年，屡治不效。起床活动后则痛减，穿衣而卧，注意保暖（虽炎夏亦着长袖衣裤），疼痛就会减缓，饮食睡眠均可，余无所苦，舌淡，脉沉细。此厥阴肝病也，处方：

当归 30g，白芍 20g，桂枝 30g，生姜 30g，吴茱萸 20g，细辛 15g，炙甘草 20g，大枣 35g。6 剂而愈。

原按：《内经》有言"人卧则血归于肝"，王冰注释为：肝藏血，心行之，人动则血运于诸经，人静则血归于肝脏。本案抓住肝脏这一生理特性，并结合病史及舌脉从肝论治，主用温肝散寒养血之法而收效。

39.痛经——乌头桂枝汤合当归四逆加吴茱萸生姜汤加味

丁某，女，23 岁。少腹疼痛 8 年。15 岁月经初潮，经至则痛。近 5 年，经前 1 周始痛，呈胀痛，心烦，至经净痛止。神倦畏寒，面色㿠白、隐青。舌淡，脉沉细。此肝寒阳虚之证，予以乌头桂枝汤合当归四逆加吴茱萸生姜汤佐以温散之品：

当归 30g，桂枝 30g，白芍 20g，炙甘草 20g，大枣 20g，细辛 15g，吴茱萸 20g，生姜 30g，川乌 30g（先煎），乌药 20g，干姜 30g，蜀椒 5g（去油，冲），黑豆 30g，沉香 5g（冲）。4 剂。

药后少腹胀痛未减，月经未至，精神好转。药后口不干，二便同前。守方加重温阳散寒之品：

川乌 40g（先煎），干姜 40g，附子 60g（先煎），花椒 10g（冲），吴茱萸 20g，桂枝 30g，白芍 20g，沉香 5g（冲），肉桂 15g（后下），炙甘草 20g，炮姜 20g，蜜糖 40g，黑豆 40g。3 剂。

原按：方中以乌附姜椒大辛大热之品破解沉寒痼冷；沉香香窜冲动，同椒桂补命门助阳气以养神；桂芍草以温养营卫试之。

40.胁痛——当归四逆汤加减

杨某，男，58 岁。胁下疼痛，断续 6 年之久，此次因劳累、情绪波动引起复发而就诊。腰酸，畏寒肢冷，便溏神疲，西医诊断为胆囊炎，予住院治疗，症状好转而病终不除。6年间消化功能已低下，食少，体重减少10多千克，舌淡，脉沉细，此肝肾俱虚之候。处方：

桂枝30g，白芍20g，生姜30g，大枣30g，炙甘草30g，补骨脂15g，淫羊藿15g，当归30g，细辛15g，郁金5g，吴茱萸20g，砂仁20g，麦芽15g，山楂20g。6剂。

二诊：诸症均好转，唯舌仍淡，脉沉不起，于上方去麦芽、山楂、郁金，加甘松15g。

三诊：自觉症状消失，唯舌尚淡，舌脉已趋正常。处方：

附子40g（先煎），桂枝30g，炙甘草30g，砂仁20g，白芍15g，补骨脂15g，鹿衔草30g。6剂。

原按：肝脉分布两胁，胁下疼痛要从肝论治，或理气解郁，或调理肝脾，或滋阴养血活血。本例属于肝寒血虚型胁痛，诊治时抓住肝、脾、肾三者之间关系，用附子温阳散寒，补骨脂补肾填精，桂枝与炙甘草辛甘合化阳气，补心或以助脾土，砂仁味厚入肾，与桂枝同用，脾肾先后天得以同补，收效显著。

41. 腰痛——当归四逆加吴茱萸生姜汤加味

胡某，男，48岁。4年来腰痛时轻时重，终日腰酸软痛，午后至入暮逐渐加重，有时又以后半夜至天明间胀痛加重，常因疼痛而被迫起床，稍活动后短时间胀痛消失。疲倦，眠差，有梦，便秘或便溏，心烦，头昏眼干涩，食可，常感背心冷，屡用六味地黄丸、杞菊地黄丸之类补肾治疗而效不显著，舌淡边有齿痕，脉细弦，尺脉细弱。此肝肾俱病之肝寒兼肾虚腰痛，当温肝补血佐以补肾填精，方用当归四逆加吴茱萸生姜汤加减：

桂枝30g，白芍20g，生姜30g，炙甘草20g，大枣35g，当归30g，细辛15g，吴茱萸20g，附子30g（先煎），补骨脂20g，淫羊藿15g，白酒25mL。8剂。

二诊：腰胀痛基本消失，心烦好转，腰酸软尚明显，拟补肾散寒为治：

附子70g（先煎），桂枝30g，吴茱萸20g，鹿衔草30g，补骨脂30g，九香虫20g，砂仁20g，炙甘草20g，白芍20g。6剂。

三诊：畏寒腰酸基本消失，精力充沛，唯偶感背寒，以温肾之剂做丸续服2个月，并嘱如经济条件许可，可服鹿茸（夏至前、冬至后各1个月，1个月内服用 50~100g）。

原按：本例血虚肝寒与肾精亏虚、肾阳不足并存，肝肾两者精血关系密切，所谓"精血同源"。但在治疗上为扫清补肾障碍，故先从肝治疗。肾阳不足则五脏失温，肝亦不会例外，所以在肝肾问题上，不仅要注意其在阴质方面的相互关系，同时两者在阳用方面的关系亦不容忽视。

42. 头痛——吴茱萸汤加附子等

任某，女，67岁。心烦头痛3个月。头痛则呕吐，经CT、脑血流图检查均正常，每夜寒热往来，大汗，舌淡，脉沉细。形色稍倦，夜间难眠，食少。处方：

盐附子50g（先煎），红参20g，吴茱萸30g，生姜30g，大枣20g，山茱萸50g，龙骨30g，磁石30g，白芷20g。2剂。嘱3小时服1次。开始服仍呕吐，第二次服开始好转。次日寒热消失，头痛减，守服6剂后痊愈。

原按：此属肝寒日久伤及肝阴（血），寒热之解决靠大剂量之山茱萸。

43. 头痛——吴茱萸汤加麻黄、苍术

余某，女，30岁。头痛3年。平时常冷，头顶发冷，痛时加重，心烦，恶心。足趾有水疱，瘙痒，舌淡脉沉细。处方：

红参20g，生姜30g，吴茱萸25g，大枣20g，麻黄10g，苍术10g。3剂。药后诸症消失。

原按：此案从舌脉看证属虚寒，头顶为肝经循行之处，故断为肝寒。肝寒则疏机不利，水湿疏泄不畅渗于皮肤而成水疱，故用吴茱萸汤解肝寒，用麻术渗利水湿而效。

44. 痤疮——薏苡附子败酱散加味／合入丹参饮／合入升陷汤

张某，女，25岁。青春痘密布满脸，痤疮之间有扁平疣如芝麻样，手指、手背亦散布，扁平疣已3年。脉细小，舌淡，畏寒。此阳虚寒湿凝聚，处方：

附子50g（先煎），薏苡仁30g，败酱草12g，皂刺15g，松节30g，乳香8g，蜈蚣2条（冲），全蝎5g（冲），白芷15g，刺猬皮15g，仙茅20g，冬葵子20g。5剂。

药后痤疮基本消失，手指、手背扁平疣也有消失。医患皆喜，戏曰：满天星忽变而晴空万里！守方加丹参饮活血行气，乌蛇以通络解痉，增强解除

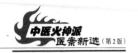

肌肉之患：

附子40g（先煎），炮姜20g，薏苡仁30g，皂刺15g，刺猬皮20g，松节30g，白芷15g，肉苁蓉30g，白鲜皮20g，乌蛇20g，蜈蚣2条（冲），全蝎5g（冲），丹参30g，檀香8g（后下），西砂仁10g。5剂。

此系借用薏苡附子败酱散治阳虚内痈之方，移用于面部疮疡，本异病同治之理。嘱严禁寒凉清热之品。

三诊：痤疮又有反复，散在发生。究其原因吃了冰激凌。若系此因，可见其寒毒之重，其体之虚，且素有气短不足以息之证，故加入升陷汤。黄芪解气陷，又托毒而出之：

生黄芪30g，知母6g，升麻6g，柴胡6g，附子40g（先煎），炮姜20g，薏苡仁30g，刺猬皮20g，王不留行20g，蜈蚣2条（冲），全蝎5g（冲），丹参30g，檀香10g（后下），西砂仁20g，乌蛇20g，松节30g，皂刺15g。4剂。

2个月后因他疾来诊，述痤疮未发，后悔过去所服清热解毒之剂。

45. 痤疮——薏苡附子败酱散加味

郑某，男，20岁。面部痤疮，前额密布，面颊也多，大者如豆，硬而痛，洗脸则有脓血挤出，病已2年，手冷。舌淡痕显，脉沉细。处方：

附子35g（先煎），薏苡仁30g，败酱草20g，皂刺10g，白鲜皮30g，乌蛇20g，川乌30g（先煎），炮姜20g，徐长卿30g，黑豆30g，穿山甲5g（冲），生黄芪30g。5剂。药后好转，痤疮减一半，形已不高突，精神好转，手仍冷，汗多肤现湿润，偶有新痤疮，舌脉同前，守方出入：

附子35g（先煎），薏苡仁30g，川乌30g（先煎），乌蛇20g，败酱草20g，白鲜皮20g，皂刺10g，冬瓜仁30g，徐长卿20g，生黄芪30g，黑豆30g，枳壳10g，生姜30g，白豆蔻20g，白芷20g。5剂。药后痘疮好转又变少，高突变低1/3，色变淡，痘形已瘪扁，精神好转。仍肢冷有汗，皮肤湿润，精神食欲好转，加大温药之量观之：

附子40g（先煎），薏苡仁40g，败酱草20g，川乌30g（先煎），生黄芪30g，白鲜皮20g，徐长卿20g，皂刺10g，乌蛇20g，麻黄8g，杏仁15g，生甘草10g，黑豆40g。药后痤疮痊愈。

十六、顾树华医案

顾树华，1949 年生，吴佩衡嫡外孙，自幼随外祖父习医，深得吴门心法。从医 30 余年，敬业执着，谦和好学，现为昆明"圣爱中医馆"特聘专家，颇受患者信赖。多年来潜心研究、传承吴门学术思想，多有感悟。先后发表《传承吴佩衡学术思想　践行温阳扶阳大法》《真武汤的临床运用》《温扶阳气法临床应用举隅》《运用经方治疗危急重症医案 5 则》等论文，继承家学，擅用附子、四逆辈，颇有吴门风范，是吴氏学术思想的忠实践行者。本节所选即出自上述论文。

1. 发热——麻辛附子汤加桂枝 / 真武汤加桂枝 / 黄芪建中汤

某女，63 岁，1976 年 3 月 6 日初诊：头痛发热 4 天，汗出不止、肢体剧烈疼痛 1 天。始因受寒感冒 3 天，头痛体酸，神倦欲寐，恶寒发热，体温 38℃，脉沉细，舌淡苔薄白。诊为太阳少阴两感证，以温经解表，扶正祛邪之麻辛附子汤加桂枝。当晚服第一次即有汗，次晨热退，各症均减。继因复感风寒于午后又发热恶寒，体温 38.4℃，头疼体痛。患者略知中医，于上方中又加麻黄、生姜，服后汗出不止。次日就诊，肢体沉重，疼痛剧烈，呻吟不止，大声呼痛，体温升至 39℃，脉微细，舌淡苔白。此乃误汗损伤里阳，阳虚水泛，寒湿阻遏经络所致。方用真武汤加桂枝，扶阳镇水，温通经脉：

附子 45g（先煎 3 小时），茯苓、白术、杭白芍、桂枝各 15g，生姜 3 片。服药 1 次即熟寐，半日许醒后体痛减轻，出汗减少，体温下降到 37.7℃。1 剂服尽后身凉、体痛消失。继以黄芪建中汤 2 剂，调理而愈。

原按：患者年老体弱，复感风寒，过汗而伤阳。若不急以真武汤温阳镇水，恐有亡阳之虞。服真武汤后获效甚速，可见仲景立法之妙。

2. 发热——麻黄细辛附子汤加桂枝、姜、枣、甘草 / 白通汤加桂枝、细辛、生姜

某女，68 岁，2007 年 12 月 9 日初诊：上周老母病逝，守灵时受寒感冒，发热，体温 38.5℃。头痛，肢体酸痛，无神，嗜睡，恶寒，脉沉细，舌淡青，苔白，以麻黄细辛附子汤加桂枝、生姜、大枣、甘草 1 剂，当晚服药，夜间出汗较多，

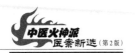

次晨较为舒适。上山办丧事时困倦打盹复受风寒，下午即恶寒发热，头痛甚，肢体重困疼痛，无神，寒战，体温39.6℃，脉紧重取无力，舌淡晦苔白腻。以白通汤加桂枝、细辛，通阳补肾，温经散寒：

附子60g（先煎3小时），干姜10g，生姜15g，葱白3根，桂枝15g，细辛6g，晚间及夜间各服1次，1剂后身凉安睡，次日体温正常，余症也愈。

3. 咳嗽——麻黄细辛附子汤合二陈汤加味

某女，37岁。上周受凉咳嗽，1周后咳嗽加重，X线检查示：左下肺片状阴影，诊为肺炎。诊之：咳嗽痰滞，有血丝，胸闷隐痛，咽痛而痒，恶寒肢冷，体温38.8℃。脉浮紧重取无力，舌淡晦，苔白腻。辨为太、少两感，以麻黄附子细辛汤合二陈汤加枳壳、桔梗、白前治之。2剂后上述各症减轻，但咽喉奇痒，痒则剧烈咳嗽，脉沉细，舌淡苔白稍腻。予以四逆二陈汤加味：

附子60g（先煎3小时），生姜15g，陈皮8g，法半夏15g，茯苓15g，细辛6g（后下），白前12g，甘草6g。1剂后各症减轻，但咽喉仍奇痒，上方加僵蚕12g，2剂尽，咽痒即除，咳嗽也愈。

4. 咳喘（支气管肺炎）——小青龙汤加茯苓/真武汤加桂枝、细辛、法半夏

患儿，男，2岁，1985年9月18日初诊：发热咳嗽5天，喘促2天。始因受凉感冒，咳嗽，恶寒发热，体温38℃，家长予服克感敏、感冒清、板蓝根片。4天后咳嗽加重，气喘，呕吐，体温升至39℃，急送某医院。听诊肺部有细湿啰音。血检：白细胞14.2×10^9/L。胸透：肺部有片段阴影，诊为支气管肺炎，延余诊治。刻诊：咳嗽喘促，呕吐，纳呆，不思饮食，倦怠，烦哭，手足凉，大便稀溏。指纹淡青，舌淡苔白腻，体温39℃。此系风寒束肺，痰湿内壅，外寒内饮。治宜解表散寒，温化里饮，以小青龙汤加茯苓治之。服药2次后，入夜汗出，渐渐安睡。次日咳减，喘平，体温下降到37.5℃，精神稍好，已思食，饮水较多。晚间复受风寒而见寒战，欲呕，体温升至39.6℃，急来求诊。症见：咳嗽甚剧，呼吸急促，鼻翼扇动，身时瞤动。指纹沉青至气关，舌淡苔白腻。此乃阳气虚弱，寒饮未尽，复受外寒，寒饮上逆所致。急以真武汤加桂枝、细辛、法半夏，温阳化饮，降逆平喘：

附子20g（先煎3小时），茯苓、白术、杭白芍、桂枝各9g，法半夏6g，

细辛 3g，生姜 2 片。服药后渐睡，一个半小时后体温开始下降，一夜未咳喘。次日体温正常，各症减轻。继以上方加减调整 1 周而愈。

点评： 初诊不为高热、肺炎、白细胞 14.2×10^9/L 等西医诊断、化验所左右，判为外寒内饮，径以小青龙汤治之，已见功底。及至复感外寒，体温升至 39.6℃ 时，犹以真武汤加桂枝、细辛、法半夏温阳化饮、降逆平喘，更见胆识，虽同为咳喘发热，前方以辛散为主，后方则以温化为主，有表里轻重之别。

5. 哮证——小青龙汤加杏仁、苏子、茯苓 / 真武汤加细辛、厚朴、法半夏

某男，11 岁。咳嗽 3 天，哮喘 10 余天。始因受寒感冒咳嗽，误服清热润肺之剂，3 天后咳嗽不畅，痰吐不爽，胸闷喘促，呼吸困难，喉中哮鸣。经某医院诊为支气管哮喘收住院。经用青霉素、氨茶碱、麻黄素等治疗 10 余天，症状虽减，然激素不能撤减，遂邀余诊治：症见咳嗽痰白而黏，胸闷，时气促，哮鸣，形寒神倦，食少不思饮，面浮呈满月状，脉浮紧，舌晦暗而青，苔白腻。此乃肺寒饮盛之寒哮，以小青龙汤加杏仁、苏子、茯苓 2 剂（停用西药，激素递减）。上方服完，咳喘减，咯痰较爽，胸闷、气促、哮鸣均减轻。但仍恶寒，时汗出，心悸，大便稀溏，小便少，面仍虚浮。脉沉滑而细，舌淡夹青，苔白滑。此为阳虚阴盛，饮邪未尽，以真武汤加细辛、厚朴、法半夏，温阳化饮，降逆平喘：

附子 25g（先煎 3 小时），茯苓、白术、杭白芍、法半夏各 10g，干姜、厚朴各 6g，细辛 4g。连进 3 剂后各症减轻，即出院，激素停用，继上方加减，6 剂后病愈。随访 5 年未再发。

点评： 此与上案相似，彼案见有高热，此案则以哮喘为主。

6. 咳嗽（肺心病）——小青龙汤加杏仁 / 麻辛附子汤合二陈汤 / 四逆二陈汤加味

某女，73 岁。患慢性支气管炎 12 年，冠心病及原发性高血压近 10 年。稍受寒凉或劳累即犯咳嗽，多年来反复发作，2004 年诊为肺源性心脏病。去年到某中医院就诊，诊为肺热、血瘀，所投方药中均有石膏、黄芩及大剂量丹参。服药半年，不但咳嗽依旧，且双下肢发冷。若坐时稍长，双下肢即冷如泡在冰水中，随即喷嚏大作，清涕不止，咳嗽发作。有时咳时遗尿，甚则大便自出，苦不堪言。

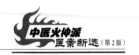

刻诊：患者着厚棉衣，畏寒，手足冷。咳嗽频作，咳即汗出，痰滞难吐，肢体酸痛，面浮而晦暗，下肢肿胀，头痛而昏，血压160/98mmHg，胸闷心慌，神疲乏力。小便较频，大便不畅。脉沉紧而滑，重取无力，舌胖晦暗少津，苔白厚腻。辨为风寒内伏，痰饮犯肺。以小青龙汤加杏仁，散寒化饮，宣肺祛痰。服2剂后，头痛、肢体酸疼减轻，咳嗽较畅，吐稠浓痰较多，胸闷也减，大便较畅。但仍畏寒肢冷，汗出以头颈部较多。脉沉迟而滑，重按弱，舌淡而晦，白腻苔稍减，此阳虚肺寒，痰饮未净。治当温肺助阳，化痰止咳，以麻黄附子细辛汤合二陈汤加味：

附子40g（先煎3小时），制麻黄9g，细辛5g，陈皮10g，法半夏15g，茯苓12g，杏仁8g，甘草6g。服2剂后，恶寒减轻，吐大量泡沫痰，咳嗽减缓。但下肢仍冷，颈、胸部出汗较多，不时喷嚏。脉沉迟而弱，舌淡苔白。此肺寒未净，心肾虚阳未复，当扶助心肺之阳，温肺止咳，以四逆汤合二陈汤加味：

附子60g（先煎3小时），干姜12g，陈皮8g，法半夏15g，茯苓15g，细辛5g，制远志12g，甘草6g。连服3剂，咳嗽及诸症渐减。后因劳累，复加受凉，咳嗽又作。自服初诊及二诊方多剂未效，连日来咳嗽剧烈，昼夜不停，喉痒即咳，咳即尿出，畏寒较甚，下肢冰冷而水肿，面浮而晦暗，头昏，汗出，内衣湿透，胸闷心悸，脉沉细尺部弱，舌质极淡而晦，苔白根部白腻。综观脉证，久咳伤及心肺之阳，且累及于肾，至肾气肾精俱虚，摄纳失权。当助心肾之阳以益肺气，以四逆二陈汤加味：

附子80g（先煎3小时），干姜15g，陈皮8g，法半夏15g，茯苓15g，制远志12g，山茱萸18g，黄精20g，甘草8g。1剂后，咳嗽大减，夜间未咳，熟寐。连服4剂，诸症悉平。多年之高血压也降至正常，精神渐增，心绪舒畅。随访已6个月未咳嗽。

原按：此案咳嗽之剧烈临床罕见。由肺系病变迁延日久累及心肾而致，且与久服清热凉血之剂不无关系，致使雪上加霜，一派阴寒之象。四诊抓住心肺阳虚，肾精亦耗之病机，以助阳益气，补肾涩精为治，妙在加入山茱萸、黄精二味，山茱萸具补肾涩精、固脱补虚之效，黄精有润肺补肾、益气生津之功。

7. 喘证——四逆汤合苓桂术甘汤加檀香

某男，6岁。其母代诉：患肺炎住某医院，经输液抗感染、退热治疗，1周后体温下降，咳嗽减轻，但一直出汗不止，且胸闷憋气，要求出院，次日请诊。

见患儿面色㿠白，口唇微紫，胸闷、气促，呼吸困难（吸气时极用力），用手揾胸直呼难受。精神倦怠，不时咳嗽，汗出，手足凉，体温 35.6℃。脉沉缓无力，舌淡晦苔白腻。诊为水湿上泛，痰饮犯肺，以苓桂术甘汤加法半夏、枳壳、石菖蒲治之。

二诊：上方服 1 剂后，咳嗽减轻，吐痰涎较多，但憋气、呼吸困难等症未减。脉沉弱，舌淡青，白腻苔已退。此为胸阳不振，心肺阳虚，当温扶心肺之阳，理气利胸，以四逆汤合苓桂术甘汤加檀香治之：

附子 30g（先煎 3 小时），干姜 6g，茯苓 10g，白术 10g，檀香 6g（另包后下），甘草 5g。服 1 剂后，呼吸渐顺畅，不再叫难受，各症缓解。2 剂后，呼吸正常，已不出汗，体温 37℃，诸症均愈。

点评： 患儿因肺炎输液，乃致阳气受损，水饮内停；复以过汗，耗气伤阳，心阳不足而致胸闷憋气，如同阴霾在胸。初诊温化水饮而扶阳不足，故憋气、呼吸困难等症未减。二诊抓住胸阳不振，心肺阳虚之病机，施以四逆汤加味，离照当空，阴霾自散，故而取效。二诊方拟应加入桂枝以振心阳。

8. 心力衰竭——四逆汤合苓桂术甘汤 / 四逆汤合桂甘龙牡汤 / 大回阳饮

某女，80 岁。患冠心病 34 年，曾心肌梗死 2 次；高血压病史 18 年，阵发性心动过速 20 余年。初诊：心悸，胸部憋闷，自感要炸裂样。神疲嗜睡，面色苍白，出汗，恶寒，手足凉。心率 133 次 / 分，血压 120/84mmHg，右脉微弱，左脉几无，舌淡晦苔白稍腻。辨为心阳虚衰，当温扶心阳，宽胸定悸，四逆汤合苓桂术甘汤加味：

附子 60g（先煎 3 小时），干姜 10g，桂枝 15g，茯苓 15g，白术 12g，菖蒲 12g，甘草 6g。服 2 剂后胸闷、心悸减轻，仍嗜睡，心率快。随症加减，半月后胸已不闷胀，偶感心悸，精神好转，已不嗜睡，但心率仍快。心电图示：频发性室上性心动过速，心率 150 次 / 分，ST-T 改变。心脏彩超示：①右心房内径增大，升主动脉内径增宽。②三尖瓣、主动脉瓣、二尖瓣中度关闭不全。

患者心悸反复，胸闷胀甚，有酸辣感，胸部正上方刺痛，呼吸困难，出汗多，神萎嗜睡，夜间各症加重，烦躁不能平卧，以四逆汤合桂甘龙牡汤加减：

附子 80g（先煎 3 小时），干姜 12g，桂枝 15g，生龙骨 18g，生牡蛎 18g，石菖蒲 12g，大枣 4 枚，甘草 8g。连服 3 剂后，诸症减轻，但面、足出现水肿，尿少，胸部正上方有一乒乓球大小扁圆形包块，质软、胀痛，心率仍快。

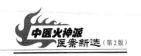

半月来随症加减，胸已不闷，心悸已减，但仍水肿。拟方：黄芪 15g，太子参 12g，苦参 12g，川芎 12g，石菖蒲 12g，甘松 12g，生龙骨 18g，生牡蛎 18g，柏子仁 12g，茯神 15g，甘草 8g。1 剂服尽，当夜又出现胸闷胀，憋气，呼吸困难，烦躁不得眠。右脉微弱而代，左脉仍无，舌青而晦苔白腻。急以四逆龙骨牡蛎汤加味，回阳固脱：附子 100g（先煎 3 小时），干姜 15g，生龙骨 20g，生牡蛎 20g，桂枝 15g，茯苓 20g，石菖蒲 15g，甘草 10g。连服 2 剂，诸症渐减，夜间可平卧。

后因下雨天凉，病情反复，夜间胸闷心悸，烦躁不能平卧。面色惨白，唇发绀，呼吸急促，语言低微，神怯嗜睡，小便极少，汗极多。血压 65/40mmHg，心率 152 次/分，右脉雀啄象，左脉无，舌青暗无苔。心电图示：心房扑动，西医诊为心功能Ⅳ级，重度心衰。自感病势垂危，示意安排后事。急投以大回阳饮：

附子 150g（先煎 3 小时），干姜 15g，肉桂 10g（泡水兑入），甘草 10g。1 剂尽，胸部宽舒，咽喉顺畅，吐大量痰涎，手足转温，出汗已止，自感较舒适，腹饥食粥，心率 128 次/分。右脉微细已无雀啄象，舌淡晦苔薄白。原方再进 1 剂，心率平稳下降，86 次/分。上方连进 4 剂，精神渐增，自感舒适，纳香，小便量多，水肿渐减，血压 108/70mmHg。原方加茯苓，3 剂后已不水肿，胸部包块也消。

续予 8 剂，各症已平，眠食佳，二便调，血压 108~120/70~76mmHg，心率 68~72 次/分，继以上方巩固。

点评：本案重度心衰，兼以高龄久病，几度反复，九死一生。先后投以四逆汤合苓桂术甘汤、四逆汤合桂枝龙牡汤、四逆龙骨牡蛎汤等加减，疗效似乎均不巩固，终以大回阳饮原方取得显效，挽此重症，药味虽少却胜于前用诸方，发人深思。

考吴佩衡先生扶阳讲究单刀直入，用药专精，"正治之方决勿夹杂其他药品，如果加入寒凉之剂则引邪深入；加入补剂则闭门留寇，必致传经变证，渐转危笃贵治"（《医药简述》）。因此他用扶阳诸方绝少夹用滋补之品，如张景岳所制回阳饮，系四逆汤加人参，而吴氏所用回阳饮，乃是四逆汤加肉桂，摒弃人参不用，称为"大回阳饮"，认为"肉桂温肝暖血，强心脏，有引火归原之效，加入姜附中，效力更大，有起死回生之功"（《医药简述》）。吴氏补气药也甚少夹用，嫌其掣肘。

郑钦安曰："今人亦有知得此方（指四逆汤）者，信之不真，认之不定，既用四逆汤，而又加以参、归、熟地，羁绊附子回阳之力，亦不见效。病家等毙，医生束手，自以为用药无差，不知用药之未当甚矣。"（《医理真传·卷四》）"阴盛逼阳于外者，用参实以速其阳亡也。"（《医理真传·卷三》）观顾氏本案应该给予我们深刻启迪。

顾氏在"原按"中曾反思自己的失误：三诊方中因看现代药理报告称苦参有减缓心率的作用，遂投以苦参，未考虑其苦寒之性对阳气之折伐，致使病情加重，此系不辨阴阳之过。教训在于盲从所谓的现代药理报告，没有严格按中医理论辨证施治，当今中医如此用药者不知几许，究其实质乃系中医西化的一种表现。顾氏虚心自省精神难能可贵。

9. 肾结石——四逆汤合五苓散加减

某男，52 岁。腰痛 5 年余，有时绞痛难忍，上月 X 线检查示：双肾肾盂有 9 粒结石阴影，最大一粒 1.2cm×0.8cm，诊为肾结石，请顾氏诊治：腰痛甚，小腹胀痛，小便不畅而刺痛，大便稀溏，畏寒，手足冷，脉沉紧重取无力，舌青苔白腻。诊为脾湿肾寒，寒湿阻滞。投四逆汤合五苓散去白术加细辛、薏苡仁、通草。服药 9 剂，小便时排出结石 3 粒，继以扶阳温肾，化湿排石治之：

附子 100g（先煎 3 小时），干姜 15g，桂枝 15g，细辛 6g，茯苓 15g，薏苡仁 30g，生鸡内金 10g，甘草 6g，服药 30 余剂，腰已不痛，小便较畅。又服上方加减 20 余剂，小便通畅，体质好转。X 线检查：双肾已无阴影。

点评：此案除鸡内金外，未用其他排石套药如金钱草、海金砂之类，专从阴寒湿盛着眼，投以大剂附姜，不治石而治人，愈此结石之症，确有吴门风范。见石不治石，而能成功排石，靠的是"治之但扶其真元"的火神心法，从扶阳入手，用大剂四逆汤加味，生动地体现了扶阳理论的威力。

10. 水肿（肺心病）——四逆汤合五苓散/真武汤加味

某男，86 岁。反复咳喘、双下肢水肿 10 余年，先后晕厥 3 次，多次住院治疗。2004 年 3 月 19 日来诊，心脏彩超示：①左房内径增大。②二尖瓣、三尖瓣钙化。食道心房调搏示：窦房结功能低下。于 2004 年 3 月 23 日行永久性心脏起搏器植入。术后仍常感疲惫、胸闷，心悸、气短，时有颈部紧束感，活动后加重，咳喘，全身水肿。2007 年 9 月 28 日再次入院，双肺底闻及湿啰音，X 线胸片提示：肺心病。经抗感染对症治疗后，咳喘缓解，但水肿加剧，阵发性心悸，有时不

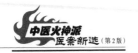

能平卧。

2008年7月31日初诊：全身水肿，颜面及下肢尤甚。恶寒，胸闷、心悸，腹胀，小便短少、色清，大便不畅，步履迟缓，极度疲惫，语音低微，面色晦暗，唇发绀。脉沉涩而弱，舌胖晦暗多涎，苔白腻。此心阳虚衰，无力运化水湿，当温扶心阳，化气行水，四逆汤合五苓散加味：

附子60g，干姜15g，桂枝15g，茯苓15g，白术15g，猪苓12g，泽泻12g，灵芝15g（附子系用"农本方"附子颗粒剂，与余药同煎即可，剂量系折合饮片用量，下同）。

8月5日二诊：服3剂后恶寒减，精神稍增，但水肿等症不减。此病重药轻，原方加重剂量：附子100g，干姜18g，桂枝20g，茯苓30g，白术15g，猪苓12g，泽泻12g，灵芝18g。连服4剂后小便增多，大便稀溏，每天3次，水肿渐减，胸闷、心悸缓解，仍乏力、纳差。脉沉细，舌淡晦，苔白。拟温阳镇水，化湿醒脾，以真武汤加味：

附子100g，茯苓30g，白术15g，杭白芍12g，桂枝15g，灵芝15g，薏苡仁20g，白豆蔻10g（后下），生姜20g。

4个月来随症加减，水肿消退大半，已无胸闷心悸，纳增，精神较佳。近日气温骤降，受凉后咳喘复作，水肿亦增。脉沉弱，舌青暗，水滑，苔白腻。宜振奋心阳，温化水湿，四逆汤合五苓散加大腹皮、法半夏、薏苡仁。附子100g，桂枝20g，茯苓30g，白术15g，猪苓12g，泽泻12g，法半夏15g，大腹皮12g，薏苡仁15g。上方连服4剂，水肿渐消，余症缓解。

春节前后未服药且较劳累，且误服滋阴润燥剂，病情反复。症见胸闷、喘促，心悸、气短，腹胀，恶寒，水肿较甚。脉微弱，舌胖而青，苔白腻而滑。急当温阳驱阴，化气行水，真武汤加肉桂、大腹皮，去白芍：

附子100g，茯苓30g，白术15g，肉桂（泡水兑入）10g，大腹皮12g，生姜20g。连服4剂，胸闷、喘促、腹胀等症减缓，水肿消退过半。上方加减连服6剂，各症渐平，水肿消退。

点评：患者经"永久性心脏起搏器植入术"解决了"窦房结功能低下"之症，但对严重水肿未能改善。吴佩衡先生曰："少阴君火位居于上，而源于坎中之阳""命门真火乃生命之根"（《医药简述》），顾氏明了此意，治从肾阳着眼，温阳利水，用药悉遵吴氏之法，取四逆汤合五苓散与真武汤加味，两方交替服用，取得较好疗效，无愧吴门后人也。

11. 腹泻（放射性肠炎）——四逆汤合理中汤／四逆汤合理中汤、四神丸

某女，43 岁，2006 年 8 月 23 日初诊：2005 年 7 月行子宫内膜癌手术，术后行放射线治疗。2 个月后经常腹胀而痛、腹泻，大便每天 5~6 次、8~9 次不等，多呈黏液样和血便，伴里急后重。有时恶心、呕吐，腹痛较甚。1 年来曾住院 3 次，诊为子宫内膜癌术后放射性肠炎。经抗炎解痉、镇痛、止血及中医清热利湿、养阴止血治疗，疗效不佳而来诊。

刻诊：极度消瘦，面色萎黄，晦暗无华，神疲乏力，腹部胀痛，腹泻甚频，每天 8~9 次，黏液便带血，恶心欲呕。脉沉缓，重按无力，舌淡而晦，苔白腻。证属脾虚湿滞，中气下陷，以补中益气汤加减：

炒党参 12g，苍术 15g，茯苓 15g，陈皮 8g，黄芪 15g，制升麻 6g，炒柴胡 6g，生姜 10g，甘草 6g。服 2 剂后，大便次数稍减，其他各症未效。患者告知，半年多来腰部酸困、时痛，夜尿 3~4 次。手足凉，恶寒，虽值夏季，仍穿毛衣 2 件，口渴思热饮。细思患者癌症术后正气受损，脾虚胃弱；加之放射线治疗后，肾阳亦受损伤。辨为脾虚气陷，肾阳不足。当健脾温中，扶阳益肾，以四逆汤合理中汤加减：

附子 50g（先煎 3 小时），炮姜 12g，炒党参 12g，炒白术 12g，吴茱萸 6g，甘草 6g。3 剂后腹痛减轻，大便次数减少，每天 2~3 次，便中黏液减少，已无血样便。其他症状也见减轻，此阳虚较甚，除温中扶阳外，尚需补肾固涩，以四逆汤合四神丸加味：

附子 60g（先煎 3 小时），炮姜 15g，炒党参 12g，炒白术 15g，吴茱萸 6g，补骨脂 12g，肉豆蔻 15g（去油），五味子 10g，砂仁 10g（后下），甘草 8g。连服 4 剂，诸症均减，胃纳增，精神渐复。继以上方加减，调理 1 个月而愈。

点评：癌症患者放射性肠炎，出现顽固性腹泻，多以湿热下注，耗伤气阴论治，实则阳虚者多见。本例先以补中益气汤投治，着眼于脾，补气为主，效果未著。因脾虚气弱久必及肾，故出现腰困乏力、恶寒肢冷等肾阳虚损之症。二诊抓住扶阳环节，以大剂附子治肾为主，兼以温中固涩，终收良效。火神派的基本观念是肾重于脾，阳重于气，本案即启示了这一点。

12. 糖尿病高渗昏迷——四逆汤合小半夏汤加减／人参四逆汤

某女，52 岁，2008 年 3 月 3 日发病。1994 年确诊为冠心病，先后心肌梗死 3 次；患遗传性糖尿病 11 年，5 年来血糖未降。近半年来由于劳累，冠心

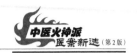
病发作 4 次，血糖升高。3 月 2 日因劳作胸闷，心前区不适，隐痛，头昏，心慌，遂上床休息。夜间 1 时许，心慌甚，出冷汗，自感低血糖，挣扎起床，肢软乏力，行走不稳。踉跄进入顾氏卧室（顾氏系其丈夫），喃喃道："我不行了……"随即倒在床上。恶心呕吐，吐出物为未消化食物及咖啡色样物质。顾氏急煎小半夏汤喂之，稍安，呕吐又作，呈喷射状，头昏痛，心慌，心前区刺痛，腹部绞痛，大汗淋漓，有濒死感。脉微细，四肢厥逆，舌晦暗，苔白。大吐耗伤阳气，以四逆汤合小半夏汤加减：

附子 60g（早已煎好），法半夏 15g，生姜 15g，甘草 6g。急煎喂之，渐安。约半小时，胃中难受，腹部绞痛，畏寒汗出，颤抖，烦躁不安，心中难受，复又恶心呕吐，上肢抽搐，项背强直，目睛直视，牙关紧闭，口唇发绀。

冷静思考，顾氏认为大吐后不但心胃阳气耗损，且液耗津虚，已成阴阳俱虚之候，宜急回阳救逆，固摄真阴，急煎人参四逆汤：

附子 100g，干姜 15g，红参 15g，甘草 8g。煎药期间，患者又发呕吐，喉间痰声辘辘，憋气、喘促，四肢抽搐，角弓反张，瞪眼直视，瞳孔散大，咬牙"咔嚓"作响，随即不省人事。口唇青紫，面色青乌如茄色，鼻息几无，脉微欲绝。顾氏急将其头朝后仰，用手抠出口中痰液（内有 3 小块碎牙）。约 6 分钟后始有吞咽反射，呼吸急促，睁眼漠视，四肢时搐。

此时药已煎好，频频喂之。半小时后，抽搐已停，手足转温，小便 1 次，量极多，饮水数次，渐入安睡。上方加天麻 20g，频频喂服。1 剂尽，肢体麻木及各症渐减。中午 12 时许，患者醒来，知饥索食，吃半碗面条。连服上方 2 剂后，肢体已不麻木、抽搐。后以人参四逆汤合当归补血汤调理，连服 3 剂后，各症已平，精神渐增。

半月后到某医院内分泌科诊治，经相关检查，确认患者当时系糖尿病高渗昏迷，是糖尿病急性代谢紊乱的一种严重类型，常因感染、心肌梗死或呕吐、腹泻失水等诱发。患者常以明显的脱水症和进行性意识障碍为主要临床表现，可出现震颤、癫痫样抽搐大发作，最后陷入昏迷。文献称本病发病率比酮症酸中毒低，但死亡率高，治疗不及时，可在 24~48 小时内死亡，死亡率高达 63%。上海某医院报道："我院去年抢救 9 例，仅 1 例存活。"

点评： 此证危急凶险，顾氏深夜孤军奋战，全凭胆识功力救得夫人一命。细思此证虽然复杂多变，关键在于阳气欲脱。识得此点，守定扶阳大旨，重用附子，一昼夜投用附子 460g，呕吐合以小半夏汤，吐伤津液加入红参，园机活法，如此重症完全以中药救治成功，充分证明火神派温阳大法之卓著功效，彰显了中医药救治危重急症的威力。

13. 亡阳——四逆汤合瓜蒌薤白桂枝汤加减

某女，46岁，干部。1999年10月16日初诊：1994年诊为冠心病，1996年因急性心肌梗死住院（白细胞计数和血清心肌酶均高，心电图提示后侧壁广泛心肌梗死），出院后请顾氏诊治：半年来因劳累，心绞痛发作频繁，今日心绞痛加重，患者极痛苦，手捂胸部，心痛如刀绞，如被人用力挤压。烦躁不安，呼吸急促，心中恐惧，似濒临死亡。面色苍白，目光无神，肢冷汗出，唇面发麻。问诊过程中患者意识模糊，就地躺下，失去知觉。脉微欲绝，鼻息几无。以四逆汤合瓜蒌薤白桂枝汤加减，急煎以回阳固脱，强心益气：

附子60g，干姜12g，桂枝15g、茯苓15g，瓜蒌12g，石菖蒲12g，川芎12g，薤白10g，甘草6g。频频喂服。约20分钟后，手足转温，眼睛微睁。连服2~3盏，约半小时，各症缓解，知饥思食，吃半碗粥后安睡。后以温阳扶正，益气补血之剂，连服1周，诸症悉平，精神好转，上班工作。

原按： 此阳气欲脱之际，唯以回阳固脱可救，若迟疑延时，恐贻误病机。

14. 亡阳（大汗腺癌术后休克）——大回阳饮加半夏

某女，68岁，患大汗腺癌于1996年6月住云南省肿瘤医院。术前告知家属：大汗腺癌预后差，且患冠心病20多年，手术风险很大。手术中心率曾减慢至38次/分，血压测不到等，经处置完成手术。在推送病房途中发生呕吐，并示意心前区憋闷。脸色惨白，四肢逆冷，胸闷心痛。心率42次/分，血压48/20mmHg，脉微欲绝，大汗淋漓，精神恍惚，时而昏迷。医院再次下病危通知，遂邀顾氏诊治。辨为亡阳危症，急当回阳救逆，当即配取：附子100g(先已煎好)，肉桂10g，法半夏18g，生姜15g，甘草6g。徐徐连续喂服，约30分钟眼睛微睁，嘴唇嚅动。又过30分钟许，脸色微红，四肢转温，血压回升，心率58次/分。1剂服尽，各症已有改善。次日再进1剂，附子增至120g，生姜易为干姜，精神渐增，下午已能坐起。继以茯苓四逆汤加味善后。

点评： 本例大汗腺癌术后心力衰竭，一线残阳将绝，顾氏所用正是乃祖吴佩衡尝用之大回阳饮加法半夏，用治亡阳欲脱，终于挽回生机，确是中医成功救治危重症之范例。

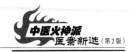

15. 血崩——四逆汤加味

某女，49岁。平素身体较弱，多年来痛经较甚，经常自服三七等活血化瘀之药，上月行经，经量极多，血崩不止。治疗半月，仍出血不止，极度虚弱，医院下病危通知。出院后邀顾氏诊治，现症见：面色惨白，恶寒，肢冷，脉沉细弱，舌极淡，苔薄白。当扶阳温肾，固气止血，以四逆汤加味：

附子100g（先煎3小时），炮姜20g，黄芪20g，炒杜仲15g，炒艾叶15g，炒荆芥8g，补骨脂10g，大枣5枚（烧黑），甘草10g。连服2剂，出血减少，余症稍缓解。再以上方出入：

附子120g，炮姜20g，黄芪24g，炒杜仲15g，补骨脂12g，菟丝子15g，砂仁15g，炙甘草10g。连进3剂，出血遂止，精神渐增，以四逆汤合当归补血汤调理善后。

16. 眩晕（冠心病、颈椎病）——真武汤加桂枝

某女，47岁。眩晕20余天。患冠心病5年，经常胸部闷胀，心前区疼痛，曾因心绞痛伴眩晕住院治疗，诊为冠心病、颈椎病。经服长效硝酸甘油、潘生丁等药，数日后心绞痛缓解，颈部疼痛减轻，眩晕未减，持续20余天延顾氏诊治。症见闭目平卧，动则眩晕加剧，心悸，汗出，四肢凉，恶寒，便溏，脉沉细而结，舌晦暗苔白腻。此系心肾阳虚，水湿上泛，脾湿阻遏，清阳不升，方用真武汤加桂枝，温肾扶阳，化气行水：

附子45g（先煮3小时），茯苓15g，白术15g，桂枝15g，杭白芍12g，生姜3片。连服3剂后，眩晕渐减，已能起床活动。继服3剂，眩晕大减，精神增加，汗少，心悸减，已能外出活动。后以上方生姜易干姜，去桂枝，加肉桂，3剂后眩晕愈，心悸止。随访8年，眩晕未作。

点评：患者虽然诊为颈椎病，眩晕较甚，但其病机属心肾阳虚，水湿上泛，故以真武汤加桂枝取效，并未加葛根等所谓颈椎病套药，颇显治病求本之道。

17. 肠梗阻——大黄附子汤加味

某女，35岁。因气候炎热，食冰棒1根并饮凉开水一大杯。约1小时后即腹部胀痛，晚间腹胀加重，绞痛难忍。自服保济丸无效，满床翻滚，伴恶心、呕吐。次晨急送某医院，诊断为粘连性肠梗阻。经胃肠减压、解痉止痛等治疗，症状无明显缓解，拟收住院，因有小孩无人照管，不愿住院而顾氏诊。

刻诊：患者躺在沙发上，手捂下腹，下肢弯蜷，大声呼痛，面色苍白。按之腹部鼓胀，绞痛以脐周为甚，按之痛增，大汗淋漓。脉沉伏而迟，关尺尤弱，舌青而晦，苔白腻。思之，患者平素肠胃较弱，食冷饮后陡增里寒，已3天未大便。诊为寒湿相搏，腑气不通，当温里散寒，行气通结，以吴茱萸汤加减治之：

吴茱萸6g，生姜30g，肉桂12g，乌药15g，香附12g，枳壳10g，甘草6g。服1剂后，腹痛稍缓，其他症状未减，腹部仍鼓胀，绞痛时作，畏寒，手足冷，未大便。脉仍沉迟，舌淡晦，苔白腻。此属里寒甚而中阳虚不达四末，至肠道气机枢转不利。当温中驱寒，行气通腑，以大黄附子汤加味：

附子60g（先煎3小时），酒制大黄10g（泡水兑入），吴茱萸6g，肉桂12g，乌药15g，枳实10g，木香8g（后下），生姜30g。煎好后顿服，约半小时后腹痛缓解，矢气连连，解出大量硬结团块样大便，腹胀渐除。继以四逆汤合理中汤加减2剂，诸症悉除。3天后康复上班。

点评：患者平素胃肠功能较弱，食冷饮而中宫受损，寒重湿盛。初诊仅温里散寒，行气通结，扶阳及通结之力皆嫌不足。二诊果断以大黄附子汤加味，加大驱寒通腑之力，药峻量重，一剂而效，颇显吴门风格。

18. 痹证——白术附子汤加味

某女，76岁。患冠心病及风湿性关节炎30余年。春节随家人到海南旅游，气候炎热，连续2天在海边赤脚拾贝壳。回昆明后沐浴受凉，次日感冒伴冠心病发作，双腿肿痛。

刻诊：卧床呻吟，胸闷，心前区刺痛，头痛咳嗽，踝部至大腿水肿，阵阵作痛。盖两床被子尚畏寒，体温38.5℃，脉浮紧，重取无力，舌晦暗苔白腻。诊为表寒内湿，寒湿搏结，以杏苏饮加苏条参、桂枝投治，服后夜间出汗较多，虽头已不痛，咳嗽减轻，但彻夜下肢疼痛。次日身困重，双腿已肿至腹股沟下，剧痛难忍，且胸闷心慌，仍恶寒，体温39.2℃。脉沉濡，舌青苔白腻。细思此证，当系心阳内虚，寒湿合而为痹。当扶阳宣痹，散寒除湿，白术附子汤加味：

附子45g（先煎3小时），白术15g，桂枝15g，茯苓15g，防己15g，薏苡仁30g，寄生12g，独活12g，生姜10g，甘草6g。1剂后，胸闷、心慌缓解，双腿肿消一半，痛减，小便量多，体温37.3℃。2剂后，腿痛大减，肿消大半，体温36.8℃。继以上方加减，调理半月后，诸症均愈，可到老年大学学习书法、绘画。

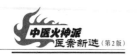
19. 痹证——甘草附子汤加味 / 真武汤加味

某女，46 岁。1977 年 3 月 17 日初诊：下肢关节疼痛 10 余年，近来加重，卧床不起 2 年。患风湿性心脏病并发心衰 14 年，1975 年 6 月行左径二尖瓣扩张术，瓣口从 1cm 扩至 3cm，瓣型为膈膜增厚型。术后 2 年来，每隔 1~2 个月风湿性关节炎即活动 1 次，一直卧床近 2 年。诊见患者恶风畏寒，稍一受凉即感冒或引起风湿活动。卧床呻吟，膝关节酸痛，髋关节剧痛，面瘦无华，两颧暗红，目光无神，语音低微，四肢凉，出汗。起坐时即心悸、气喘，头昏，抖战。脉微细而结，舌淡暗苔白腻。实验室检查：抗 "O" 625 单位，血沉 30mm/h，白细胞 12.4×10^9/L。辨为心阳虚衰，寒湿内盛之心痹，以甘草附子汤加细辛、独活、茯苓、薏苡仁扶阳祛寒，化湿行痹。6 剂后，下肢疼痛稍减，但仍气喘心悸，肢重而凉，神倦。脉仍微细而结，舌淡晦苔白。此为心肾阳虚，寒湿浸淫，治以温扶心肾，祛寒除湿，真武汤加味：

附子 60g（先煎 3 小时），茯苓 15g，白术 15g，桂枝 15g，苍术 15g，杭白芍 12g，独活 12g，寄生 12g，细辛 6g，生姜 3 片。连进 6 剂后各症渐减，守法续诊半年余，下肢疼痛减轻，心悸气喘等症大减，已可起床活动，缓步行走。随访 4 年，大约 1 年复发一次，但症状较轻，能坚持活动。

原按：此患者痛痹日久，病邪入里而病及于心，病情较严重，后以真武汤加味连服取效，能够减少风湿活动，改善症状，控制病情发展。

十七、顾树祥医案

顾树祥，1943 年生，吴佩衡嫡外孙，自幼随外祖父习医，毕业于云南中医学院。1986 年自创昆明健民中医门诊部，从医 38 年，传承吴门学理，擅用六经辨证治疗多发病、危重症，擅用附子及四逆辈，近 20 年用附子总计已近 15 吨，确为吴门传人。本节案例选自《著名中医学家吴佩衡学术思想研讨暨纪念吴佩衡诞辰 120 周年论文集》。

1. 发热（太少两感）——麻黄附子细辛汤加味

宋某，女，6 岁。2008 年 10 月 8 日其父背来应诊：素体虚弱，感冒常作，现感冒发热 3 天，到某医院求治，体温 39℃，扁桃体三度肿大，白细胞计数 21.8×10^9/L，中性粒细胞 89.6%，住院诊疗需预缴 3 千余元，家中贫寒，来到顾氏诊所。刻诊：全身发烫，肢冷而掌心发热，面㿠白无神，倦怠，似睡非睡，无汗，脉沉紧，舌淡红苔白腻。以麻黄附子细辛汤加味温经散寒解表，扶正祛邪：

附子50g，麻黄6g，北细辛5g，杏仁7g，桂枝12g，法半夏10g，茯苓10g，桔梗5g，通草4g，薏苡仁10g，羌活6g，甘草5g，生姜3片。嘱其服药后睡卧。隔日其父来告，当晚服药1次，即汗出热退，尽剂而愈。

点评：《伤寒论》曰："少阴病，始得之，反发热，脉沉者，麻黄附子细辛汤主之。"少阴与太阳为表里，经脉相连而其气相通，寒邪侵袭，外连太阳，内系少阴。"反发热，脉沉者"是属太阳、少阴表里俱病。临床中此症多见，不分男女老少，当温经散寒，表里兼顾，扶正而驱邪，往往一汗而解，脉静身凉。

2. 咽痛——麻黄附子细辛汤加味 / 白通汤加味

李某，男，40岁，上海某校体育老师。近年来咽痛如火烧、刀割，痛苦不堪，寝食难安，经中西医治疗罔效，已拒医药，几欲轻生，后经亲友相劝来诊：病由受寒引起，因咽痛不适，曾服疏风清热、滋阴润肺、清热化痰之药日久，现面色晦暗，声低息短，舌淡苔白，脉沉紧，口干不渴，时喜热饮。此为阳虚阴寒所致，以麻黄附子细辛汤温经散寒通络：

附子60g，麻黄8g，细辛6g，桂枝15g，杏仁10g，法半夏15g，化橘红12g，茯苓20g，桔梗6g，通草6g，甘草6g，生姜3片。3剂服尽，各症均已大减，高兴之至，再求用药，更以白通汤加味，回阳收纳：

附子60g，干姜15g，细辛6g，薏苡仁20g，桂枝15g，法半夏15g，茯苓20g，桔梗6g，通草6g，葱头3茎。3剂。5天后来告，咽痛灼热渐愈，喉间清凉舒适，食增神旺，恢复工作，后以四逆汤加味调理数剂而愈。

原按：少阴受寒误用苦寒之剂，阴邪挟寒水上逼，犹如雪上加霜。先用麻黄附子细辛汤温经散寒，祛邪外出；再以白通汤、四逆汤回阳归肾，邪祛正安，少阴咽痛获愈。临床此症甚多，以温经散寒、回阳纳肾法治之，疗效快捷而显著。

3. 鼻渊——麻黄附子细辛汤加味

代某，男，17岁，学生。患鼻渊多年未愈，症见鼻塞流涕，涕多黄稠，头部闷痛，全身不适，香臭不闻，记忆力差，稍受寒冷则症状加重，舌淡晦，苔白腻，脉沉而紧。治以麻黄附子细辛汤加味，温经散寒，宣肺通窍：

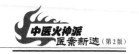
附子 60g，麻黄 6g，干姜 15g，细辛 6g，桂枝 15g，辛夷 6g，苍耳子 10g，白芷 10g，蔓荆子 12g，化橘红 12g，茯苓 20g，通草 6g，甘草 6g。治疗月余痊愈。

原按： 鼻渊有寒、热二证，临床以寒者居多，多有感冒史。肺主一身皮毛，太阳为六经藩篱，主卫外。太阳受邪而久治未解，耗伤阳气而内干少阴，肺阳失调，寒湿阻塞清道而为病也。故以麻黄附子细辛汤加味，温经扶阳，化湿通窍，标本兼治而收效。

4. 失音（伤寒误治）——麻黄附子细辛汤加味

刘某，男，30 岁。1976 年冬日来诊：声哑不能言，表情痛苦，舌淡苔白，脉沉紧。同宿舍职工告曰，因感冒咽痛吃牛黄解毒片多次而致。治以麻黄附子细辛汤，温经散寒，宣肺通络：

附子 60g，麻黄 7g，细辛 6g，桂枝 15g，炒枳壳 10g，通草 6g，甘草 6g。2 剂。1 剂便能出声，两剂霍然。

原按： 本例先为受寒，反用凉药误治，致少阴经脉凝闭而致失音。《灵枢》云："会厌者，声音之户……人猝然无音者，寒气客于会厌不能发，发不能下，至其开阖不致，故无音。"只要治疗及时，投以麻黄附子细辛汤，收效颇佳。

5. 咳嗽——麻辛附子二陈汤/四逆二陈汤加减

桂某，女，36 岁。咳嗽已近 1 个月，住某医院已 28 天，咳嗽加剧，症见咳声不断，咳而不畅，咽痒痛难忍，胸闷气短，咳时小便自出，舌淡苔白，脉沉紧，口干而不渴。问其缘由，因受寒感冒，咽不适，自服清热解毒、润肺化痰之药，病未愈而咳加重，气短乏力，神疲体倦，又自认为体虚，喝鸡汤进补，又输补液而成是状。用麻辛附子二陈汤，温肺化饮：

附子 60g，杏仁 10g，枳壳 10g，麻黄 8g，桂枝 15g，细辛 6g，陈皮 10g，法半夏 15g，茯苓 20g，苏叶 10g，桔梗 6g，甘草 6g，生姜 3 片。2 剂，剂尽而症大减，痰易咯出，胸闷愈，能安睡。后以四逆二陈汤加减 3 剂而痊愈。

6. 戴阳（病毒性心肌炎）——白通汤/真武汤/大回阳饮

李某，女，39 岁，友人妻。友人相邀到家吃饭，告以其妻因病毒性心肌炎住院治疗月余，现已病危，医院已下 4 次病危通知书，邀顾氏前往诊治。次日到医院探望，患者平卧在床，两眼微闭，面红，已输液红霉素 20 余天仍高烧不退，面红，无力说话，睁眼或稍偏头则眩晕大作，饮食不下，脉沉微细数无力，舌淡苔白，边尖有齿痕，四肢厥冷。辨为阳虚欲脱，已成戴阳之证，拟白通汤回阳收纳，以挽一线生机：

附子100g，干姜24g，葱头3茎。2剂。药尽发热渐退，面红已消，能起坐食粥，欲脱之阳已渐复，仍短气乏力，心悸时眩晕发作，更以真武汤温肾扶阳，镇水宁心：

附子100g，生姜3片，白术15g，杭白芍10g，茯苓30g。服药2剂后，大有好转，已能起床自理，露出笑容，心悸眩晕未作。续投以大回阳饮强心固肾：

附子100g，干姜24g，肉桂10g，甘草10g。服药1周出院，调理月余恢复工作。

点评： *本例阳气将绝，阳脱于上危在旦夕，万不可误认高烧、面红而为阳证。生死之间，差以毫厘，谬之千里，全在神情萎靡、四肢厥冷处着眼为是。急用白通汤回阳固脱，继以真武汤温肾扶阳，后用大回阳饮挽回生机。皆以原方投用，药简剂重，体现了顾氏伤寒功力，实有乃祖风格。*

7. 下利，烦躁——白通加猪胆汁汤/四逆汤、附桂理中汤

倪某，女，34岁。1983年冬不慎煤气中毒住院抢救，又食生冷而致腹泻，输液3天而下利不止，邀顾氏诊治：日下利十数次，便中带血，干呕烦躁不安，食不下，饮水即吐，面赤肢冷，舌苔淡白，脉微欲绝。治以白通加猪胆汁汤，扶阳育阴：

附子100g，干姜24g，葱头3茎，鲜猪胆1个。嘱其每服药1次，针刺猪胆取汁10余滴兑服。服药1剂，面赤已退，干呕渐平，心烦大减。2剂尽，脉缓有神而诸症渐愈，继以四逆汤、附桂理中汤调理而愈。

原按： *少阴病下利，阴寒在下，脾肾之阳衰惫，故见厥逆、脉微欲绝。虚阳无依，被逼上逆，则干呕心烦，急用白通汤回阳救逆。里寒太盛，恐阳药格拒不纳，加猪胆汁之苦寒反佐，引阴入阳，阴阳和阳气复矣。*

8. 胃出血——大回阳饮加味

王某，女，56岁。素体欠佳，胃痛常作，因小儿知青下乡焦虑过度而胃大出血，其子相邀出诊。病已3天，多次吐血，时下大便如注，呈沥青色，面㿠白无神，舌质淡苔薄白，脉细弱。治以大回阳饮加味，回阳收纳，固气止血：

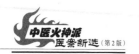

附子 100g，炮姜炭 12g，公丁香 6g，肉桂 10g（研末兑服），苍术 15g，佛手 10g，大枣 7 枚（烧黑存性），海螵蛸 10g，甘草 6g。服 1 剂吐血止，便血渐减，色转暗红，又原方 8 剂，早、晚各 1 剂，药炉不辍连续煎服，药尽痊愈，随访多年，胃痛未犯，享年 86 岁。

点评： 本案胃大出血，上呕下泻，阳失固摄，症情危重，治以大回阳饮，附子出手就是 100g，且日进 2 剂，"药炉不辍连续煎服"，皆乃祖风格。

9. 顽固性泄泻——大回阳饮加味

陈某，男，昆明纺织厂职工。腹泻近 20 年，每日少则十数次，多则数十次。舌淡苔白腻，脉沉细无力，纳差，肠鸣时痛，喜温喜按，面晦无神，此为脾肾阳衰，水湿不化之证，治以大回阳饮加味，温运脾肾之阳：

附子 60g，干姜 18g，吴茱萸 6g，肉桂 10g，砂仁 10g，白豆蔻 10g，制罂粟壳 6g，海螵蛸 6g，甘草 6g。

3 剂后腹泻大减，每天 4~6 次，大便稍成形，原方又服 3 剂，肠鸣止，腹亦不痛，大便已成形，每天 3~4 次，原方加减，调理数月痊愈，随访数年未发。

原按： 泄泻之初无不由于脾胃虚寒，然腹泻日久，穷必及肾，命门火衰，火不生土，复令脾阳失运，不能受纳和腐熟水谷，运化精微，致使清浊不分，混杂而下，泄泻反复发作，久不愈也。景岳所谓："久泻无火，多因脾肾之虚寒也。"故用吴佩衡所创大回阳饮（四逆汤加肉桂）温运脾肾之阳而愈。

十八、余天泰医案

余天泰，1955 年生，福建省南平市人民医院主任医师，第四批全国老中医药专家学术继承工作指导老师，已出版专著一部。自谓："学习并践行扶阳学派理论已有时日，并有一定心得，虽还远谈不上登堂入室，但却有些许渐入佳境之感。"

"扶阳学派风格独特，疗效显著，为当今中医临床提供了颇具价值的思路和有效方法，具有很强的优势，值得广泛深入研究，并使之发扬光大。"

关于附子用法，主张一般情况下从常量开始，循序渐进，逐次加量，直至获得满意效果为止。通常 20g 以上先煎半小时，30g 以上先煎 1.5 小时，60g 以上先煎 2 小时，基本没有不良反应发生。

临床中，发现极个别患者初次服用附子后出现程度不同的唇舌麻木，甚或身麻头晕、视物昏花及乏力等（或可称之为首剂反应），不必惊慌。《内经》云："药不瞑眩，厥疾弗瘳。"这往往是药达病所，直中肯綮之良性反应。其后或许症减病轻或者向愈。曾亲身体验过数次，每每反应过后周身通泰，精神体力倍增。附子此等反应，可能与体质、个体差异和机体的反应性及敏感性有关。

本节案例选自《中医药通报》2009年4期《扶阳学派理论在杂病中的应用》一文。

1. 慢性萎缩性胃炎——桂附理中汤加味

刘某，男，57岁。胃脘反复疼痛6年余，胃镜检查诊为慢性萎缩性胃炎，服过多种中西药均无效。近半个月来，胃脘疼痛较剧，遇寒尤甚，口淡乏味，泛恶纳呆，神疲乏力，大便溏薄，畏寒肢冷，腰膝酸软，苔白滑而厚，舌体胖大，边有齿痕，脉沉细无力，两尺不足。证系脾肾阳虚，中焦失和，升降反常。治当温补脾肾，和中健胃，桂附理中汤加味：

肉桂粉10g（另包，冲），制附子30g（先煎），炮姜20g，炒白术15g，苍术15g，高良姜15g，砂仁15g，姜半夏20g，吴茱萸10g，茯苓15g，炙甘草10g。7剂，每天1剂，水煎服。

二诊：胃脘疼痛显著缓解，泛恶已瘥，食欲改善，大便转实，仍神疲乏力，畏寒，舌苔已退，无滑象，舌尚胖大而边有齿痕，脉息如前。原方肉桂粉改15g（另包，冲），制附子改100g（先煎），炮姜改30g，吴茱萸改15g。7剂。

三诊：药后脘痛等症已消失，食欲复原，大便正常。因余出差，患者持处方到药店购药，药店以附子等剂量过大不敢售给，后在患者一再要求下，将附子、肉桂等按一般用量配了3剂，但服之无效。近日又感胃脘部胀闷、疼痛，口淡纳少，伴神疲乏力，形体畏寒，腰酸肢冷。苔薄白舌淡红，边有齿痕，脉细，两尺不足。上方制附子改120g，炮姜改30g，加杜仲20g，淫羊藿30g，制黄芪30g。7剂。

四诊：脘痛已止，食欲正常，形体畏寒及神疲乏力明显改善，手足温暖，舌淡红苔薄白，脉细但有力。上方制附子改140g，再进7剂，诸症完全消失。尔后间断服用此方月余，以资巩固。3个多月后复查胃镜，已恢复正常。随访1年无复发。

原按：考慢性萎缩性胃炎的中医辨证，大多从脾胃虚弱、肝胃阴虚、肝胃不和、肝脾湿热、痰浊中阻、瘀血阻滞或胃阴不足等分型论治。然郑钦安指出："病

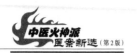

有万端,亦非数十条可尽,学者即在这点元气上探求盈虚出入消息,虽千万病情,亦不能出其范围。"(《医法圆通·卷三》)笔者崇尚此语,故临证突出阴阳辨证,广用扶阳大法,常收到前所未有的效果。本例在治疗过程中,附子曾因故减量而病情反复,足见中药用量与疗效之间有着十分密切的关系。

2.胰腺囊肿——桂附理中汤加味

邱某,男,63 岁。反复腹痛 2 个多月,加剧近半个月。在某省级医院诊治,发现胰腺有一 3.4cm×4.2cm 大小之囊性肿物,诊断为胰腺囊肿,外科意见立即手术治疗,否则有不测之虞。患者近 3 年来先后做过胆囊切除及胃大部切除手术,对手术极度恐惧,因此不予接受,主张采用中医保守治疗。

刻诊:面容憔悴,两眼无神,息低声微,少气懒言,由其子女搀扶来诊。脐上剧痛,按之尤甚,口淡乏味,不思饮食,大便溏泻,每天 3~4 次,畏寒神疲,腰痛肢冷,苔白微腻,两边有白涎,舌淡红而胖大,边有齿痕,脉虚弦重按无力。辨证认为真阳虚衰,中阳失运,寒凝气壅,治当扶阳抑阴,温中散寒,理气止痛,以桂附理中汤加味:

肉桂粉 15g(另包冲),制附子 30g(先煎),干姜 20g,吴茱萸 15g,砂仁 15g,高良姜 15g,木香 10g,枳实 15g,炒白术 15g,党参 15g,山楂 30g,炙甘草 15g。4 剂,每天 1 剂,水煎服。

二诊:服后腹痛略微减轻,稍有食欲,精神好转,大便每天 1~2 次,仍较溏,舌脉如前。上方肉桂粉改 20g(另包冲),制附子改 90g(先煎),干姜改 30g,吴茱萸改 20g,炙甘草改 20g。7 剂。

三诊:腹痛已愈,其他症状也随之消失,神思爽慧,身体轻快。已可骑摩托车上街闲逛。将前方制附子改为 120g(先煎),干姜改 60g,炙甘草改 30g,再予 7 剂。服罢轻松自如,按上方续服 2 个多月,彩超及 MRI 等复查,囊肿已不见踪影。外科医生疑惑不信,断言检查报告有误,建议到他院再查一次,结果也然。

原按:胰腺囊肿临床罕见。患者以腹痛为主症,抓住这一主症,结合舌脉,分析判断乃阳虚阴盛作祟,以桂附理中加味,扶阳抑阴,重用附、桂等,破阴散结,俾阳复寒散结消而囊肿除。中医诊疗疾病必须以中医临床思维为指导,"功夫全在阴阳上打算"(郑钦安语),若见囊肿而治囊肿,可能事与愿违。故郑钦安深情地说:"吾愿天下医生,切切不可见头治头,见肿治肿,凡遇一证,

务将阴阳虚实辨清，用药方不错误。"（《医理真传·卷四》）

3. 腹痛——理中汤合大黄附子汤加味

李某，女，24岁。右上腹反复疼痛2天，伴恶心欲呕。体温：36.4℃，巩膜无黄染，右上腹压痛（+），墨斐征（-），血常规：白细胞 6.3×10^9/L，B超检查肝、胆、脾、胰、泌尿系及子宫附件无异常。外科考虑急性胆囊炎，拟收住院观察治疗，患者及家属以诊断不明确为由拒绝入院而转中医治疗。

刻诊：痛苦病容，面色苍白，右上腹疼痛而腰背不能伸直，畏寒肢冷，纳呆，大便已3天未解，苔白厚微腻，舌面罩黄，脉弦紧。证系寒邪内阻，阳气被遏，气机壅滞，当以温里散寒，理气止痛，佐以通腑为治，用理中汤合大黄附子汤加味：

炮姜15g，党参10g，制附子30g（先煎），桂枝30g，吴茱萸15g，姜半夏20g，白芍30g，山楂30g，生大黄10g，炙甘草10g，生姜20g，大枣5枚。3剂，每天1剂，水煎服。

二诊：当日服1剂即痛定便通，3剂服完，诸症全消，已无所苦，宛如平人。为慎重起见，乃疏桂附理中汤加山楂、麦芽、谷芽及苍术3剂以善其后。

原按：本例腹痛西医诊断不甚明确，诊断不明则治之茫然，故患者弃西选中。寒为阴邪，既易伤耗阳气，亦易壅遏阳气，气机壅滞不通，不通则痛。根据症状舌脉辨析，确认系寒邪内阻阳气被遏，气机壅滞。其苔见罩黄，此非热象，乃寒极似热，腹气不通之故。临证紧扣寒邪之主要矛盾，重用温里散寒，阳气伸展振奋，气机顺畅，通则不痛矣。可见在急症方面，中医有其自身长处而大显身手。

4. 痛风——四逆汤加味

章某，男，58岁。患痛风性关节炎6年余，近2年来症状加重，左踝关节及双侧第一跖趾关节几乎常年肿痛，无法穿着皮鞋，走路稍长即感疼痛，遍服抗痛风中西药及消炎止痛药，未能根治，停药2~3天又发，苦不堪言。伴见形寒畏冷，肢凉腰酸，口不渴，苔白厚微腻，舌淡红而胖大，边有齿痕，脉沉细。尿酸642mmol/L。脉证合参，考虑为元阳不足，寒湿阻滞经脉，经气不利所致。治当扶阳散寒，除湿通痹，四逆汤加味：

制附子30g（先煎），干姜20g，桂枝30g，当归15g，细辛5g，淫羊

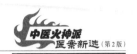

藿30g，补骨脂15g，菟丝子15g，川断15g，土茯苓30g，威灵仙15g，白芷10g，炒白术15g，苍术15g，炙甘草15g。7剂，每天1剂，水煎服。

二诊：关节肿痛明显减轻，但服药后出现周身骨节麻木感，1~2小时消退，神疲乏力，不欲动作，苔薄白微腻，舌淡红而胖大，边有齿痕，脉细。上方制附子改60g（先煎），干姜改30g，细辛改10g，当归改20g，加鹿角霜15g，7剂。

三诊：关节肿痛等症若失，周身骨节通泰舒适，精神体力显著改善，试走约1小时，尚无不适现象，已可穿皮鞋而高兴万分。舌淡红苔薄白，脉细有力。上方制附子改100g（先煎），鹿角霜改20g，连服7剂，肿痛未作，身轻神爽，尿酸也转正常。

停药观察半个月，其间少许饮酒、进食海鲜等，并未发作，再查尿酸仍无异常，多年痼疾从此告愈。为从长计议，嘱其以制附子30g，生姜20g，水煎服，隔日1剂，迄今仍良好。

原按： 痛风性关节炎乃顽症，病程长，疗效差，易复发，据其症状表现当属痹证之列。由于多表现为关节红肿热痛，以下肢足踝及跖趾关节为主，似乎湿热为患。然该病中年以上多见，《内经》云："年过四十，阴气自半"，加之病程冗长，日久耗气伤阳，故多呈本虚标实证，其本在元阳在肾，其标在寒、湿、瘀。因此笔者从扶阳入手，在此基础上或散寒，或祛湿，或化瘀，或通络，每收较好疗效。不过，使用通络之法时，蜈蚣等虫类药当慎用，是否与其体内嘌呤含量有关，有待研究。

5.心绞痛——四逆汤加味

郑某，女，58岁。既往有心绞痛病史4年多。近半个多月来因心前区疼痛频繁而住入心内科治疗。经用硝酸酯类和活血化瘀类中药未能奏效。建议做心脏介入治疗，因费用较高而拒绝，邀余氏会诊。

刻诊：心前区疼痛，每天发作6~7次，无明显规律，伴气短乏力，神疲肢冷，二便自调，苔薄白舌淡红而胖润，边有齿痕及瘀斑，脉细涩，重按无力，两尺不足。心电图：大部分导联ST-T段改变。证属元阳虚弱，胸阳不振，寒凝血瘀，心脉痹阻。治宜温阳散寒，化瘀通络，宣痹止痛，四逆汤加味：

制附子30g（先煎），桂枝30g，干姜20g，细辛5g，吴茱萸10g，石菖蒲15g，薤白20g，枳实15g，降香15g，炙甘草10g。3剂，每天1剂，水煎服。

二诊：心前区疼痛缓解，气短乏力减轻，精神改善，仍肢冷，脉象转细而有力。上方附子改 60g（先煎），细辛改 10g，7 剂。

三诊：近一周多来心绞痛未曾发作，诸症向愈，心电图明显好转，要求出院。带前方 14 剂以善后。

原按：心绞痛，《金匮要略》中称之为胸痹，将其病因病机归纳为"阳微阴弦"。郑钦安说："真气不足，无论在何部，便生疾病。"（《医法圆通·卷一》）笔者体会，元阳不足乃此病之关键，故治疗当以扶阳为首务，再兼以祛痰、化瘀等法，标本兼顾，常可提高疗效。

6. 盗汗——四逆汤加味

孙某，女，46 岁，2007 年 4 月 7 日诊。反复夜间盗汗半年多，严重时一觉醒来浑身湿透，衣被几如水渍，天气暖和还好，寒冷季节苦不堪言，以至惧怕入睡，多方诊治罔效。索病历处方细阅，前医皆以滋阴降火，补血养心论治。观其症，少神乏力，寐差梦多，口干不欲饮，腰酸膝软，手足欠温；诊其舌脉，苔薄白舌淡红，舌体微胖，边有齿痕，脉细数无力。四诊合参，判断此盗汗非阴虚火旺所致，乃由阳虚使然，遂拟扶助真阳、敛液止汗之法，方用四逆汤加味：

制附子 30g（先煎），肉桂粉 10g（另包冲），干姜 15g，五味子 10g，白芍 20g，炙黄芪 30g，生、熟酸枣仁各 30g，煅龙骨 30g，炙甘草 15g，生姜 15g，大枣 5 枚。3 剂，每天 1 剂，水煎服。

二诊：药服第 2 剂，盗汗全止，能安静入睡，精神好转。服完 3 剂，诸症皆消。因出差，有所不便，要求改服成药，嘱其续服桂附地黄丸以巩固疗效。约 4 个多月后，患者因感冒来诊，告曰愈后未再发作，感觉体力及体质较过去增强许多。

原按：一般认为，盗汗多责之于阴虚火旺和心血不足，恒以滋阴降火，补血养心为治。然以余临床所见，因阳虚而盗汗者并不少见，本案即是一例。缘由阳虚阴盛，格阳于外，虚阳外越，津液随之外泄所致。诚如郑钦安所云："此为阳欲下交而不得下交，阳浮于外，故汗出。法宜扶阳，阳旺而阴不敢与争，阳气始得下交。"（《医法圆通·卷一》）不致外越，故以四逆汤加味而收效迅捷。

7. 慢性咽炎——潜阳封髓丹加味

陈某，女，36 岁。患慢性咽炎 2 年有余，常觉咽部有异物感，用过多种抗

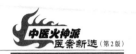

菌消炎药和汤剂及六神丸、牛黄解毒片等，屡治不愈，每在天气变化感冒时发作或加剧。近一周来因受凉又出现咽痛，吞咽时尤甚，时有阻滞感，伴咽痒欲咳，口干咽燥，无恶寒发热，手足心热，咽峡充血（+），扁桃体轻度肿大，苔薄白舌淡胖润，边有齿痕，脉弱无力。

此为真阳不足，虚火上炎。治宜扶助真阳，引火归宅，潜阳封髓丹加味：

制附子15g，砂仁15g，龟板30g，黄柏10g，蝉蜕5g，肉桂粉10g（另包冲），黄连5g，山茱萸30g，炙甘草10g。3剂，每天1剂，水煎服。

服药当晚，患者来电咨询，诉药后咽痛更甚，咽中灼热似冒烟，问是否药性太热之故，是否停药改方。余氏以为不然，而是药力已达病所，邪正斗争之抗病反应，建议继续服用，患者勉强接受。3剂服完，果然咽痛等症基本消失。上方附子改30g，再服7剂而愈。后以口服成药桂附地黄丸巩固，随访1年多未曾再发。

原按： 慢性咽炎属喉痹范畴，辨治当分阴阳。咽喉乃少阴经脉循行之处，本例在长达2年多的时间里，用过多种抗生素及六神丸、牛黄解毒片等清热解毒药，终致苦寒伤阳，真阳不足而虚火上炎，是以虽见咽痛，但舌脉却呈阳虚之证，显然非清热解毒、利咽止痛等法所宜，治当扶助真阳，使真阳旺而虚浮之火得以回归原宅，咽喉无所困扰而诸症愈。手足心热乃虚阳外越所致，若以为是阴虚火旺而滋阴泻火则误矣。《内经》云："谨察阴阳之所在而调之。"诚然是也。

8. 老年精神分裂症——桂枝甘草龙骨牡蛎汤加味

周某，女，81岁。2个多月前因其夫病逝悲伤过极，性情抑郁，闷闷不乐，继而出现间歇性狂躁不安，胡言乱语，夜不成寐，每天必发作1次，不分昼夜。发作时必外出狂走5~6小时，力大倍常，家人根本无法阻止。其间见车就上，见街边摊点食物拿起来即吃，且口出秽言，无法自控。曾经精神病院治疗无效，寻求中医治疗。

刻诊：表情呆滞，两目无神，口中念念有词，口干不多饮，喜热饮，腰酸膝软，四末发凉，苔薄白舌胖大边有齿痕，脉细略数。辨为元阳不足，虚阳躁动，上扰神明。治宜温阳补肾，摄纳浮阳，桂枝甘草龙骨牡蛎汤加味：

桂枝20g，煅龙、牡各30g，制附子15g，干姜10g，磁石30g，生、熟酸枣仁各30g，远志5g，淫羊藿30g，补骨脂15g，杜仲15g，菟丝子15g，川断

15g，鹿角霜 10g，炙甘草 10g。3 剂，每天 1 剂，水煎服。

二诊：脉证同前，但药后无不适反应。仍守原法，制附子改 30g（先煎），干姜改 20g，3 剂。

三诊：症状明显改善，近 3 天仅发作 1 次，且程度较以往减轻，夜能入睡 3~4 小时，四末转温，腰酸膝软消失，精神好转，苔薄白，舌胖大边有齿痕，脉细。原方制附子改 60g（先煎），干姜改 30g，鹿角霜改 15g，炙甘草改 15g，7 剂。

四诊：近一周来未曾发作，似如常人，苔薄白舌淡红，脉细。制附子加量至 90g，炙甘草加至 30g，加炒白术 15g，再服 7 剂完全康复。嘱间断服药，每周服上方 2 剂，至今未发。

原按：从本例临床表现看，当属狂证。一般认为，狂证多实，为重阳之病，主于痰火、瘀血，治疗宜降其火，或下其痰，或化其瘀血，后期应予以滋养心肝阴液，兼清虚火。《内经》曰："君火以明，相火以位。"人之君火当明于上，相火宣行君火之令，而守位禀命。君相之火动而有节，则助本脏之气生化之用，若动而不和而妄起，则少火成为有害之"邪火""壮火"。患者由于情志扰动，心动则相火随之妄动，上扰心君，神明错乱而诸症迭起，显非常法所宜，治当温阳补肾，摄纳浮阳，俾君相之火各司其职，各就其位，故而疗效满意。

9. 失眠——祝氏温潜法

患者某女，近 2 个月严重失眠，有时彻夜不眠，痛苦不堪。曾服天王补心丹、黄连阿胶鸡子黄汤及安眠药等乏效。诊见失眠多梦，腰酸耳鸣，心悸健忘，注意力不易集中，神疲乏力，口干喜热饮，纳少便溏，苔薄白舌体胖大有齿痕，脉沉细。辨为脾肾阳虚，虚阳浮越，上扰心神，治当温补脾肾，摄阳安神，仿祝氏（祝味菊）温潜法：

制附子 20g，磁石 40g，生、熟酸枣仁各 30g，桂枝 20g，远志 5g，茯神 30g，石菖蒲 10g，姜半夏 15g，苍术 15g，炒白术 15g，山楂 30g，炙甘草 10g，生姜 15g，大枣 4 枚。每天 1 剂。服药 2 剂即效，3 剂基本能睡，他症也明显改善，7 剂后睡梦香甜，精神倍增，将附子加倍，先煎 1.5 小时，桂枝改 30g，再服 7 剂康复（《第二届扶阳论坛论文集》）。

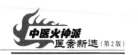

十九、傅文录医案

傅文录，1960年生，副主任医师，现任职于河南省驻马店市中医院。1987年毕业于河南中医学院，曾投师于时振声教授、石景亮教授、陈守义等名老中医门下，深得名师传教，肾病治疗体会尤多，临床技艺日趋成熟，病家多有口碑。崇尚火神派学说，擅用经方尤其四逆辈治疗奇难杂症，用药较为精练，堪称火神派中的少壮派。勤于著述，为学者型中医，著有《肾病证治发挥》《当代名医肾病验案精华》《中医内科三字经》《药性赋七言歌诀新编》《新编汤头歌诀》等专著15部。

近年倾心于火神派的学习与研究，出版有《火神派学习与临证实践》《火神派方药临证指要》等书，为火神派的传播起到积极作用。在附子应用上，主张附子在15g以下时，不必先煎；重症必用至30~120g方能达到效果，一般附子要先煎1~3小时。为此附子可以一次性多剂专予先煎，再分次与其他药物合煎，节省时间，方便患者。

1. 长期低热——人参四逆汤加味

陈某某，女，60岁，农民。低热37.5℃已有6年余。6年前外感之后出现发热，经用抗生素、激素等药物治疗病愈，不久便出现低热37.5℃。一般早晨体温正常，8时以后开始慢慢升高，下午2时体温最高，然后又逐渐降为正常。曾在省市级多家医院就诊，未发现明显异常，最后定为"功能性低热"。现症见：身体消瘦，纳差腹胀，畏寒肢冷，五心烦热，气短懒言，发热多在活动后加重，舌淡胖边有齿痕，脉沉细无力。证属阳气亏损，虚阳浮动，治宜补肾回阳，方用四逆汤加味：

附子30g（先煎2小时），炮姜30g，炙甘草10g，红参10g，三七10g，砂仁30g。3剂，水煎服，每天1剂。服药后，自感症状大减，精神大振，体温最高在37.2℃，继服上方6剂。药后体温恢复正常，纳增神振，二便如常，再服6剂，隔日1剂。

点评：_功能性低热，现代医学多认为无名原因发热，中医辨属内伤发热，俗医多从阴虚论治，殊少见效。原因在于此证多属气阳亏损所致，滋阴清热乃文不对题。本例一派畏寒肢冷阳虚之象，其低烧、五心烦热乃是阴火，阴证所_

生之火，张景岳称之为"假火"，扶阳方是正治。

怎样辨认真假寒热？郑钦安的主导思想就是探求阴阳至理，以阴阳实据为凭，"阳不调之人，必有阳不调之实据，以辨阳虚法辨之；阴不调之人，必有阴不调之实据，以辨阴虚法辨之""总在考究阴阳实据为要""学者务于平日，先将阴阳病情，真真假假熟悉胸中，自然一见便知，也是认证要着"（郑钦安语）。

2. 发热——人参四逆汤加味

刘某，男，30岁，农民。2007年11月29日就诊。患者发热月余，体温在37.6℃左右，白天高，夜晚低或正常，化验血常规发现白细胞增高，怀疑败血症，经用抗生素、激素治疗后，体温仍然不降，白细胞反而增高，进行细菌培养及药敏试验，应用对症抗生素后，体温不仅没有恢复，白细胞增高也持续不降，无奈之下求治于中医。现症见：发热多在37.6℃左右，一般上午开始升高，下午3时左右最高，然后下降，夜晚体温可恢复正常，活动、劳动、劳累之后发热加剧，适当休息或睡眠后可稍下降，身体困倦，气短懒言，无精打采，畏寒肢冷，不耐劳作，食纳不香，二便尚可，舌淡胖大边有齿痕，苔白腻滑，脉沉细无力。证属虚阳外越，治宜回阳收纳，方用四逆汤加味：

附子30g（先煎），炮姜30g，炙甘草10g，红参10g，肉桂10g，三七10g，砂仁30g。水煎服，每天1剂，6剂。服药之后，体温慢慢控制在37.2℃左右，精神转佳，食纳增进，化验白细胞降至正常，大为高兴，患者曾为白细胞升高苦恼不已。原方有效，再进6剂。

三诊：体温恢复正常，劳作之后，感觉又要发热，体温37℃，畏寒肢冷减轻，体力增加，原想休息后再吃中药，现要求巩固治疗，前方再进6剂。

点评：长期发热，西医多在病原菌上找原因来用药，这是对抗疗法。问题是细菌培养虽然发现了致病菌，可应用敏感抗生素后，体温及白细胞仍然不降，原因何在？关键在人体的抵抗力上，正气不足，驱邪能力下降，故而白细胞不降反升，中医对此显然着眼于调整病人正气，以人为本，这正是其优势所在。《内经》云："阳气者，烦劳则张。"阳气外越而发热，每因劳累加重，且一派阴寒表现，皆提示此热为阴证发热，系阴火，故而用回阳收纳之法，方用回阳饮加味，正气足而邪自退，阳回而热减，体力增加，白细胞恢复正常。

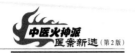

3. 结核性发热——人参四逆汤加砂仁

宋某，女，60岁，农民。低热37.5℃已有半年，经X线胸片确诊为双肺结核，常规服抗结核药物2个多月，低热仍然不退。现症见：每天下午低热37.5℃，持续到下午6时左右可自行恢复，畏寒肢冷，气短乏力，夜晚盗汗，五心烦热，身体消瘦，纳差，便秘，溲黄，舌质淡边尖红，苔白，脉沉细无力。证属阴阳两虚，虚阳外越，治宜回阳化阴，方用四逆汤加味：

附子30g（先煎），炮姜30g，炙甘草10g，砂仁10g，红参10g。3剂，水煎服，每天1剂。服药后低热已退，体温37℃，自感精神大振，食欲增加，五心烦热消失，畏寒肢冷明显减轻，大便正常。病重药轻，附子加到60g，他药不变，再进3剂，以进行巩固。

患者服药后，半年来体温正常，纳食二便均正常。近期由于操劳过度，自感旧病又要复发，要求再按第2次处方服用，又服3剂。

原按：结核性低烧，教材所论一般都是养阴清热大法。早年笔者也是如此，但低热总是不退，百思不得其解。看过《李可老中医经验专辑》以后，方知李可也是在套用成方无效的情况下，摸索出用补中益气汤加味而治，取得良效。但笔者认为，这样治疗仍未抓住要害，近读《郑钦安医学三书》，顿开茅塞：下午低热多认为阴虚火旺，郑钦安却认为是阴盛格阳，不得下入潜藏，阳浮于外而发热。今见患者一派阳虚阴盛之象，故从扶阳着手，应用四逆汤加人参再加砂仁，3剂而热降，6剂而正常，纳增神振，病愈半年无反复，从此病例中深悟扶阳治病之理。

4. 低热——人参四逆汤

李某，女，40岁，农民。低热年余，每天上午7时开始发热，体温37.1℃左右，下午14时以后达37.3~37.4℃，活动劳累后加剧，休息后减轻，曾经全身系统检查无异常。现症见：气短懒言，体困乏力，不耐劳作，畏寒肢冷，喜热恶寒，口渴而饮水不多，大便偏干，舌淡水滑，脉沉细无力。证属虚阳上浮，治宜温阳益气，方用四逆汤加味：

附子30g（先煎2小时），干姜30g，炙甘草10g，红参10g。3剂，水煎服，每天1剂。服药效果较佳，体温恢复正常，困乏明显改善，又服3剂，巩固疗效。随访月余，病情无反复。

点评：《内经》云："阳气者，烦劳则张。"女性有经、带、胎、产之累，加之操劳过度，可致阳气耗损，阳虚外浮，乃致发热，此系阴火，绝非阳热，病人一派阳虚阴盛表现可证。治用回阳饮（四逆汤加人参）温阳益气，以补耗损之阳气，效如桴鼓。傅氏应用回阳饮治疗妇女长期发热患者已有数十例之多，均取得良好效果。

5. 胃胀——人参四逆汤加砂仁

霍某，女，60 岁，农民。长期胃胀，经胃镜、B 超、CT 等检查，除发现有慢性胃炎外，未确诊他病，长期胃胀、胃满，服用中西药物数年，未见明显改善。现症见：胃脘胀满，纳呆厌食，气短懒言，神疲乏力，畏寒肢冷，小便清长，大便秘结，舌淡胖，边有齿痕，脉沉细无力。证属脾胃阳虚，升降失调，治宜温脾益胃，方用四逆汤加味：

附子 30g（先煎 2 小时），炮姜 30g，炙甘草 10g，红参 10g，砂仁 30g。3 剂，水煎服，每天 1 剂。

患者到家后，看到只有这几样药，心里嘀咕能有效吗？因为她长期服药，都是中西药物一大包。服药之后，胃口大开，脘腹胀满消失大半，气力大增，精神转佳，数十年来未有之好转，大喜过望，要求再服 10 剂，以求彻底改善，巩固治疗。

点评：胃脘胀满临床上十分常见，一般多从气滞着眼，施以行气、破气之法，然有效有不效者，即如本例"服用中西药物数年，未见明显改善"。主要原因在于胀有虚实之分，实胀自有实证可辨，可予行气、破气之法；虚胀自有虚象，即如本例脉证一派虚寒表现。虚则补之，若予行气、破气套方套药，则犯了"虚者虚之"之戒，是为医家大忌。临床上虚胀并不少见，尤其屡治不效、病史已久者，误以实胀而误辨误治者多矣，岂可不慎。《内经》云"脏寒生满病"，虚胀之证，多由脾胃虚寒引起，由于误治伤正，久病及肾，最终导致肾元亏损。所以治从扶阳补肾下手，所谓"塞因塞用"，方选四逆汤加味，初服即见显效顺理成章，显示了郑钦安"病有万端，治之但扶其真元"理念的效力。

6. 慢性胃炎——人参四逆汤加味

袁某，男，30 岁，农民。患有慢性胃炎数年，服用中西药物，情况时好时坏，一般都是开始有效，吃不了 3 天，就没什么效果了。停药之后胃部难受，吗丁啉类药物已经吃过了量，副作用甚大，颇为苦恼。现症见：胃胀，进食之后尤

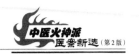

甚，喜温喜按，气短懒言，神疲乏力，畏寒肢冷，每遇天冷或冬季加重，舌淡，脉沉细无力。证属中焦阳虚，治宜温中行气，方用人参四逆汤加味：

附子30g（先煎2小时），炮姜30g，炙甘草10g，红参10g，白豆蔻30g，石菖蒲20g，甘松10g，肉桂10g。3剂，水煎服，每天1剂。服药后，感觉症状消减大半，自述几年也未见过这样好，胃胀不甚，纳食增进，体力也感到明显增加。原方有效，再进6剂。胃胀消失，畏寒肢冷有明显改善，精神较佳，为巩固疗效，再进6剂。

点评： *此案与上案类似，郑钦安论治胀满，颇显火神派心法，引录如下："更以阴阳凝聚而观之，一团元气而已……余意此病治法，宜扶一元之真火，敛已散之阳光，俾一元气复，运化不乖。"（《医法圆通·胀满》）在此思路启发下，傅氏抓住一元真火，扶阳助脾，阳旺而中运，胀满自除。*

7. 消化不良——人参四逆汤加味

李某，女，66岁，退休干部。平素身体较差，近来什么都不敢吃，吃一口水果，立即拉肚子，腹痛腹泻，每天大便次数2~3次，吃一小块肉食，也会立即拉出来。对多种抗生素过敏，药物也不敢吃，甚为苦恼。现症见：身体消瘦，面部老年斑较多，气短懒言，畏寒肢冷，夏天炎热，犹穿多层衣服，外套小马夹，每天只吃点稀粥，舌淡胖色紫暗，脉沉弦细而无力。证属阳气亏损，不能腐熟水谷，治宜回阳助阳，补肾益脾，方用人参四逆汤加味：

附子30g（先煎2小时），炮姜30g，红参10g，炙甘草10g，肉桂10g，三七10g，砂仁30g。6剂，水煎服，每天1剂。

服药之后，自感体力增加，食欲增进，腹泻显著好转，每天1次，大便成形，原方有效，再进6剂。

三诊：已经什么都可以吃了，吃肉、水果后也不再拉肚子。精神大振，再服6剂以巩固疗效。3个月后遇见，述说一如常人。

点评： *《伤寒论》曰："自利不渴者，属太阴，以其脏有寒故也，当温之，宜服四逆辈。"此例患者一派脾肾阳虚症候，尤重在脾阳亏损、不能腐熟水谷上，表明其脏有寒，与经文基本一致。理当温之，仲景提出用四逆辈，不用理中汤，最具卓识。太阴有寒，其本在肾，四逆汤补肾回阳以助后天，理中汤则专在后天，不能从根本上改善"脏有寒"之候，吴佩衡所谓"理中不中也，当以四逆汤补火生土"，确有至理。*

8.心动过缓——人参四逆汤加味

罗某，男，52岁，商人。自幼即心动过缓，心率40次/分，素有家族史。伴有顽固性腹泻几十年，每天大便3~5次，曾求治数十年未效。兼有原发性高血压，血压160/110mmHg，长期服用降压药物血压不稳定。现症见：气短懒言，畏寒肢冷，夏天夜卧需盖被子，冬天怕冷，不知道什么是热，一点冷物都不敢吃，吃点稍凉食物就拉肚子，心悸头晕，看身体颇似健壮，实则力不从心，不耐劳作，舌体胖大边有齿痕，苔白腻厚滑，脉沉迟无力。证属阴盛阳衰，治宜温肾回阳，方用人参四逆汤加味：

附子30g（先煎2小时），炮姜30g，炙甘草10g，红参10g，肉桂10g，三七10g。3剂，水煎服，每天1剂。

服药1剂后，出现腹泻加重，问是否继续服用，释说此为扶阳祛寒之反应，不必停药。3剂服完，精神大振，腹泻显著减轻，每天1次，心率提高到47次/分，血压稳定在130/90mmHg水平上。大喜过望，再进3剂。

三诊：全身情况明显好转，精神振奋，身上有力，略有胃胀，大便正常，血压稳定。上方加味加量：

附子50g（先煎2小时），炮姜30g，干姜30g，高良姜30g，砂仁30g，炙甘草10g，红参10g，肉桂10g，三七10g。3剂。

四诊：心率提高到50次/分，全身状况进一步好转，要求长期服用，附子加量，处方调整：

附子75g（先煎2小时），炮姜50g，干姜50g，高良姜50g，砂仁30g，炙甘草10g，红参10g，肉桂20g，三七10g。6剂，水煎服，每天1剂。服用40余剂，心率提高到57~62次/分，停药观察，疗效巩固，血压稳定，不再怕冷，夏天吃凉面条也不再腹泻。

点评：该例心动过缓自幼发病且有家族病史，可知禀赋薄弱，先天不足。心动过缓者，心阳虚也；久病泄泻，脾阳虚也；畏寒肢冷，肾阳虚也。三阳俱亏，肾阳为本，法宜"治之但扶其真元"，以四逆汤直扶元阳，本固而枝荣，心、脾二阳俱获补益，故心动过缓、腹泻、诸多阴证均得愈也。即其高血压也系阳虚而致，扶其阳而自复常矣，万不可囿于阴虚阳亢之成见而惧用附子，跟着西医指标跑。

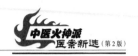

9.心肌梗死——人参四逆汤加味

李某，女，67岁，农民。患者曾确诊为心肌梗死3月余，住院治疗月余病情稳定而出院。不久活动之后仍然出现心慌、气短、胸闷等症，心电图T波仍然倒置，经过中西医治疗，病情仍不稳定，且有进行性加剧趋势。现症见：体质消瘦，纳差腹胀，畏寒肢冷，不敢活动，动则气喘、胸闷、憋气，夏天炎热，仍身穿小棉袄，神疲懒言，精神不振，舌淡质暗紫，脉沉细弱略涩。证属心肾阳虚，治宜回阳活血，方用人参四逆汤加味：

附子30g（先煎2小时），炮姜30g，炙甘草10g，红参10g，三七10g，砂仁30g，肉桂10g。3剂，水煎服，每天1剂。

服药之后，胃口有所恢复，食欲增加，活动后胸闷气短明显减轻，原方有效，附子加到45g（先煎2小时），6剂。

三诊：胃口大开，畏寒肢冷减轻，小棉袄也脱去，活动后心慌胸闷消失，心电图T波与上次比较已明显恢复，大喜过望，原方再服12剂停药。电话随访，一般情况好，可做一般家务，身体明显恢复，纳增神振，心电图已正常。

原按：年老体衰患心肌梗死之后，虽经救治，病情仍然不能稳定，因思病人体质与食欲是疾病恢复的重要环节，因此，治疗重点放在回阳、开胃、活血上，方用双回阳饮，即郑钦安回阳饮（四逆汤加红参）与吴佩衡回阳饮（四逆汤加肉桂）合用，达到扶阳、助阳、通脉目的；加三七活血化瘀，加砂仁行气开胃，纳气归肾，全方重补先天，兼顾后天，辅以活血。患者服药之后，胃口大开，体质增强，病情稳定。

10.心动过缓——补坎益离丹加减

孔某，女，57岁，退休职工。患病窦综合征经治数年未能缓解，近几年随着更年期停经，病情加剧。曾求治于各级医院，未有显著改善。心电图报告：心率45次/分。现症见：心悸胸闷，畏寒肢冷，时有烘热汗出，烦躁不安，失眠多梦，气短懒言，不耐劳作，舌胖大边有齿痕，脉沉迟无力。证属心肾阳亏，虚阳上越，治宜温肾助心，镇潜活血，方用郑钦安补坎益离丹加减：

附子30g（先煎2小时），肉桂10g，炙甘草10g，红参10g，生龙骨30g，生牡蛎30g，三七10g，灵磁石30g，紫石英30g，干姜30g。6剂，水煎服，每天1剂。

复诊之时，患者称近10年未有之好转，心慌胸闷消失，体质增加，烘热汗出消失，失眠好转，睡眠质量仍较差，心电图报告：心率62次/分。原方有效，再服6剂，巩固治疗。

原按：患者有心病不安病史，加之天癸已竭，肾阳亏损，心阳无助，心肾阳衰而病情加剧。郑钦安补坎益离丹（附子、肉桂、干姜、炙甘草、蛤粉）一方专为此而设，补坎者，补肾阳也；益离者，益心火也；肾火旺而心火自旺，此补坎益离之意也。在郑氏方药上，加用三七以活血化瘀，加磁石、紫石英镇潜虚阳上越；同时加人参益气助阴，方药对症，效有桴鼓之应。

11. 心衰、心房纤颤——补坎益离丹加味

王某，女，62岁，农民。心慌，气短，胸闷乏力3年余，曾确诊为慢性心衰、心房纤颤，长期服用中西药物，情况时好时坏，未见明显改善。近时进行性加剧，心电图报告：心房纤颤，心肌缺血，心率165次/分。现症见：心慌，气短，胸闷，乏困无力，动则尤甚，面色暗黑，畏寒肢冷，双下肢水肿，舌淡苔白滑，脉沉细无力。证属心阳虚衰，虚阳上越，治宜温阳潜镇，方用郑氏补坎益离丹化裁：

肉桂10g，制附子30g（先煎2小时），炮姜30g，炙甘草30g，生龙骨30g，生牡蛎30g，红参10g。3剂，水煎服，每天1剂。

复诊：服药后，情况明显改善，体力明显恢复，畏寒肢冷减轻，心率65次/分，律整。原方再服3剂，病愈大半，后服附子理中丸巩固治疗。

原按：心房纤颤是比较顽固的心律失常之一，其特征表现在心房与心室的跳动不一致，即脉搏慢而心率快，脉沉迟无力，舌淡苔白滑，一派心肾阳虚之表现。治用郑钦安创制的补坎益离丹化裁，补坎者，补肾阳也；益离者，益心火也；"补先天之火以壮君火也"，同时佐以龙、牡，"真火旺则君火始能旺"，心肾火旺，肾阳得潜，心病自然得愈也。

12. 心动过缓——四逆汤合保元汤加味

赵某，男，45岁，农民。心悸胸闷数年，长期服用中西药物不效。心电图报告：心肌缺血，心率40次/分。现症见：近期有进行性加剧趋势，动则气短胸闷，畏寒肢冷，活动后汗出如雨，不耐劳作，舌淡苔薄水滑，脉沉迟无力。证属心肾阳虚，治宜补益心肾之阳，方用四逆汤合保元汤加味：

炙甘草20g，制附子100g（先煎2小时），炮姜30g，制麻黄10g，细辛10g，肉桂10g，红参10g，黄芪60g，丹参10g，三七粉10g。6剂，水煎服，

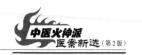

每天 1 剂。服药后，心率提高到 59 次 / 分，自感体力增，汗出明显减少，仍畏寒肢冷，舌脉如前。原方再进 6 剂，制附子加至 120g。服药后，心率提高到 66 次 / 分，自我感觉症状消失，纳增神振，精力充沛，附子理中丸用作善后调理。

原按： 心动过缓，加之全身一派阴盛阳衰之象，当温补心肾之阳，方用四逆汤合保元汤加味，特别是重用附子，温补之力尤为上乘，同时辅以益气、温通、活血之品，加强治疗效果，方药对证，阳盛阴消，病患得以恢复如常，非扶阳学说指导临床，这种情况能取近效实不敢想也。

13. 肺气肿——破格救心汤加味

张某，男，70 岁，退休工人。2007 年 1 月 10 日就诊。患慢性支气管炎、肺气肿病 20 余年，2 个月前不慎感冒，咳喘再度加重，中西药物治疗 2 月余未见改善。现症见：咳、痰、喘，气短，胸闷，吐白色泡沫状痰，夜晚不能平卧休息，或平卧一会儿便憋醒，行走则气喘加剧，上气不接下气，舌淡，苔白腻水滑，舌体胖大边有齿痕，脉浮重按无力，尺部大甚。证属久病咳喘，肾不纳气，肾阳亏损，治宜温阳补肾，固摄纳气，方用破格救心汤化裁：

附子 60g（先煎 2 小时），干姜 60g，炙甘草 10g，红参 10g，山茱萸 30g，生龙骨 30g，生牡蛎 30g，紫石英 30g，灵磁石 30g，石菖蒲 20g，生姜 30g，大枣 10 枚。3 剂，水煎服，每天 1 剂。服药后症状大减，已能平卧休息，不再憋醒，白天活动后也不再气喘胸闷，原方有效，再进 3 剂。恢复如原来状况，再服 3 剂以巩固。1 个月后随访，未再反复。

点评： 老年慢性支气管炎、肺气肿，属高年久病，反复咳喘，久病及肾，阳气亏损，已入虚寒境地。本病每逢发作，一般均抗生素、激素反复应用，虽说可能暂时缓解，然阳气日损，抗病能力每况愈下，每当风吹草动应时即发，如此恶性循环，终成顽症痼疾。今从扶阳着眼，补肾纳气，方用大剂四逆汤温肾助阳；来复汤纳气敛阴，加上重镇摄纳之品，以助肾阳归潜，全方未用止咳平喘套药而疗效显著，确显扶阳效力。山西李可老中医所创破格救心汤，主要用治各种心衰，傅氏化裁该方治疗老年咳喘之症，经多例观察疗效显著，值得重视。

14. 顽固性咳嗽——破格救心汤加味

姚某，女，65 岁，退休教师。顽固性咳嗽已有 10 年余，每次外感引发之后，长期咳嗽可持续半年，曾到多家大医院就治，只能暂缓一时，无法根治，深为苦恼。现症见：近阶段由外感引起，再次出现咳嗽，一般先出现喉痒，继之出现痉挛性咳嗽，气憋胸闷，鼻涕、眼泪俱出，弯腰曲背，痛苦异常，阵发性加剧，一天数次不等，每次发作时间长短不一，夜间咽干，思饮而不多饮，舌干不能说话发音，白天畏寒肢冷，小便频多，舌体胖大，边有齿痕，脉浮硬重按无力，尺部尤大甚。证属肾不纳气，治宜温肾纳气，方用破格救心汤加味：

附子50g（先煎2小时），炮姜50g，炙甘草10g，红参10g，山茱萸30g，生龙骨30g，生牡蛎30g，紫石英30g，灵磁石30g，石菖蒲20g，桔梗10g。3剂，水煎服，每天1剂。服药之后，阵发性咳嗽次数明显减少，症状减轻，仍然间歇发作，夜晚口渴消失，舌不出现干燥，小便正常。病重药轻，加大剂量：

附子60g（先煎2小时），山茱萸60g，红参30g，干姜50g，炮姜50g，高良姜50g，灵磁石30g，紫石英30g，石菖蒲20g，砂仁30g。6剂，每天1剂。服药之后，病好七八成之多，偶尔发作一次，也很轻微，大喜过望，效不更方，再予上方6剂。药后咳嗽病愈，只有偶尔一声轻微，自动缓解。微微恶寒，流清水鼻涕，诊脉浮而无力。外感风寒，内犹阳虚，治宜温阳解表，方用麻黄附子细辛汤加味：

麻黄10g，附子60g（先煎2小时），细辛10g，干姜30g，炮姜30g，高良姜30g，炙甘草10g，红参10g，半夏20g，桔梗10g。5剂，水煎服，每天1剂。服上方之后，外感解除，仍然恢复二诊处方，附子加量至75g，每天1剂，越吃感觉精神越好，体力增强，咳嗽未再发作，一直吃了约2个月停药。

原按：该例患者咳嗽10年有余，进行性加剧，发作时喉部痉挛，气闭胸闷，甚为痛苦，经各级医院诊治未见明显效果。"久病及肾"，肾为气之根，肾气归元，而喘咳自然不作。患者脉浮，系虚阳外越之证，因其脉硬与年老血管硬化有关，但重按无力，尺部尤甚，提示肾元亏损，肾不纳气之证。故而选用李可破格救心汤化裁，重用附子回阳固本，同时配用山茱萸，温肾收敛。一诊之后，患者畏寒肢冷缓解，夜间口渴消失，表明阳回阴生，症状逐渐解除。此类咳嗽治疗颇为棘手，一般方法难以起效，原因是诸多治疗都放在肺上，忽视了补肾纳气这一根本环节，故而久治不愈。该方看似无平喘止咳之功，却收纳气归肾之效，实为治喘咳之根本之法也。

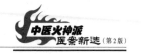

15. 咳嗽——破格救心汤加味

吴某，男，30岁，外地商人。咳嗽已有年余，就治于各级医院而无明显效果。现症见：先有喉痒，继之咳嗽，阵发性剧烈加重，伴气憋胸闷、泪出等，夜晚或遇寒冷时加重，吐出白色泡沫状痰液后，咳嗽停止，气短乏力，汗出，畏寒肢冷，不耐劳作，舌质淡，脉沉细。证属久病伤肾，肾不纳气，治宜温肾纳气。方用四逆汤合来复汤加减：

附子30g（先煎2小时），干姜30g，炙甘草10g，红参10g，山茱萸30g，生龙骨30g，生牡蛎30g，紫石英30g，灵磁石30g，石菖蒲20g。2剂，水煎服，每天1剂。药后咳嗽病减十去七八，甚为高兴，信心增加，再服原方3剂，后又服3剂，停药观察月余，无异常。

4个月后，在外地感冒又引发咳嗽，专程返傅氏处治疗，服上方药6剂，病又治愈。

原按：久病咳嗽，正气亏损，肾不纳气，加之一派虚寒表现，因此，治从温肾纳气着手，方用四逆汤，重用附子温补阳气，同时合用张锡纯之来复汤，去白芍加紫石英、灵磁石、石菖蒲，以镇潜收纳气阴，使元阳归下，肾复纳气之功，似未治咳实已治咳，咳嗽可止。该方经临床观察用治久病喉源性咳嗽疗效显著，是笔者对付久治不愈咳嗽的一张王牌。

16. 顽固性失眠——潜阳封髓丹加干姜

郑某，女，45岁，市民。顽固性失眠3年余，长期靠大量安眠药入睡，近期加大用量也难以入睡3小时，经常反复服用安眠药，导致第2天头昏脑涨，影响生活。自述3年前产后操劳过度，身体很差，一天至晚头脑昏沉而难以入睡，逐渐到不服药就难以入眠，曾经中西药物服用年余无明显的效果。现症见：畏寒肢冷，白天头昏无精打采，晚上则头脑清晰难以入眠，舌淡苔湿润，脉沉细无力。证属心肾阳虚，虚阳外越。治宜潜阳安神，方用潜阳封髓丹加干姜：

制附子30g（先煎2小时），龟板10g，砂仁10g，炙甘草30g，黄柏10g，干姜30g。3剂，水煎服，每天1剂。服药后，效果明显，安眠药可减量，又服原方2剂，安眠药可减半量，再服3剂后，不用安眠药可入睡6小时左右，且白天自觉精力增加，但畏寒肢冷未减轻，上方附子量逐渐加至60g，共服100余剂，停药也能入睡。

原按：白天为阳，夜晚属阴；白天阳在外而人动，夜晚阳入于阴，阴盛

而静，故而入睡。白天阳动则人应该有精神，无精打采则显然是阳气不升；夜晚阳入于阴而静则眠，今阳不入阴，虚阳外越而无法入睡。这就是失眠顽固难疗的根本。因此抓住阳虚这一环节，扶阳潜镇，阴阳交会，顽固性失眠得以调整，近年应用这种思路与方法，大大地提高了失眠的治疗效果。

17. 更年期抑郁症——潜阳封髓丹加紫石英、灵磁石、山楂

刘某，女，55岁，退休职工。患者烦躁、失眠，精神不振，情绪不稳定数年，时好时坏，被确诊为更年期精神抑郁症，长期服用安定类药物而病情不稳定，近来又有加剧趋势。现症见：白天烦躁不安，阵发性烘热汗出，畏寒肢冷，情绪不稳，喜怒无常，夜晚失眠，舌淡苔白水滑，脉沉细无力。证属肾阳亏损，虚阳上越。治宜温阳潜阳，方用潜阳封髓丹加味：

制附子60g（先煎2小时），砂仁15g，龟板10g，炙甘草10g，黄柏10g，紫石英30g，灵磁石30g，山楂20g。3剂，水煎服，每天1剂。服药后，患者自觉良好，情绪稳定，夜晚可安卧，胃纳稍差，原药有效，再进5剂。情绪进一步改善，自觉精神极好，睡眠如常，胃纳增加，又进5剂，加强治疗效果。随访年余病情稳定。

原按：女性更年期，《内经》认为是"天癸竭"。天癸者，肾精也，实乃阴阳俱亏而阳虚尤著。郑钦安曾说："阳者，阴之主也。"更年期虽为阴阳两虚而阳虚为著，白天阳气亏损，不能正常运行与阴相争，故而烦躁不安；夜晚则因虚难以入阴，阴阳不相顺接，故而难入梦乡。治用潜阳封髓丹加黄柏、紫石英、灵磁石以清相火，温潜阳，助阳潜镇，服之效佳。近年来应用该法治疗多个此类病例，均收良好效果。

18. 抑郁症——潜阳封髓丹加味

刘某，女，40岁，教师。患有精神抑郁症10年余，情绪低落，彻夜难以入睡，长期用抗精神抑郁症药、安定类药，药越吃量越大，效果越来越差，痛苦难忍。现症见：情绪低落，畏寒肢冷，身体稍胖，气短懒言，白天头目昏沉，无精打采，夜晚上床则头脑清醒，无法入眠，彻夜辗转不安，舌淡胖，脉沉细无力。证属肾阳虚衰，阳气外越。治宜温阳潜镇，方用潜阳封髓丹加味：

附子30g（先煎2小时），龟板10g，砂仁10g，炙甘草10g，黄柏10g，紫石英30g，灵磁石30g，石菖蒲20g，甘松10g，山茱萸30g。3剂，水煎服，

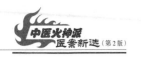

每天 1 剂。服药之后，可以安静入睡，第 2 天精神较好，为 10 年来未有之佳象，继续服用 10 剂，附子加至 50g。

连续服用上方近 2 个月，停药观察，可以安静入眠，且第 2 天精神很好。

原按： 失眠是精神抑郁症的一个主要症状，长期服用镇静药无效，患者一派畏寒肢冷之状，表现为阳虚之症。白天阳气该升而不升，夜晚阳气当降而不降，阳不入阴停留于外则难以入眠。潜阳封髓丹专为潜纳浮阳而设，其镇潜之力略显不足，故而加紫石英、磁石以助镇潜浮阳，阳气潜藏，阴阳交接自然恢复。

19. 顽固性口疮——潜阳封髓丹加味

陈某，女，40 岁，干部。2007 年 11 月 7 日就诊。患复发性口疮数十年，跑遍全国各地医院就治，用尽中西药物而病不能根除，只能暂缓一时，甚为痛苦。现症见：左侧口腔黏膜多处溃烂及舌边溃烂，疮面色苍白，疼痛难忍，吃饭都困难，不敢进食冷热刺激性食物，失眠多梦，白天乏困倦怠，夜晚难以入睡，经常发作咽炎，全身畏寒肢冷，双下肢尤甚，冬天加剧，喜热恶凉，月经错后，量少色淡，舌淡胖边有齿痕，苔滑润厚腻，脉沉弱无力。证属虚阳上越，治宜回阳潜阳，方用潜阳封髓丹加味：

附子 30g（先煎），龟板 10g，炙甘草 10g，黄柏 10g，生龙骨 30g，生牡蛎 30g，紫石英 30g，灵磁石 30g，石菖蒲 20g，甘松 10g，白芷 10g，桔梗 10g，三七 10g。6 剂，水煎服，每天 1 剂。服药之后，口疮几乎消失，舌上厚苔消失，舌边齿痕减有七八成，咽炎消失，甚为高兴，从未有过的好现象。但感近几天头皮有多处疥疮，较为疼痛，且多年之痔疮也有复发。告之此乃"阳药运行，阴邪化去"之反应，不必担心，继续用原方药：

附子 45g（先煎），三姜（干姜、炮姜、高良姜）各 30g，炙甘草 10g，龟板 10g，砂仁 30g，黄柏 20g，生龙骨 30g，生牡蛎 30g，灵磁石 30g，紫石英 30g，石菖蒲 20g，甘松 10g，桔梗 10g，白芷 10g。6 剂。

三诊：头皮疮肿消失，痔疮也无感觉，食欲大开，精力充沛，夜晚睡眠安稳。近几天因月经来临，略有感冒，但很轻微，以往每当月经来必发热数天，这次如常且感冒不药而愈，问是何原因。告以该方药可助人体正气，故而此次经期发热才如此轻轻而过。近两天舌边及左颊黏膜处有两处小疮面，询问得知，近几天曾喝酒。嘱避免辛辣之物，以免"上火"，上方再服 6 剂，以资巩固。

点评： 顽固性口疮久治不愈，临床并不少见。时医用尽滋阴降火，或可得一时缓解，然则发作更加频繁，无法根治，原因在不识阴火，误辨误治之过。须知头面五官疾患虽显肿痛火形，像是阳热，其实多为虚阳上越之"阴火"，尤其病史长、屡治不效者。用郑氏阴阳辨诀衡量，识此并不困难。治用潜阳封髓丹加味确属效方，可说有桴鼓之应。患者服后头皮上疥疮增多，此是"阳药运行，阴邪化去"之反应，大可不必担心。服药之后，果然头皮疥疮消失，痔疮也随之消失。患者在服药期间应禁忌生冷及辛辣食物，不然会"擦枪走火"，医患皆应注意。

20. 慢性咽炎——潜阳封髓丹加牛膝、桔梗

李某，女，60岁，农民。患慢性咽炎10年余，长期服用中西药物不愈，以清热解毒之剂越用越重。现症见：咽部干涩，有异物感，咯之不出，咽之不下，饮水吃饭无影响，各种咽喉镜检均无异常。平素畏寒肢冷，舌淡苔白，脉沉细略滑而无力。证属阳虚阴盛，虚阳上越。治宜引火归原，潜阳利咽。方用潜阳封髓丹加味：

制附子30g（先煎），砂仁10g，龟板10g，炙甘草10g，黄柏10g，牛膝10g，桔梗10g。3剂，水煎服，每天1剂。服药3剂，咽部症状大减，全身情况改善显著，原方又进3剂，咽部干涩几乎消失，又进6剂，症状完全消失。

点评：慢性咽炎，市面所售中成药甚多，均为寒凉之品。殊不知肾阳虚损，阴寒内盛，虚阳上越，看似一派"火热"之象，仔细辨认却是阴盛阳浮之象，郑钦安所谓"阴火"者，假火也。此种病情十分多见，俗医不知，误辨误治者多矣。

21. 低热——潜阳丹加味／四逆汤加味

宋某，女，30岁，农民。1个月前患带状疱疹，经用抗生素、激素等药物而治愈，但病人出现反复低热37.5℃不退，伴白细胞增高，曾达到20.9×10^9/L，经大剂量抗生素治疗后，白细胞下降到正常范围。可停药不出3天，白细胞再次上升，随之感觉身体日益虚弱，消瘦明显，伴失眠逐渐加重，不敢再用抗生素，要求中药调治。查白细胞11.9×10^9/L，症见低热，下午为重，最高可达37.5℃，气短懒言，身体倦怠，畏寒肢冷，神不守舍，情绪不稳，精神抑郁，失眠多梦，喜长叹，自感体力不支，身体消瘦，纳呆腹胀，舌淡胖大边有齿痕，脉沉细弱而无力。证属肾阳虚衰，治宜回阳健脾，方用潜阳丹加味：

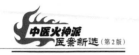

附子30g（先煎2小时），炮姜30g，龟板10g，砂仁10g，炙甘草10g，红参10g。3剂，水煎服，每天1剂。服药之后，症状大减，低热消除，白细胞恢复到10.9×10^9/L，现胃胀明显，要求加重剂量服用，调整处方：

附子50g（先煎2小时），炮姜30g，砂仁30g，炙甘草10g，红参10g。3剂。

三诊：病情减轻大半，化验白细胞9.0×10^9/L，恢复正常。精神明显好转，失眠也好转，但情绪仍然不稳定，要求长期服用，处方调整：

附子60g（先煎2小时），炮姜50g，砂仁30g，炙甘草10g，红参10g。10剂，每天1剂。服用40余剂，停药观察，病情稳定。

点评：反复低热，白细胞增高，按西医观点是感染，应用抗生素是正常的。但患者在白细胞下降的同时，免疫功能也在下降，身体日渐虚弱，乃至"不敢再用"。停用抗生素白细胞又再度升高，顾此失彼，这是抗生素的一大弊端。此症此情求之于中医最为适宜，患者虽说低热，按郑钦安阴阳辨诀衡量，反映的是一派阳虚之象，既然阳虚，扶阳自是治本，四逆汤加味而治，不仅发热可退，连白细胞也降至正常，充分体现了中医药治病以人为本的优势。

所谓"炎症"非皆属火。此证若由俗辈经治，从白细胞升高着眼，势必大剂清热滋阴，不效则加大剂量，将人治死尚不觉悟，皆中医西化之咎也。"做中医的始终要跟着脉证走，不要跟着西医的指标走。"中医一旦跟着指标走，就会陷入西化误区，尽失中医本色。所以火神派强调阴阳至理，掌握阴阳辨诀，最大的现实意义就是校正中医西化，回归中医的正统正脉上来。

22. 慢性肾炎伴失眠——潜阳丹加味

倪某，女，38岁，农民。患慢性肾炎数年，情况时好时坏，长期不稳定。近期劳累过度，双下肢水肿加剧，经中西药物调治效果不佳。尿化验蛋白（+++）。现症见：双下肢水肿，运动后加剧，气短懒言，畏寒肢冷，穿衣明显比常人多，面色青暗，长期失眠，近期加重，难以入眠，白天头昏脑涨，夜晚上床反而精神，彻夜难眠，纳差，腹略胀，舌淡胖大边有齿痕，脉沉弱几乎着骨难寻。证属脾肾阳虚，升降失常，治宜温阳潜镇，利湿化浊，方用潜阳丹加味：

附子30g（先煎），龟板10g，砂仁30g，炙甘草10g，炮姜30g，生龙骨30g，生牡蛎30g，紫石英30g，灵磁石30g，石菖蒲20g，甘松20g，茯苓60g，泽泻20g。6剂，水煎服，每天1剂。

二诊：水肿大减，失眠明显好转，其他症状变化不大，病重药轻，上方加附子 45g，再进 6 剂。

三诊：水肿消退大半，失眠进一步好转，尿蛋白阴性。方药有效，上方加淫羊藿 30g、仙茅 30g、补骨脂 30g，再进 6 剂。

四诊：水肿消失，每天可入睡 2~3 小时，白天略有精神，畏寒肢冷明显减轻，原方再进 6 剂，以资巩固。

原按：慢性肾炎以往重点放在利湿化浊上，效果不能提高。此例患者水肿在下，阴水明显，加之失眠较重，考虑为阳虚升降不利所致，方用潜阳丹加味，重点温阳潜镇，佐以利湿化浊之法，不仅水肿渐消，而且蛋白尿也随之消失。以往治肾多重视尿液的辨证，忽略全身情况，此则重点放在全身调整上，即以治人为本，不治肾而实治肾，全身状况改善而肾炎得愈。由此感悟到阴阳辨证大法，体现在整体调节上，重在治人而其病自愈。

23. 口舌干燥症——全真一气汤加砂仁、桔梗

姚某，女，66 岁，教师。近半年来夜间口干舌燥，白天饮水较多，仍觉不解渴，半月来呈加剧趋势。半夜起来常需喝水，不饮即觉口干似火，舌难转动，发音困难，检查多次未发现器质性病变，排除糖尿病等多种病变。现症见：舌燥口干，饮多尿多，畏寒肢冷，五心烦热，舌淡胖大苔润，脉沉细无力。证属阴阳两虚，治宜阴阳平补，引火归原，方用全真一气汤加味：

熟地黄 100g，党参 30g，麦门冬 10g，砂仁 10g，白术 10g，牛膝 10g，制附子 30g（先煎 1 小时），桔梗 10g。3 剂，水煎服，每天 1 剂。服药后，口渴症状大减，小便减少，夜间不需要饮水，发音恢复正常。再进 3 剂，增强疗效。1 个月后随访，病无反复。

原按：阴虚生内热，阳虚生外寒。阴亏则夜晚阴盛之时津液难以上承，故口燥咽干；阳虚则津液不化，无力蒸腾，故而饮不解渴，饮一溲一，并步入恶性循环。治用全真一气汤加味，重用熟地黄与附子，阴阳平补，阳中求阴，阴中求阳，阳生阴长，阴阳互生而得速愈。

24. 腰扭伤——麻黄附子细辛汤合芍药甘草汤

李某，女，60 岁，市民。腰痛半月余，曾在某医院诊治未果，CT、磁共振等检查未发现异常，始终未弄清突然腰背痛之原因。现症见：腰痛沿脊柱两侧疼痛，活动后加剧，不敢过度伸展身体，不坐凳子，蹲下弯腰则疼痛稍轻，

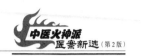

睡觉不敢伸展平身,追问病史,得知在20天前拉车子后有扭腰史,舌淡白滑,脉浮细重按无力。证属外感风寒,经脉凝滞,闭阻不通。治宜温肺散寒,温肾固本,舒筋缓痛。方用麻黄附子细辛汤合芍药甘草汤:

麻黄10g,制附子15g(先煎),细辛10g,赤芍30g,白芍30g,炙甘草30g。3剂,水煎服,每天1剂。服药后,腰背疼痛大减,已可平卧伸展,病减六七成,但出汗较多。原方调整剂量:

麻黄6g,制附子20g(先煎),细辛10g,赤芍60g,白芍60g,炙甘草60g。又服3剂而愈。

原按:高年体弱,劳作后汗出,外寒易侵,太阳受邪,故而腰背疼痛;寒则收引,故喜蜷体而不敢伸展;虽病有半月之余,但外邪不祛,病无宁日,脉浮而无力,一派正虚感寒之势。麻黄附子细辛汤合芍药甘草汤,太少并治,柔筋舒肌,3剂病轻,6剂痛愈。

25. 腰痛——麻黄附子细辛汤加味

李某,女,36岁,农民。慢性腰痛病史已10余年,经常习惯性腰扭伤,腰部发凉,经B超、CT等多种检查未见异常。经常弯腰后不能立起,慢慢活动后才能伸展,曾经多种治疗均无显效。每次电热疗后一时好转,停后又病如初。现症见:腰背酸痛,不能过度活动腰部,弯腰后不能立即伸展,腰背部发凉,畏寒肢冷,天冷或冬季加剧,舌淡苔白滑,脉沉缓无力。证属少阴阳虚,治宜温肾壮阳,强腰通络,方用麻黄附子细辛汤加味:

麻黄10g,制附子60g(先煎2小时),细辛10g,炙甘草10g,杜仲10g,牛膝10g,肾四味各30g。3剂,水煎服,每天1剂。服药后,自感腰背部有类似理疗后的温热感,腰痛减轻大半,全身轻松,再进3剂,腰背痛消失,为巩固疗效又加服3剂,隔日1剂。随访年余,病情无反复。

原按:腰背痛比较常见,郑钦安曾说:"此肾中之阳不足而肾中之阴盛也。夫腰为肾之府,先天之元气寄焉。元气足则肾温暖和,腰痛之疾不作。"方用麻黄附子细辛汤加补肾强腰之品,既可使太阳之寒邪从外而解,又可温少阴之阳;外邪得出,肾阳得振,表里交通,内外同治。

26. 腰椎间盘突出——麻黄附子细辛汤合芍药甘草汤加熟地

唐某,女,70岁,农民。患腰痛病已数十年,近一周突然加剧,双下肢疼痛剧烈，左侧为甚，不能行走，CT报告：腰椎间盘突出，老年性骨质增生症。采用镇痛药物疗效不明显。现症见：腰痛剧烈，不能久坐，行走需人搀扶，无法自行站立，畏寒肢冷，时有颤抖，左下肢沿坐骨神经走行放射性抽搐、拘挛，夜晚加重，舌淡苔白水滑，脉略浮重按沉细无力。证属外感风寒，肾精不足，筋脉拘挛。治宜温阳解表，舒筋解挛，方用麻黄附子细辛汤合芍药甘草汤加味：

麻黄30g，附子60g（先煎），细辛10g，炙甘草30g，赤芍30g，白芍30g，熟地黄100g。3剂，水煎服，每天1剂。服完1剂药后，微微汗出，疼痛减轻许多，3剂服完，可下床活动，腰痛消减九成，畏寒减轻大半，身上有温热感觉，再服3剂，以巩固疗效。

原按：老年腰腿疼痛非常多见，年老肾虚，阴阳不足，加之外感，内外相招，故而疼痛加剧。重用麻黄、附子，温阳解表；重用熟地以补肾中之精；合芍药甘草汤缓筋舒脉。肾精得补，外感可祛，筋脉得舒，三管齐下，病重药亦重，3剂而病得缓解，未学习火神派扶阳理念之前实不敢想象。

27. 膝关节肿痛——麻黄附子细辛汤/白芷面外敷

李某，女，57岁，农民。右膝关节肿痛数年，多种方法治疗时好时坏，近来又有加剧之势。现症见：右膝关节肿痛，发凉，白天行走困难，活动后肿胀加重，畏寒肢冷，腰背酸痛，舌淡苔白滑，脉沉细无力。证属肾阳亏损，阴寒凝滞，关节经脉闭阻。治宜温肾扶阳，散寒通络，方用麻黄附子细辛汤加熟地：

生麻黄30g，制附子60g（先煎2小时），细辛10g，熟地黄100g。3剂，水煎服，每天1剂。同时用白芷细末100g，加白酒点燃热后外敷关节，每天1~2次。

复诊：服药加之外敷白芷粉，全身微微汗出，右膝关节疼痛大减，肿消，原方药再进3剂，以巩固效果。

原按：膝关节肿痛老人多见，一般方法难以取得很好疗效。高年体弱，肾阳亏损，阳气不到之处，便是阴寒凝滞之所，阴寒闭阻经脉，不通则痛。方用大剂麻黄附子细辛汤，重用熟地黄以调肾中阴阳，重用麻黄宣通凝滞，结合外用热敷，内外合治，加强了局部的温通作用，故而疗效显著。

28. 风湿性关节炎——桂枝芍药知母汤加味

冯某，女，30岁，农民。患风湿性关节炎10余年，服用中西药病情时好时坏，每到冬天加剧，曾服镇痛西药而诱发胃病不敢再服。现症见：关节冷痛，夜晚

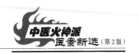

加剧，畏寒肢凉，咽干不渴，舌淡苔略燥，脉沉细而弱。证属肾阳亏损，寒邪内侵，阻滞经络。治宜疏风散寒，温肾通络，方用桂枝芍药知母汤加减：

桂枝 30g，白芍 10g，知母 10g，麻黄 10g，炙甘草 10g，防风 10g，白术 20g，制附子 75g（先煎 2 小时），干姜 30g，牛膝 10g，松节 10g，狗脊 10g。6 剂，水煎服，每天 1 剂。服药 6 剂后，关节疼痛消失，关节处有热乎乎的感觉，此为前所未见。原方有效，再进 6 剂，病痛若失，又服 6 剂，隔 1~3 天服用，以加强疗效的持久性。

原按： 风湿性关节炎属于痹证范围。痹者，闭阻不通之意，《素问·举痛论》中认为痛证 14 种情况中 13 种都是由寒邪凝滞造成的。因此，仲景创用桂枝芍药知母汤治疗痹痛，其中关键在于温通之品的应用，重用桂枝、制附子、干姜，目的在于温肾壮阳补火，"阳气流通，阴气无滞"（郑钦安语），闭阻之经络得以开启，故而疗效显著。

29. 过敏性鼻炎——麻黄附子细辛汤加肾四味

张某，男，30 岁，教师。过敏性鼻炎病史 10 余年，曾服多种中西药物治疗，时好时坏难以根治。现症见：早晨清水鼻涕不断，喷嚏连连，冬天尤甚。畏寒肢冷，腰膝酸软，不闻香臭，舌淡苔白滑，脉沉细无力。证属阳虚阴盛，肺窍失灵。治宜宣肺温肾，方用麻黄附子细辛汤加味：

麻黄 10g，制附子 60g（先煎 2 小时），炙甘草 10g，细辛 10g，肾四味各 30g。3 剂，水煎服，每天 1 剂。服药后，症状大减，鼻涕消失，喷嚏减少，身上有热乎乎的感觉，腰痛减轻。药已中病，再进原方 3 剂，以加强疗效。半月后随访，病情无反复。

原按： 过敏性鼻炎现代医学认为是免疫性疾病，根治较难。此例患病已多年，虽说刚步入中年，肾阳虚状已较显著。郑钦安曾论及本证："此非外感之邪，乃先天真阳之气不足于上，而不能统摄在上之津液故也。"故此，治用麻黄附子细辛汤，宣肺温肾，加用肾四味（淫羊藿、菟丝子、补骨脂、枸杞子）以加强补肾效果，用之若桴鼓之应，实在是意料之外。

30. 病窦综合征伴音哑——麻黄附子细辛汤加味/四逆汤加肉桂

阎某，女，43 岁，市民。患病窦综合征已 10 余年，长期服用中西药物不能缓解，心率经常在 38~42 次/分，曾在北京某医院考虑安装起搏器，观察月余后认为不宜，服中药未见明显改善，易于外感。心电图示：心率40次/分。现症见：声音沙哑，说话稍多即发不出音，每当病情加剧时，就发不出声音，久治不效，咳嗽吐痰，畏寒肢冷，心慌气短，不能上楼，上一层楼需休息5~10分钟，纳呆腹胀，舌淡水滑，脉沉细无力重按消失。证属心肾阳衰，寒邪外袭，凝滞经脉。治宜温阳解表，方用麻黄附子细辛汤加味：

麻黄10g，熟附子75g（先煎2小时），细辛10g，炙甘草10g，桂枝30g，干姜60g，生姜50g。3剂，水煎服，每天1剂。服药后症状大减，发声正常，自述前所未有的好转，再服原方，加重附子为90g，4剂。服完4剂，发声恢复正常，以生姜羊肉汤进行调理。

随访2个月，未再发作感冒，声音未再沙哑，食欲大增，体重增加5kg，精神好，可一口气上5层楼也不觉累。再服四逆汤加肉桂方：

熟附子50g（先煎2小时），干姜45g，炙甘草10g，肉桂30g。每周服用1~2剂。病愈。

原按：患者患病窦综合征10余年，心肾阳虚显著，习惯性感冒不断，步入恶性循环之中。阳气不足，卫外不固，故而习惯性感冒；外感之后，内舍于肺，肺窍闭塞；肾阳亏损，少阴经脉凝滞，内外相招，故发声困难。治用麻黄附子细辛汤加味，重用附子，温肾振阳，宣窍开闭，特别是生、干姜合用，既能发散风寒，又能温中扶阳，内外同治。

二十、庄严医案

庄严，1971年生，福建省大田县中医院副主任医师，曾师从著名伤寒学家黄煌教授，伤寒功底颇深。近年系统研究郑钦安医书，著有《姜附剂临证经验谈》一书，本节案例即选自该书。擅用姜、附、桂等药扶阳，勤于思考，附子用量并不主张概用大剂，一般以10g、15g、20g为常用剂量，个别寒实证可加至100g以上。

庄氏对四逆汤中炙甘草用量应该多于附子颇有体会，特摘录如下：

"真阳浮越，多上热下寒，外热里寒。甘草可补中而缓急，此方用之，一使阳气守于下焦，止于中宫而不过于升腾；二助药力持久释放，以免昙花一现。"

"炙甘草在四逆汤中的作用可以概括为以下几个方面：一是缓药性；二是固中焦；三是伏火趋于下焦，让药力作用持续；四是潜火归原不至于炎上；五

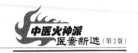

是解药毒。不少医家认为甘草和姜可以解附子之毒性，我的看法是排除附子的应用药不对症，其他副作用的产生是因为药量过大的壮火食气，或是配伍或是药量比有误，或是盲目服用生附子。如是解毒，为何干姜附子汤和白通汤中用生附子反不用甘草？所以说强调解毒作用过于牵强。所以，炙甘草伏火既可以伏经由姜附激发出来的元气，又可伏越位之相火；所以四逆汤原方不加味用于相火不位证也可为功。"

"重用炙甘草的好处在于：一是变烈焰为温煦持久之火；二是使药力能直接作用于下焦，从最深之底寒或陈寒入手祛寒于外，而非仅先祛上中焦之寒；三是减少姜附的用量但药效不减，甚则反增；四是减少因盲目加大姜附用量而发生中毒的概率和壮火食气的可能；五是不必久煎先煎附子，取其气又有伏火之用，还可省时不费事。"

"四逆汤若不用甘草，则附子、干姜大热辛散，升腾外透，非但不能回阳，反而有驱逐元气，助桀为虐之嫌！若少用也可加重元阳外脱烦热之症。观四逆汤中甘草之用量，自可明也！"观其文意，临证应用四逆汤于真阳浮越时，炙甘草为君和用量宜大理所必须。那是否用于阴寒内盛而无明显相火不位证，也可以少用炙甘草，重用姜附呢？

"改炙甘草为君药后，我发现临证不论治寒实证还是虚寒证都可以减少姜、附的用量且排病反应较前重用姜附之后明显变缓，胃肠道的排病反应都最先出现，疗程反而缩短。"

1. 咳嗽——四逆汤

庄某，女。受寒流鼻涕，咳嗽痰多，口中淡而无味，人困而嗜睡，二便正常，脉见寸关浮略弦，尺部沉弦，重按无力。处予四逆汤：

炙甘草 20g，干姜 15g，附子 10g。前后共服 4 剂，诸症全消。

原按：既往治疗相同病症，拘泥于痰多一症，或加二陈汤或合苓桂术甘汤、半夏厚朴汤，也曾加用姜辛味，效果反不如此次快捷、彻底。

点评：郑钦安曰："外感内伤，皆本此一元有损耳。""病有万端，亦非数十条可尽，学者即在这点元气上探求盈虚出入消息，虽千万病情，亦不能出其范围。"（《医法圆通·卷三》）"仲景立法，只在这先天之元阴、元阳上探取盛衰，不专在后天之五行生克上追求。附子、大黄，诚阴阳二证之大柱脚也。"（《医理真传·卷二》）"治之但扶其真元，内外两邪皆能绝灭，是不治邪而实以治邪……握要之法也。"庄氏此案除主症咳嗽外,见有"人困而嗜睡"之症,已显阳神不足之象,因而径予四逆汤,验证了火神派"治之但扶其真元"理论的正确性。

庄氏用四逆汤,炙甘草剂量恒多于附子,无论附子剂量大小,理由已如前述。

2. 咳嗽——四逆汤

陈某,男,32岁,咳嗽1周。此前已输液3天(抗生素和双黄连注射液),痰量由多变少,咳嗽反而加剧。黄芪体质外观。本地连续多日阴雨,气温不高,但患者从一楼走至二楼,已见其头脸汗出津津,汗珠子呈豆粒大,手臂湿漉漉的。询知平素汗不多,病后才现此症(准确地说应是用了抗生素和双黄连后致寒积加重虚阳外越)。无明显畏寒恶风之症,咽痒即干咳,饮食正常,夜寐剧咳难以安眠,二便正常。舌淡红,苔薄白,脉取在中部,弦紧之象著,重按则空。处方:

炙甘草30g,干姜20g,炮附子10g,1剂。

第二天就诊,患者从一楼至二楼已不见汗出,汗出明显减少,咳已去十之八九,大便稍溏,便前脐下腹部微痛,弦紧之脉变缓,续以前方2剂,已愈。

3. 咳嗽——四逆汤加肉桂

程某,女,32岁。因血管神经性头痛在我处治疗,服用10帖缓解停药。但反复发作,下决心连续服药治疗。服用当归四逆理中冲剂10帖出现咳嗽,电话问诊改以小青龙汤,服用4剂,咳嗽不减反加剧。刻诊:咳嗽夜间为甚,白天缓解,阵咳,干咳无痰,声音洪亮,咳剧时面红有热感,兼见流泪,有气上冲。口不干,大便干结如羊屎,每天一行,量少。纳可。双足冰冷不易转热。流清涕,小便清。舌淡嫩而胖,苔薄白。脉寸浮缓,重按则无,关尺脉取在中部,有弦意。处方:

炙甘草25g,干姜20g,附子10g,肉桂15g。3剂。服后咳止。

点评:此案咳嗽与上案不同在于兼见面赤有热,双足冰冷,属阳虚上浮,故加肉桂于四逆汤内。虽见"大便干结如羊屎",未予加药顾及,显现"治之但扶其真元"之旨。

4. 胸闷——四逆汤加肉桂

严某,女,37岁。阵发性胸闷,咽部不适,自觉有股气上冲至咽喉部停在

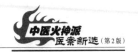

那里，气喘不上来，喜叹气后方舒。此次无明显诱因再次发作，兼见轻咳，无痰，大便黏，口不干，小便黄。每每生大气后感觉似要堵住，近几日腹胀。舌淡红嫩，苔薄白，脉寸关取在中部，寸弱关弦，尺沉弱细无力。处方：

炙甘草20g，干姜15g，附子10g，肉桂6g。3剂。即愈。此后因此病多次就诊，或3剂或6剂解决。

5. 便血——四逆汤加肉桂

林某，男，68岁。麻黄体质外观。大便有鲜血滴出1周。自服生地、熟地煎剂不效。便后出血，血色鲜红，量不多，曾到县医院检查诊为内痔，服用痔根断无效。形体壮实，腹凸硬满，手足常温，自言一冬下来手足都是热乎乎的。长期大便每天行三四次，不成形，味不臭，纳可寐安。舌淡胖嫩苔薄白，脉浮弦，稍重按则空。辨为阴寒内盛，相火外越。处方：

炙甘草20g，干姜15g，附子10g，肉桂6g。3剂。

3天后复诊，患者诉服药第二天血就止了，矢气增多，大便次数减少。上方去肉桂。6剂。

6. 咽痛、发热——四逆汤加肉桂/四逆汤

杜某，男，19岁。电话求诊：发烧，体温37.4℃，浑身发烫，脸稍红，两颧红明显，双足热，人疲软不堪。咽部剧痛，后脑勺及背部酸痛。不咳，无畏冷。上述症状于午后开始出现。中午时喜喝水，饮水多。处方：

炙甘草25g，干姜20g，附子15g，肉桂10g。3剂。冷水煎开即可，1剂煎3次。

患者于下午5时40分吃1次，晚7时电话诉咽喉更痛，后脑及背部疼痛加剧。痰多色黄稠夹有血丝。嘱另取1帖去肉桂，于晚上10时30分、午夜2时和凌晨5时各服1次，服后于0时、2时和5时各出一身汗，口干明显，饮水多。次早后脑及后背酸痛完全缓解，热退。大便未排，精神可，无疲软之象。此后原方不变，前后共服5天，每日稀溏便2~3次，咽部剧痛渐减，直至第5天大便成形、痰少而完全缓解。

点评：此证虽无舌脉可凭，分析发病急，发热、咽痛伴头身痛，虽无畏冷，也当属表证；颧红似为阳虚上浮之象，疲软可视为正虚，合而观之，可判为阳虚受邪，若以编者处治，可能投以麻辛附子汤加味。庄氏则予四逆汤，专意于

回阳救逆，服后能以汗解，予人启迪。其用附子"冷水煎开即可"，虽然剂量不大，也别具一格。

7. 发热——四逆汤加肉桂

黄某，女，9岁。2006年1月1日就诊：放学小跑回家，汗出湿衣，洗澡水凉，至半夜发烧。现症见：体温39.8℃，脸色白稍红，额头不甚热，手心稍热，大腿烫，足温，轻咳，舌质淡胖苔白。证属阳虚感寒，治宜温阳散寒，方用四逆汤加味：

附子6g，干姜5g，炙甘草10g，肉桂6g。3剂，水煎服。隔一个半小时服药1次。

二诊：服药后体温降至38.7℃，调整处方：

附子6g，干姜5g，炙甘草10g。5剂，每隔2~3小时服药1次，1剂煎3次。

1月3日：体温降至37.7℃。继服前方，日服4次。

1月4日：体温降至36.9℃，一夜安眠，仍未排便。改用附子理中丸，早晚各1丸，连服5天，大便顺畅。

8. 发热——四逆汤加桂枝

黄某，男，2.5岁。2005年12月5日下午就诊：患儿今早发烧，无咳嗽、鼻塞、流涕，无吐泻。体温38.5℃，脸颊红，手足不热，无明显汗出，大便2天未排，舌质淡嫩，脉不浮。夜寐时手足易热。处方：

炙甘草10g，干姜5g，附子6g，桂枝8g，2剂，水煎开2分钟即可，煎1次分2次喝，每隔2~3个小时服1次，1剂煎3次。

当晚21时多体温逐渐下降，恢复正常，次早体温未升，仍未排便，嘱服药至排出溏便方告全功，否则可能热复。

9. 泄泻——四逆汤加肉桂

患者为上案黄某之母，因吐泻而求诊。正值经期最后一天，傍晚在阳台手洗衣服后出现吐泻。桂枝体质外观，形体瘦小，脸色无华，泻如水样，不臭，口渴饮水不多，小便不黄，手足冷，舌淡嫩，脉沉而微弱。处方：

炙甘草10g，干姜5g，附子6g，肉桂5g。2剂，泡服，每隔2小时1次，吐泻减则服药时间适当延长，即愈。

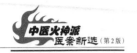
10. 失眠——四逆汤加肉桂

姚某,女,40岁。反复失眠20余年,加重10余天。患者在12岁时发高烧10余天,继则便秘,经输液治疗,热退后出现失眠,时作时愈。此次因上夜班三班倒,出现失眠10余天,彻夜不得入睡,迷迷糊糊,思绪纷纭,心烦,胆小,喜人陪同。头重,双足较手凉冷。大便稀溏,完谷不化,每天于凌晨4时如厕。有痰不多色白黏,纳可。夜寐双足不易转热,脸红,自觉发烫。口咽干欲饮水,饮水不多。形体虚胖,腹部松软,黄芪体质外观。夏天易汗、黄汗,头面易于出汗。舌淡胖,苔水滑,脉寸浮,关中取略弦,尺脉沉弱。处方:

炙甘草30g,干姜25g,附子20g,肉桂6g。3剂,水煎服。3剂后即得安睡,但大便没有改善。

点评: 久病失眠,参以便溏、足凉面赤以及舌脉,当属阳虚神浮,《内经》云"阳气者,烦劳则张"是也。处以四逆汤加肉桂,未用一味安神之药,竟然"3剂后即得安睡",信是高手。

11. 发热——当归四逆汤加吴茱萸生姜汤/四逆汤

某女,16岁。发烧咽痛3天,服抗生素和清热解毒中成药,效果不显。现发烧,体温38.5℃,汗出多,咽部疼痛,口苦口干欲饮冷。口中呼热气,浑身觉得发烫难忍,恶心欲呕,纳呆,二便无异常。舌略淡红苔薄黄,舌面湿润,脉取在中部弦,沉取无力。无畏寒,四肢厥冷。查见咽喉充血明显,双侧扁桃体不肿而色红,上附有黄脓苔。

处方:当归20g,桂枝20g,白芍20g,通草6g,细辛6g,炙甘草10g,红枣12g,吴茱萸6g,生姜5片。1剂。

次日体温降至正常,咽痛稍减,多汗、口苦、口干欲饮冷之症已除,口中反觉淡而无味,大便稍溏,舌脉同前。续以上方1剂。

第3天咽痛明显减轻,咽部和双侧扁桃体色红已不甚,黄脓苔消失,但咽痒咳嗽,咳势甚剧。告知患者咳嗽在今后几天内会更加剧烈,配合中药治疗自会缓解,改以四逆汤2剂。复诊诉咳嗽已缓,继以四逆汤2剂代茶饮,后未再诊。

点评: 此证先畏寒,后发烧,咽痛,口苦,恶心欲呕,纳呆,明似少阳证,同时见有舌面湿润,脉沉取无力、四肢厥冷等阴证之象,辨析起来介乎阴阳两难之间。庄氏心得在于:"确定为三阴病,只要表现为小柴胡汤证的口苦咽干目眩,往来寒热,胸胁苦满,心烦喜呕,默默不欲饮食者,均可以当归四逆汤作为首选，有时但见一证即可，如往来寒热，屡试而验。"确为独特经验。此种局面临床常见，庄氏经验可供参考。

12. 肛周脓肿——当归四逆汤合四逆汤

陈某，男，14岁。3天前发烧经输液治疗，烧虽退出现肛周疼痛，肛检发现：肛周7点钟位有一个3cm×3cm的脓肿，红肿不堪，压痛明显，波动感不明显，质地较硬，无瘘口。现症见：步态蹒跚，表情痛苦，面色不华，大便3天未排，手足厥寒明显，舌质淡胖，苔薄白，脉沉细，尺部有紧象。证属寒极化热，治宜温阳通经，方用当归四逆汤合四逆汤：

炮附子15g，干姜15g，炙甘草15g，当归30g，桂枝30g，白芍15g，细辛6g，通草6g，大枣25g。1剂。水煎服。嘱服药后，肛周疼痛加剧属排病反应，不要用其他药。服药后，诉局部疼痛更甚。肛检：肛周腔肿增大，颜色较红，出现波动感，仍有明显压痛。上方加重附子30g，干姜30g，1剂。并告说，病情可能加剧，只有这样病情才好。

三诊：第2天晚上出现高热，局部疼痛难忍，痛哭一夜，第3天体温自降，排1次质溏味臭量多的大便，疼痛缓解许多。肛检：脓肿肿势更甚，皮肤发亮，并有多处呈暗紫色，波动感最明显处有脓头向外渗出脓液。用针头刺破3处，流出脓液约有30mL。病顿减轻，体温37.4℃。

四诊：检查肛周疮口已收口，原方继服。

五诊：服药到第5剂，出现臀部、阴茎、胸背痛痒，询知患者1月前患疔疮。现症见：大便每天1次，质溏味臭，矢气频频，腹中觉饥，纳旺，痰多不易咯出，质稀色白，口苦不干，四肢仍厥寒明显，舌质淡红而嫩，苔后部较黄厚，脉左右浮稍紧，但重按无力。仍用前方稍作出入，服后痒止病除。

点评：本例肛周脓肿，局部红、肿、热、痛，一派肿痛火形，全身却是一派阴盛阳衰之象。因此，似不宜判为"寒极化热"，而属虚阳下泄，否则"治宜温阳通经"就讲不通了。

郑钦安正是在《医法圆通》"痔疮"一节中说道：各种痔疮，"形象虽异，其源则同，不必细分，总在阳火、阴火判之而已"。说明痔疮有由阴火而致者。

庄氏从全身着眼，以温通之法促使脓汁外排。但外排过程中原来症状可能加重，是为热药排病反应，因预先已告之，故患者安然处之。郑钦安关于"阳药运行，阴邪化去"之认识，是其擅用附子的重要经验。服用附子后，可能引

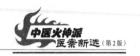
起旧病发作,并予以治伏,此为扶阳后一种常见局面,勿要惊慌,本案最后皮肤瘙痒,可为例证。

13.尿路感染——附子理中汤加味

游某,男,70岁。20天前出现尿痛,无尿频、尿急,牵及右侧腹股沟部疼痛,呈针刺样和阵发性,夜间发作较频。现症见:尿痛,形体消瘦,脸色黄暗,尿痛,纳呆,大便不规律,一天2~3次或2~3天一次,质稀溏,咯痰量多色白质稠,不易入睡,睡后易醒,舌质淡胖苔薄白,脉浮取弦紧,重按则空。尿化验无异常。证属虚阳外越,治宜温中回阳,方用附子理中汤加味:

炮附子15g,党参30g,肉桂10g,白术60g,炙甘草30g,干姜30g。2剂。水煎服,每天1剂。嘱其尿痛加剧或是排脓,属排病反应,不必惊慌。服药1剂,从尿道排出黄色质稠味臭的脓性分泌物,立即复诊,尿检:潜血(+),白细胞(++)。告以排病反应,继续用药。尿痛和尿道排脓症状缓解,痰明显减少,腹中觉饥,矢气频频。继以上方2剂。

药后小便恢复正常,纳旺,痰已少。腹中知饥,大便每天1~2次,成形,夜寐易入睡。前方去肉桂,3剂。一切正常,食眠二便俱佳。

点评:郑钦安说:"真气衰于何部,内邪外邪即在此处窃发,治之但扶其真元,内外两邪皆能所灭,是不治邪而实治邪也。"此证高年肾阳亏虚,一派阴象,虚阳下泄而致尿痛,也为虚阳外越之一种表现。方用附子理中汤补先后天阳气,未用一味通淋之药而收效,是因"治之但扶其真元,内外两邪皆能所灭,是不治邪而实治邪也"。确显火神心法。服药后从小便中排出脓液乃是邪从外出之表现,因预先告知,医患合作,故以成功。

二十一、易巨荪医案

易巨荪(?—1913),原名庆堂,号巨荪,也作巨川,广东省鹤山县人。出身医药世家,"弱冠受先大父庭训,即嗜读神农、黄帝、扁鹊、仲景诸圣之书。然《伤寒》《金匮》有体有用,尤极心摹力追"。与陈英畦(伯坛)、黎庇留、谭彤晖一起并称为"四大金刚",为岭南伤寒四大家之一,时人认为"其运用经方比之英、庇两公更为灵活",可谓确评。著有《集思医编》《集思医案》,后书于1894年付梓,并有手抄本传世,世人认为"兹集中病证治法运以精思,按合经义，惟成切实不尚浮华。"本节即采自该书。原书各案无标题，编者据案拟定标题。

1. 腹痛——通脉四逆汤加白芍

友人黄贡南，番禺积学士也。乙酉九月患腹痛，每食甜物少愈。医者以为燥也，用甘润之药不效。旋用下药，痛益甚。

延予诊视，患者六脉细小，喜按，口淡，倦怠，断为寒证。投以理中汤加木香，旋止旋发，夜间更甚。予曰："夜为阴，阴寒盛，夜间痛更甚也。"用通脉四逆汤加白芍 10 余剂，痊愈。

点评：此案腹痛，先"投以理中汤加木香，旋止旋发"。以"夜为阴，阴寒盛，夜间痛更甚也"为辨证眼目，专力扶阳，用通脉四逆汤加白芍而愈，值得揣摩。

2. 腹痛——真武汤

甲午二月，举人吴赞迁，其庶母患腹痛，头眩，心悸，食少倦怠。初起黎庇留秀才诊视，投以真武汤而愈，后复发。又延予诊，主治与庇留相同，遂守服数十剂而愈。

此症若在他人必死，喜凉恶温，吾粤积习。间有明理之士，知其为名医而信之，而其中强不知以为知之，亲友素称"果子药"之先生，不目之为板，即目之为偏，"偏板"二字中于心胸，病轻易愈者，犹可笃信不疑；病重难愈者，势必转而之他矣。后医遂反前医之案，或病机将愈则以搔不着痒之药居功，或败于垂成仍诿于从前之误。此名医所以得谤，俗医所以得名也。吴孝廉能择医，文即次宋，又喜读医书，会悟有得从中力赞之，故始终不移，卒收全效。

3. 下利——四逆汤

高要吴太史秋舫，品学俱优，虽登科名，仍是儒生本色，书法尤超。癸巳八月，其幼子初得外感，发热恶寒，下利。适予入闱，某医用儿科套药，寒热仍在，下利至日十余行，呕逆。

予甫出访，即延予诊。病人指纹青暗，面舌皆白，准头亦青。予曰："下利呕逆，里寒已见，虽表症未解理宜温里。"拟四逆汤一服，不瘥，附子用至四五钱，日三服，呕利乃止，是日附子一两有奇。夫以数月小儿分量如许之重，闻者莫不咋舌，而秋舫则笃信不疑。医者难，识者亦不易也。

点评：《伤寒论》91条："伤寒，医下之，续得下利清谷不止，身疼痛者，急当救里；后身疼痛，清便自调者，急当救表，救里宜四逆汤，救表宜桂枝汤。"

372条："下利腹胀满，身体疼痛者，先温其里，乃攻其表；温里宜四逆汤，攻表宜桂枝汤。"易氏本案即遵经文，"虽表症未解理宜温里"，径用四逆汤。"一服，不瘥，附子用至四五钱，日三服，呕利乃止，是日附子一两有奇。"认证即明，若未效，附子加量至"一两有奇""以数月小儿分量如许之重，闻者莫不咋舌"。确显火神派风格。

4.下利——生姜泻心汤

癸巳六月，龙津桥梁氏有一女，患下利，日十余行，原谷不化，甚似脏寒，医者多用参术，下利愈甚，夜则骱齿有声，或心烦不得眠。

延予诊视，察其神色不甚倦怠，举动如常人，惟胃口少减，形貌略瘦。每下利，腹中沥沥有声。予曰："腹中雷鸣，下利谷不化，仲师责之水气。"拟生姜泻心汤一服利止，复进黄连阿胶汤，是夜即熟睡，无复骱齿矣。

5.便闭——四逆汤

内侄梁竹芜，儿科中五世业医者也，少年身甚弱。辛卯八月，偶食生冷，腹痛，大便不通，不食不卧，苦楚异常，晚上尤甚。本人欲通大便，拟食下药。予察其神色青暗，舌滑白，脉细小，断为冷结关元。投以四逆汤，数剂而愈。

点评：此案腹痛便秘，苦楚异常，以其神色青暗，舌滑白，脉细小，断为冷结关元，径投四逆汤，"治之但扶其真元"，数剂而愈。

6.便闭——大柴胡汤

李藻香宿学，予少年同砚友也。戊子四月，其庶母患伤寒，午后微恶寒，旋发热，热甚则谵语，口苦渴，心下急，作呕，大便不通。某医拟承气汤，未敢服。延予相商，予曰："此病在少阳之枢，与阳明潮热谵语、不恶寒反恶热胃家实不同，承气汤非所宜。"以大柴胡下之，一服即愈。夫同一下法，柴胡、承气有毫厘千里之分。

点评：易巨荪曰："夫同一下法，柴胡、承气有毫厘千里之分。"承气剂为应对阳明胃家实所设，大柴胡汤则为少阳郁热塑实而拟，本案患者口苦渴，作呕，大便不通，符合大柴胡汤证。

7. 失眠——二加龙骨汤

又同邑李次帆茂才，亦同窗。夜不得睡，心烦汗出，饮食无味，形窍憔悴。予初拟酸枣仁汤，从肝着眼，以人寐则魂寓诸目，寐则魂归诸肝也。不瘥。改用引阳入阴法，用二加龙骨汤，五服痊愈。以昼为阳，夜为阴也。

点评：本方乃桂枝加龙骨牡蛎汤去桂枝，加白薇、附子，曰二加龙骨汤，《小品》云：治虚弱浮热汗出者。朱卓夫亦有类似经验：阳气不得入于阴致阴虚失眠盗汗，用附子以为补阴向导，从阳引阴，每用二加龙骨牡蛎汤加酸枣仁、浮小麦。

8. 眩悸——四逆汤 / 真武汤

龙中陈硕泉，友人黄贡南岳父也。年六十，体颇壮。初患足肿，服寒凉攻伐过度。甲午十月忽见头眩，心悸，呕逆，水浆不得入口，气上喘不得卧，手足厥冷，汗出。延予诊视。

予察其色则青暗无神，诊其脉则似无似有，纯阴无阳，病甚难治。姑以大剂四逆汤救之，手足略温。再投真武汤加吴萸汤，气顺呕止。翌日即能行动，食亦微有味。

原按：座中有同族者，奔走趋承，谓其平日壮实，不宜热药，即主家请某世医即医罗孝廉者。某医谓病在肝，不在肾，用一派疏肝活血之药，一服气喘，再服呕，三服手足冷，汗不止而死矣。仲师云："委付庸医，恣其所措。"陈修园先生云："医家苦于不知病，病家苦于不知医，危哉。"

9. 心包络痛——当归四逆加吴萸生姜汤

辛卯五月，十六铺欧宅，有一妾患心痛，每痛则周身振动，昏不知人，牙关紧闭，手足冷，且平日身体甚弱，胃口不佳，食物常呕，遍延医家多用补药，间有用桂等，俱未获效。

老友施澜初明经，荐予往诊。予曰："此非心痛，乃包络痛矣。心包主血，亦主脉，血脉不流通故痛不知人；不流行于四肢，故振痛逆冷。心包乃火穴，虽其人弱，附桂仍非所宜。"拟当归四逆加吴萸生姜汤再加苏梗小枝原条不切，二服痊愈。

点评：此案"心痛，每痛则周身振动，昏不知人"，易氏诊为心包络痛，且"心包乃火穴，虽其人弱，附桂仍非所宜"。拟当归四逆加吴萸生姜汤再加

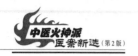

苏梗，二服痊愈，疗效明确，为此病辨治独特之处。

10. 发热——二加龙骨汤

甲午十月，从堂弟庆铜患伤寒，往来寒热，头痛腰痛，口苦渴。其意以为房劳伤寒，生食草药二服，触发平日痰喘咳，气逆不得卧，寒热仍在。予拟小青龙汤，以能驱外邪而治内饮也。喘咳已平，惟午后微有寒热，汗出即退，无头痛、口渴诸症。予曰："此乃假热，宜导之归原。"二加龙骨汤，一服即退。

越数日，又复见寒热，再投二加龙骨汤，不瘥，热益甚。谛思良久，乃悟曰："此症初起往来寒热，病在少阳，今寒热退而复发者，是少阳之枢欲出而不能出也，宜助其枢。"拟柴桂合汤去黄芩，重用防党，加生黄芪25g，一服寒热退去，惟夜间仍有汗，再投二加龙骨汤二剂收功。

11. 疟疾——二加龙骨汤

疟疾一症不外少阳治法，也不外用小柴胡汤。应视其寒热多少加减，三发后加常山以驱之，此常法也。然亦有久病责之少阴太阴者。

癸巳十月，顺德何某，患疟疾过服攻伐，二月余不愈，胃口日损，形容憔悴，六脉微弱。每日午后先由背冷，旋而遍体毛窍洞开，寒冻异常，少顷乃热，汗出即退。夫背为阳中之阳，背寒已有阳虚之兆。仲师有附子汤治背恶寒法。因思此症有热，附子汤未尽中肯，改用二加龙骨汤，三服痊愈。此责之少阴者也。

老城黄某，患三阴疟，三日一发，热少寒多，食少神倦，月余未愈。予拟补中益气汤加常山叶酒炒五服，痊愈，此责之太阴者也。

12. 衄血——当归补血汤加鹿茸

乙酉四月，南海李总戎斌扬之妻患头痛。每痛则头中隐隐有声，即有血从鼻中流出，精神颓，肌肉瘦。诸医用祛风活血之药，愈治愈甚。延予诊视，适座中有一老医，谓其脑下陷，例在不治。

予笑而不答，许以十五日愈，病家未之深信。然素慕贱名，亦姑试之也。予用大剂当归补血汤加鹿茸数两，如期而愈。盖督脉从腰上头入鼻，又主衄血，故重加鹿茸以治督脉，不似他方之泛泛，故奏效也。

13. 吐血——旋覆代赭石汤 / 柏叶汤

同邑吕叔骏明经，通医学。其长女适郑孝廉玉山之子，丙戌五月在娘家，忽患吐血，每吐则盈盆盈斗，气上冲不得息，眩晕，无胃，举室仓皇，其三婿梁镜秋茂才荐予往诊。

予曰："冲任脉起于血海，挟脐而上，冲气上逆故血随而上逆也。"拟旋覆代赭石汤以炮姜易生姜，以五味子易大枣，嘱其连服2剂。复以柏叶汤一剂睡时先服，是晚气顺血止。

原按：吕六吉之妻，丙戌十月，偶食寒凝，心下痞硬，气上冲作呕，亦以旋覆代赭石汤，重用生姜、半夏获愈。

14. 便血——白通汤、吴茱萸汤 / 理中汤加蕲艾、石脂

新会谭国平，李受天孝廉表亲也。庚寅七月，患便血。每天便则血出如注，面色舌色皆白。精神疲倦，脉微，无胃。断为气不统血，以理中汤加蕲艾、石脂，嘱其守服。

惟求效太急，旋即更医。某医用血门通套之药，以黑止红，多用炭药，又夹入凉品，血即止。医家、病家栩栩然，以为得计也。曾不旋踵，头痛如刺，大暑天时着棉衣仍见冷，手足振动，日不能食，夜不能卧。胸中痞塞，若有石在其中，呻吟之声闻于邻近。复延前医，束手无策，嘱其办后事矣。

李受天老友念其戚谊，且属贫苦，强予为他调治。予与受天昆仲交好，不可推却。甫入病者之门，即嘱其以生姜磨糊煮熟烫头。随即拟白通汤、吴茱萸汤以救之，是日循服二汤，头痛乃减。再以理中汤加炮姜、蕲艾、鹿茸十余服收功。

原按：此头痛为有阴无阳，如日沉海底，治之稍缓即死。张隐庵前辈论之最详。

15. 尿血——附子理中汤加蕲艾、石脂

南海洲村李香泉，李藻香老友同族也。壬辰六月，其妻患小便不利，每小便后若有物阻塞，刺痛异常，腰痛，目眩。同村老医主用猪苓、木通、滑石等利水之药，痛愈甚，且增出小便血一症。又变利水为凉血，如生地、桃仁、红花、牛膝等，出入加减，连服数日。向之目眩者，转而为昏不知人，便血者转而吐血矣。来省延予往诊。

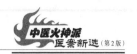

予曰："膀胱为水腑，肾为水脏，均主小便。但腰属肾部，腰痛小便不利宜责之肾，不宜责之膀胱。前医用利水药过多，伤其肾气，故增出诸种险症。"以大剂附子理中汤加蕲艾、炮姜、石脂、五味子，日三服，吐血、便血皆止。再以真武汤加龙骨、牡蛎，小便如常，不复痛楚，眩晕亦止。计附子已一斤余矣。

癸巳七月，其母患伤寒少阳病，往来寒热，心胸满，喜呕，不能转侧，大便不通，口苦渴。又延予诊，以小柴胡一剂，大柴胡一剂，病已减去八九。适予有事出省，病复发，予再往诊，病已由少阳传阳明，潮热，腹满痛，汗出，微有谵语。初服小承气汤一剂，不瘥，再服大承气一剂而愈。村中人均以为神奇，因年老者用硝黄，年少者用姜附也。

点评：此案扶阳治本用附子理中汤，止血治标用蕲艾、炮姜、石脂、五味子，选药精当。

16. 崩漏——附子理中汤加蕲艾、石脂

同邑施澜初明经，名士也，与予交最厚。虽不知医，然闻予谈及仲师之理则鼓掌称善。亲友有病，力荐延予诊视。

其妾于癸巳岁患有月事下陷，适在乡中，故得病数十日始延予诊。头眩心悸，腹满，六脉小弱，断为阳虚阴走。投以附子理中汤加蕲艾、炮姜、石脂、鹿茸数剂即止。药力稍缓又即发，若连日不服药，则子午时大下。时医有谓宜清宜通者，澜初不屑也。守服前方，日二服，附子食至一两以上，血虽止，仍服药不辍，卒收全功，然药已百剂有奇矣。澜初惟知予深，故外议无从而入。该妾亦聪明，善体澜初意，故服药不辞。其殆相得益彰乎？

后甲午岁，因省会疫症流行，其婢又起核，虽无妨碍，未免惊恐，遂返乡。未久即吐血，来省调治，在船中又感冒，变为疟疾。予以小柴胡汤治疟疾，去生姜、大枣加炮姜、五味子以治血，三服血疟俱止。是时头绪颇繁，而予一方加减统治之，所谓一方而两握其要法也。

点评：俗医治崩漏，多从血热或阴虚火旺，迫血妄行着眼。无怪乎本案"时医有谓宜清宜通者"也。易氏凭"头眩心悸，腹满，六脉小弱，断为阳虚阴走"，附子用至一两以上，服药百剂，卒收全功。

17. 崩漏——真武汤加味

内兄梁瑞阶，世医儿科巨擘也。妻马氏患漏下，日投芎归俱未获效。痰喘

咳逆，手足面目微肿，畏寒作呕，无胃，四肢沉重，不能自支，脉细滑。予曰："此阳虚水寒用事，阳虚阴必走，故漏下。"用大剂真武汤，照古法加姜辛味，以温寒镇水止咳，再加吴茱萸以治呕，赤石脂、蕲艾以固血，每日2服。再用白术100g、生姜50g浓煎代茶，十余日痊愈。

　　原按：或曰："病在漏下，有形之血当用有形之药以补之，地黄芎归胶芍在所必需，何以先生舍而不用？"予曰："人身一小天地，天统地，阳包阴，此症气不统血，即阳不包阴之义也。且又见恶寒，咳喘呕肿，诣阴症，再用滋阴之药，阴云四布，水势滔天而死。惟温其阳气塞其漏，俾阳气充足得以磨化水谷，中焦取汁奉心，化赤成血，此即补火致水之义，道理最精，今人不讲久矣。"

18. 产后虚证——真武汤加味

　　老友李受天孝廉，文章学问少年已自不凡。庚寅五月，其妻张氏未足月生产，血下陷，咳呕，痰多，眩晕，心悸，无胃。予与黎庇留茂才合诊，以大剂真武汤加吴茱萸、蕲艾、半夏，每天2服，病少减。

　　其外家再三荐医，如某寺之和尚亦在其列，受天聪明，知予等深，婉辞谢去。再服前药，卒收全效。其初外家议论甚多，其后复称道受天有胆识，乃知破除情面正所以存情面也。

19. 产妇郁冒——小柴胡汤

　　丙戌岁，同邑吕少薇之妻，生产后数日，大便难，呕不能食，微眩晕。医者用补药未效。延予诊视，主以小柴胡汤，柴胡用至八两。举座哗然，以为服此方必死。少薇之叔吕叔骏，知医道，力主服予方。谓古人治产妇郁冒原有是法，一服即愈。

20. 热入血室——小柴胡汤

　　曾小文之妻吕祖贻，明经之岳母也，平日微有痰咳病。庚寅十二月，复得外感发热恶寒，月事适来，口苦，咽干，胸胁满痛，不能转侧，且触动平日痰喘，气上逆不得息。医者见其气喘，俱用苏子、半夏、沉香、陈皮、北杏一派化痰降气之品，病者愈见焦灼，且发谵语如见鬼状。是日又值大寒节，举室仓皇，欲办后事矣。

　　祖贻荐予往诊。予曰："痰喘乃是宿疾，外感乃是新病。宜先治新病，愈

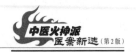

后方可治宿疾。"今发热恶寒，经水适来，外邪乘虚入血室，故有谵语如见鬼状诸症。以古人治热入血室法，以小柴胡汤治之，三服后外症已愈，然后以桂苓甘术、姜辛味夏治痰喘收功。

21. 热入血室——大柴胡汤

老友李绮珊茂才，积学中人，亦医学中人也。辛卯六月，姜吕氏月事后，少腹痛，午后寒热往来，约有两时之久。惟寒热甚微，病者不觉其苦，医者亦不觉其病情之是也。或清或温，俱未获效。痛发则苦楚呻吟，几于昏不知人，延予相商。予曰："月事后腹痛且有寒热，其为热入血室无疑。"投以大柴胡汤，2剂痊愈。因有便闭，故用大柴胡。

其太夫人亦腹痛，手足冷汗出，予与黎庇留茂才同诊。投四逆汤数剂汗止，手足温，然后腹痛渐愈。可知心腹诸痛，有寒热虚实不同。时医每以甘芍汤为治痛通剂，其不杀人者几希矣。庇留以孝生员兼大国手，精伤寒金匮，为吾粤诸医之冠，厥后善悟。此二君者与予为心性之交，每于灯残人静、酒酣耳热之际，畅谈灵素论略之理，意思层出，足以补前贤所未逮。吾粤医风最陋，挽狂澜于既倒，作砥柱中流，与二子有厚望焉。

22. 腹满——大黄甘遂汤

河南永发店，予先人旧日所做生理也。癸未六月，有店伴陈姓者，其妻患产难，二日始生，血下甚少，腹大如鼓，小便甚难，大渴。医以生化汤投之，腹满甚，且四肢头面肿，延予诊视。不呕不利，饮食如常，舌红黄，脉滑有力，断为水与血结在血室。投以大黄甘遂汤，先下黄水，次下血块而愈。

主家初亦疑此方过峻，予曰："小便难知其停水，生产血少知其蓄瘀，不呕不利，饮食如常，脉有力知其正气未虚，故可攻之。若泥胎前责实，产后责虚之说，延迟观望，正气即伤，虽欲攻之不能矣。"主家坚信之，故获效。

二十二、张存悌医案

张存悌，1947年生，主任医师。1982年毕业于辽宁中医药大学，曾任该校第三附属医院内科主任，北京中医药大学特聘临床专家。

近10年钻研火神派，著有《火神郑钦安》《中医火神派探讨》等书，系国内最早系统阐释火神派的专著，现任全国扶阳论坛组委会常务委员。

从医30年，曾赴美国、澳大利亚、加拿大、香港讲学，弟子众多。擅用经方，用药简练，为经典火神派代表。对常见病、疑难病积累了丰富经验，人誉"关东火神"，患者多有口碑。博学精思，发表论文、医话200余篇，出版专著50部。本节所选主要出自《关东火神张存悌医案医话选》《火神派示范案例点评》（增订版）。

1. 外感发热——小青龙汤加附子

何某，男，84岁。2013年11月1日初诊：发热5天，体温37.3~39℃，咳嗽，痰多白黏夹血，尿涩（前列腺增生），插着导尿管。精神萎靡，舌淡胖润，脉浮滑尺弱，时有一止。在某医院急诊观察室诊治已5天，各种检查做遍，犹未确诊，疑为"肺栓塞"，动员家属同意做肺导管检查，拟收入院治疗。其女儿与我认识，是大学药系同学，故来找我赴诊，听听中医意见。见症如上，辨为高年肾虚，外感未清，痰蕴肺中，当温阳开表，兼以化痰利尿，小青龙汤加附子主之。当时觉得患者虽然病势不轻，但若服药有效，也可考虑回家专恃中医调养，不一定守着一棵树不放。处方小青龙汤加附子：

附子90g，白术30g，茯神30g，炮姜45g，桂枝25g，白芍20g，麻黄10g，细辛10g，生半夏25g，五味子10g，淫羊藿30g，桔梗20g，枳壳10g，炙甘草20g，生姜15g，大枣10枚。5剂。

服药1剂即退烧，遂决定出院，专服中药治疗。按上方再服1周，恢复正常。

按：患者女儿是药剂师，对火神派十分信服，凡亲友有病均介绍找我。其时一同事的儿子适逢发热，打几天滴流不见效果，无奈找到她。她一看，觉得与其父亲病情差不多，干脆就拿他爸的药给同事的儿子喝，3天后，竟也退烧。此非歪打正着，所谓以三阴方治三阴证，虽失不远，关键是方向对头，故能愈病。一个悟性良好的药剂师胜过庸医。

2. 低热——潜阳封髓丹加味

王某，男，43岁。2011年1月19日初诊：换肾手术一年，半年前自觉有火从腹部上冲至心下，呈阵发性，上半身燥热，午后加重，并发低热。咽部与牙龈时发肿痛，腰膝酸软，手足发凉，乏力，眠差，便溏，尿时黄。舌淡胖润有纹，苔垢，脉沉滑寸弱。此情也是虚阳上越，上热下寒之症，主以潜阳封髓

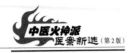

丹加味：

附子 60g，砂仁 25g，龟甲 15g，黄柏 15g，干姜 30g，炙甘草 60g，骨碎补 25g，山茱萸 45g，茯神 30g，怀牛膝 15g，龙骨 30g，牡蛎 30g。10 剂。

服药后，燥热减轻，手足凉转温，余症减轻，上方山茱萸改为 75g，原方调整再服 10 剂，随访疗效巩固。

按：此案虚阳上越，上热下寒，重用附子温阳治本，另外选药引火归原俱有章法：镇潜以龙骨、牡蛎；引下选牛膝，泽泻亦可；酸敛用山萸肉且予重剂，乌梅、白芍也可；纳归以砂仁为代表；补土伏火主要以大剂量炙甘草 60g 为代表，真阳浮越，上热下寒，一可使阳气守于下焦，而不过于升腾；二可助药力持久释放。

3. 营卫失和发热——桂枝加附子汤加味

陈某，男，69 岁。2010 年 11 月 5 日初诊：5 年前因肺气肿肺大疱破裂致发气胸，导致呼吸衰竭，经抢救后反复感染发热，常年插管鼻饲，已卧床 5 年。此次 20 天前开始发热，体温 37.3~38.3℃，白细胞 13.9×10^9/L，遍用抗生素而无效。刻诊：精神萎靡，慢性病容。发热，体温 38.1℃，汗多，痰多夹沫，便溏，手足不温，时有幻觉。舌淡胖润，脉浮软尺弱。辨证为久病正衰，营卫失和，虚阳外浮，治拟扶阳固本，调和营卫，桂枝加附子汤加味主之：桂枝 25g，白芍 25g，附子 25g，生半夏 25g，茯苓 30g，龙骨 30g，牡蛎 30g，生姜 10 片，大枣 10 枚，炙甘草 25g。7 剂。

二诊：服药 3 剂发热渐退，痰量显减，幻觉消失。原方稍作调整：

桂枝 30g，白芍 30g，附子 30g，生半夏 25g，茯苓 30g，龙骨 30g，牡蛎 30g，红参 15g，肉桂 10g，生姜 10 片，大枣 10 枚，炙甘草 30g。7 剂。

12 月 17 日再诊：已连续 32 天未发热，精神振作，各方面均感良好。

按：《伤寒论》："病人藏无他病，时发热，自汗出而不愈者，此卫气不和也。先其时发汗则愈，宜桂枝汤。"本案即宗此经文而治。患者时发热，自汗出而不愈，正是卫气不和之兆，因选桂枝汤。久病精神萎靡，便溏，手足不温，则是阳虚之征，发热、时有幻觉亦系虚阳外越的表现，故加附子、龙骨、牡蛎，潜镇浮阳。如此一个西医用尽抗生素而无效的顽固性发热，一个寻常的桂枝加附子汤即获佳绩。

患者系一师职退休军官，长期发热不退，对中医并无兴趣，因老友相劝，方同意试用中药。其实传统上中医很擅长治疗发热，无论急性发热如感冒，还是慢性长期发热（中医称之为内伤发热），包括西医所谓的各类急慢性炎症，都有着很好的疗效，本人治过很多发热病症，基本上药到病除。遗憾的是，现在人们一见发热，都不来看中医，而是使用抗生素。长期、反复应用抗生素，即使降下体温，免疫力也要受到摧残。至于滥用抗生素的危害，则已尽人皆知。

4. 阳虚发热——茯苓四逆汤加味

（1）师某，女，47岁。2013年7月15日初诊：发热已5天，体温38~39℃，医院予抗生素消炎处理。昨天进食西瓜后泄痢，逐渐神志不清，心烦不安，手足躁扰，言语错乱。体温38.3℃，无汗，尿量尚可，医院已向家属下病危通知。患者系当年我下乡时知青战友的乡亲，战友来沈求救，遂驱车急赴乡镇医院。查病情如上，舌淡紫润，右边有紫疱如绿豆大一个，脉滑软寸弱，此虚阳欲脱急症，处茯苓四逆汤加味：茯神30g，附子30g（先煎半小时），炮姜30g，红参20g，砂仁10g，龙骨30g，牡蛎30g，香薷10g，炙甘草15g，生姜10片，大枣10枚。3剂，嘱冷服，每次兑入童尿50mL。当时患者外孙在场，就地取材，用了他的尿。

次日电话告知：患者服药3次，见汗，神志已清，热退，烦躁也安，患者坦途。唯感腹胀，嘱余药热服，停用童尿。药尽恢复常态，继续电话沟通调理出院。

按：中医治疗急症自有传统，但多年来接手的急症不多，因为大多数人都找西医去了，不知中医治疗急症自有一套方法，疗效也非常好。

（2）非霍奇金淋巴癌：张某，男，72岁，2013年9月4日初诊：患非霍奇金淋巴癌已5年。做了几次化疗，病情平稳。末次化疗结束2天，即感乏力，嗜卧，没精神，"起不来床"，同时伴低烧已经1周，体温37.3~38℃。似觉呕恶，大便不畅。足踝发凉，眠差，时感心悸。清晨4时汗出，自觉舒服，余时无汗。舌略赤胖，脉右沉弦数寸弱，左沉滑。血常规三项均偏低。按阳虚感寒辨析，处以茯苓四逆汤加味：麻黄15g，细辛15g，附子30g，干姜15g，茯苓30g，红参10g，砂仁10g，肉苁蓉30g，炙甘草15g，生姜30g，大枣10枚。5剂。

复诊：服药次日见汗，低烧即止，已能坐起，精神转佳，心悸消失，守方调理2周，出入药物尚有茯神、淫羊藿、龙骨、牡蛎、桂心、黄芪等，情况愈来愈好，可去公园散步。

按：患者此前2次化疗后，也是隔一二天即出现症状一如本案：疲乏、起

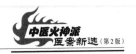
不来床、走路打晃、发烧恶寒、膝痛、咽痛、纳差、腹部不适等。通常化疗的副作用是在用药之际出现，本案副作用却是在化疗结束后一二天方才来动——"后反劲"。3次化疗后均出此状况，好在每次均以上法投治，3次皆收迅速缓解之效。足以证明中药在缓解化疗的毒副作用方面颇有功效。

5.潮热——麻黄附子细辛汤加味

史某，女，85岁。直肠癌改道术后14个月，糖尿病8年。血糖一高则发烧10余天，此次已扎滴流8天未效。午后5点开始发热，体温38℃左右，早晨则退。口渴嗜凉，有汗，尿清，便似干，畏冷，着衣4件，乏力，身懒，嗜困，舌略赤胖润，苔白垢，脉浮滑数软尺弱。白细胞15.3×10^9/L，红细胞2.8×10^{12}/L，血小板85×10^9/L。此阳虚之体，复感寒凉，处以麻黄附子细辛汤加味：麻黄10g，细辛10g，附子30g，炮姜30g，桂枝25g，红参10g，姜半夏25g，陈皮10g，肉桂10g，砂仁10g，炙甘草60g，大枣10枚，生姜10片。

服药次日发热即退。出小汗，便已不干，仍口渴，乏力，着衣3件，仍困，舌淡胖润尖略赤，苔白垢，脉浮滑数软尺弱。调方巩固，去掉麻黄、细辛：附子45g，炮姜30g，红参15g，白术30g，茯苓30g，砂仁10g，白豆蔻10g，石菖蒲20g，山楂25g，炙甘草15g。

按：潮热本指发热如潮而有定时之证，一般多指午后或夜间发热而言，方书均认为阴虚所致。郑钦安认为是阴盛所致："世人以为午后发热为阴虚，是未识阴阳消长之道也""人身真气从子时一阳发动，历丑寅卯辰巳，阳气旺极，至午未申酉戌亥，阳衰而下潜藏"。也就是说，午后至夜间子时这一时段，是阴气当令，此时发病或病情加重者，是阳虚逢到阴令，雪上加霜，故而发病或病情加重。

"一见午后、夜间发热，便云阴虚，便去滋水。推其意，以为午后属阴，即为阴虚，就不知午后、夜间正阴盛之时，并非阴虚之候。即有发热，多属阴盛隔阳于外，阳气不得潜藏，阳浮于外，故见身热""予于此证，无论夜间、午后发热烧，或面赤，或唇赤，脉空，饮滚，无神，即以白通汤治之，屡治屡效"。他并且列举了一个验案加以证明："予治一易姓妇，每日午初即面赤，发热，口渴，喜热汤，至半夜即愈，诸医概以补阴不效，予以白通汤，一服而愈。"可以看出，对于潮热的认识，无论从理论还是从临床上看，郑钦安所言都是言之有据，持之有故。

6. 烘热——潜阳丹加味

栾某，女，56 岁。2010 年 10 月 14 日初诊：膀胱癌术后 42 天。烘热汗出，颈部以上尤多，着急上火则加重，尿也发热，便秘 20 年，大便先硬后溏，足凉如冰，夜里须另加盖被子。脏躁，眠纳尚可。舌淡赤胖润苔薄黄，脉沉滑数尺弱。分析癌症术后正气受损，足凉如冰乃阳虚确凿之征，烘热汗出则系虚阳上浮所致，治宜温阳潜纳浮火，处方潜阳丹加味：砂仁 20g，龟甲 10g，附子 25g，炙甘草 50g，干姜 25g，肉桂 10g，茯苓 30g。5 剂。

复诊：各症均有减轻，时感头晕或痛，上方附子加至 45g，另加泽泻 20g，龙骨 30g，牡蛎 30g，守方调理 2 周，自觉良好。

按：《医经密旨》云："治病必求其本。本者，下为本，内为本。故上热下寒，但温其寒而热自降；表寒里热，但清其热而寒自已，然须加以反佐之药，以免格绝。"本案即上热下寒，但温其寒而热自降。方中龟甲即是反佐之药，且有介类潜纳浮阳用意。

喻嘉言谓："畜鱼千头者，必置介类于池中。不则其鱼乘雷雨而冉冉腾散，盖鱼虽潜物而性乐于动。以介类沉重下伏之物，而引鱼之潜伏不动，同气相求，理通玄奥也。故治真阳之飞腾霄越，不以龟鳖之类引之下伏不能也。"（《寓意草》）指明以牡蛎、鳖甲、海蛤粉等为代表的介类药物，善治真阳外越之证。

7. 躁热——茯苓四逆汤加味

夏某，女，73 岁。2010 年 6 月 30 日初诊：浑身躁热如冒火，午后尤甚，坐卧不安，严重影响睡眠，有汗阵发，已半个月。2 个月前因高烧住院，滴注左氧氟沙星 10 天，体温已正常。伴心悸，纳差，口和，便艰屡服泻药 1 年，畏冷，冬季足凉。心电图示 V_5~V_6、S-T 段下移，在某部队医院住院 2 次，按心脏病治疗，花好几万元未效。舌赤胖润苔根黄，脉左沉滑数软，右滑数软寸弱。此本高年正虚，复以凉药重伤其阳，阳失其守，浮越于外而见躁热不安，拟茯苓四逆汤加味回阳潜纳：附子 30g，干姜 30g，红参 10g，砂仁 10g，肉桂 10g，茯苓 30g，炙甘草 60g。3 剂。

次日电告：昨晚安睡一夜，躁热未发。原方再予 3 剂巩固。

按：此案颇有意味，病人主症乃浑身躁热，坐卧不安。虽见心悸，并非其主要困苦之处。西医只因心电图异常，即按心脏病治疗，未免隔靴搔痒，故而无效。中医治疗这种怪异发热，效果很好，原因在于中医对各种发热有着丰富

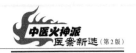
的认识和经验。

8. 足心发热——潜阳封髓丹

袁某，男，80岁。2010年1月29日初诊：足心发热如焚，午后加重，已经半年。耳聋，脉右浮滑尺弱，左弦浮寸弱，舌淡赤胖润有痕。高年阳虚，阴火从肾经下泄，处方：炙甘草60g，干姜30g，附子30g，砂仁10g，黄柏15g，龟甲10g。7剂。

复诊：服药第三天，足热即消失。再服7剂巩固。

9. 风寒头痛——麻黄汤

（1）金某，女，45岁。患者系老同学的外甥女，某个星期六打电话求诊：患者头痛1周，偏于后头较为剧烈，发热38℃多，在某医院诊断为脑血管痉挛，曾静脉滴注"刺五加"4天，未效。我让其周一到门诊找我看，她问："那现在怎么办？"意思是头痛不可忍。不得已，次日约其专门看。见她头痛如上述，伴畏冷，无汗，舌淡胖润，脉浮。询知做交通协勤工作，此必受风寒所致，麻黄汤原方即可：麻黄10g，桂枝10g，杏仁10g，甘草10g。3剂。嘱得汗后止后服。后电话告，服2剂头痛即愈。

按：此案系风寒袭表所致头痛，麻黄汤为的对之方，收效迅捷。初看似无出奇之处，细想则大有学问。

其一，伤风虽属小疾，若治之不当，尤其是失于开表，邪气滞留，内脏必受影响，功能紊乱，出现种种变症，包括本例所谓"脑血管痉挛"。若但知治其变症而不知开表，犹如关门打狗，必致内乱纷扰，久治不愈而成痼疾，所谓"伤风不醒变成痨"是也。

其二，"伤寒乃病中之第一症，而学医者之第一功夫也。"徐灵胎此话提示，体表乃人身第一道藩篱，外邪袭人先犯体表形成太阳病，乃常见之"第一症"。吴佩衡先生有一个重要观点："把好太阳关，重视少阴病。"所以把好这一关至关重要，要熟练掌握好麻黄汤、桂枝汤、大小青龙汤等太阳病常用方剂，御敌于国门之外，勿以症轻而忽视之，所谓"医者之第一功夫也"。

其三，中医有其独特的传统理论，要记住仲景十二字箴言："观其脉证，知犯何逆，随证治之。"也即"做中医的要始终跟着脉症走"，留住中医的根。像本案，如果按照"脑血管痉挛"而施以活血化瘀治法，与风寒表实证根本就文不对题，差之远矣。

（2）刘某，女，8岁。发烧4天，体温38~40℃，服用美林热退旋即复热。无汗，头痛，咽痛，曾鼻中出血，咳痰稍黄，纳差，精神尚可，尿少而黄，发烧至今未大便。舌略胖润，右脉浮滑数而软，左浮滑尺沉。诊为太阳伤寒表实证，予麻黄汤加味：麻黄10g，桂枝15g，杏仁15g，姜半夏15g，茯苓30g，甘草15g，生姜10g。常规煎药，每次服50mL，嘱2小时一服。服药1次后汗出，体温稍降。服药3次后汗出，覆被而眠，次日体温正常。停药无反复。

按：俗医一见感冒开方就是桑菊饮、银翘散等辛凉剂，若是风热感冒或可取效。关键是感冒初发，以风寒侵袭多见，自有太阳经见症可供判断，如本案发热、无汗、头痛、咽痛、舌略胖润等，明是伤寒表实证，因予麻黄汤服药3次而解。太阳为六经之藩篱，病邪侵入人体，首伤太阳。因此要"把好太阳关"，将疾病控制于萌芽初期。

10. 厥阴头痛——吴茱萸汤

（1）余在辽宁中医药大学附属第三医院时，有护士长唐某40多岁，某日找我看病。言及患头痛10余年，每当发作时头痛剧烈，甚至要到撞墙的地步，痛甚则干呕，自觉昏沉。一月发作几次，近日发作已3天。曾求治于许多名医专家，皆不见效，心情郁闷。大便不实，舌淡胖润，脉沉弦，余无异常。分析属肝胃虚寒，处吴茱萸汤治之：吴茱萸15g，红参15g，苍术25g，羌活10g，大枣10枚，生姜15片。

接方看后，她觉得才这几味药能有效吗？以前名医用药都比这多尚不见效，何况这点药呢？我说："药方对，一口汤；方不对，一水缸。你吃吃看。"没想到，她服了5剂药，头痛解除，随方10年，再未发作。

按：本案头痛虽然久治不愈，但其表现符合厥阴头痛的经文："干呕，吐涎沫，头痛者，吴茱萸汤主之。"真所谓"药方对，一口汤"是也。前医屡治不效，乃伤寒工夫不足也。

衡量一个医家的水平，有个简单而可靠的办法，不用看他药开得如何，只看他的方子药味多少。药味少者水平高，药味越多，水平越低。《洛医汇讲》有一句话说得很精彩："用方简者，其术日精；用方繁者，其术日粗。世医动辄以简为粗，以繁为精，衰矣哉。"用方繁简，即用药味数多少，确可作为衡

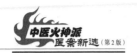
量医家水平高低的标准。我现在追求一种经典火神派的风格，用药精纯、简练，用药10味左右。一个方子若是开出二三十味来，肯定不足观。那是"大包围"，根本就不清楚病机要害在哪里。

曾见某针灸大师的关门弟子，自诩得其真传。有一次，偶然看他给人治疗腰痛，毫针扎满身体，心知其术肯定高不了，好的针灸大师往往几针就解决问题，这和用药多少是一个道理。

（2）孙某，女，43岁。2011年6月1日初诊：痛经伴经期头痛半年，以头部两侧胀痛明显。气短，乏力，眠差。白带较多，大便溏软，冬季足凉。舌胖润，脉缓滑左尺右寸弱。辨为肝经虚寒，胞宫夹瘀，吴茱萸四逆汤加味治之：

吴茱萸10g，附子30g，炮姜25g，红参10g，茯神30g，白芷10g，酸枣仁30g，砂仁10g，川芎25g，细辛5g，蔓荆子10g，怀牛膝15g，炙甘草15g。7剂。

守方调理3周，痛经、头痛消失，睡眠转佳。

按：因痛经伴有头痛，故以四逆汤合吴茱萸治之，前者扶阳，后者祛肝经虚寒。

11. 阳虚头痛——附子理中汤加味

高某，女，36岁。反复头痛10余年，与经期呈相关性，但平时也犯，精神紧张时多发。疼痛偏于两侧，头沉，连及太阳穴和目眶，上眼皮也发沉。足凉，渴喜热饮，时有胃痛（十二指肠球部溃疡5年）。舌淡赤胖润，脉缓弦。辨为脾肾阳气不足，湿气偏盛，上犯清阳之处，治以扶阳利湿，附子理中汤加味：

附子15g，炮姜15g，党参15g，苍术15g，砂仁15g，石决明30g，川芎15g，茯苓30g，炙甘草15g，生姜10片。

3剂后头痛消失，迄未复发。

按：郑钦安有"万病一元论"观点，强调万病皆因元阳受损引起："外感内伤，皆本此一元有损耳""病有万端，亦非数十条可尽，学者即在这点元气上探求盈虚出入消息，虽千万病情，亦不能出其范围""总而言之，元阳为本，诸阴阳为标。能知诸阴阳皆为元阳所化，元阳变而为诸阴阳"。

既然万病皆本元阳有损引发，那么治疗就应从扶助元阳着眼，"治之但扶其真元"，以中风为例，他说："众人皆作中风治之，专主祛风化痰不效。予经手专主先天真阳衰损，在此下手，兼看何部病情独现，用药即在此攸分。要知人之所以奉生而不死者，恃此先天一点真气耳。真气衰于何部，内邪外邪即在此处窃发。治之但扶其真元，内外两邪皆能绝灭，是不治邪而实以治邪，未治风而实以祛风，握要之法也。"也就是说，并非头痛医头，脚痛医脚，见症治症，而是"专主先天真阳衰损，在此下手"，这是火神派一个十分重要的理念。

此案除主症头痛外，见有足凉，渴喜热饮，胃痛等症，皆显脾肾阳气不足之象，因而径予附子理中汤，"治之但扶其真元"，10年头痛，竟然3剂取效，确显扶元治病的威力。

12. 三叉神经痛——麻黄附子细辛汤加味

（1）高某，男，58岁。2013年4月20日初诊：七八年前患中风，面瘫，语言謇涩。6年前开始三叉神经痛，以左侧眉棱骨、下眼睑刺痛突出，左眼裂变小，吃饭、刷牙、受风均可诱发，疼痛十几秒钟。畏冷，不易出汗。鼻发堵，时作喷嚏，嗅觉缺失。舌暗赤胖苔垢，脉滑数寸弱，右见浮象。此系阳虚感受风寒，不仅三叉神经痛，且夹有面瘫、鼻炎等症结，见症虽多，终不离阳虚感寒病机，处以麻黄附子细辛汤合牵正散加味：麻黄15g、细辛15g、附子30g、白芷15g、辛夷15g、姜蚕10g、白附子15g、川芎30g、荆芥穗15g、炙甘草15g、全蝎5g、蜈蚣1条、生姜30片。5剂。

患者久治乏效，从外省来沈阳求治，希望先少开几剂体验一下，怕无效而浪费钱财。留沈阳服药观察5天，再定取舍。服药2天即觉三叉神经痛减轻，吃饭时已无疼痛，鼻塞已通，信心大增，遂请求开药30剂携带回家治疗，前方调整如下：麻黄15g、细辛15g、附子60g、白芷15g、辛夷15g、僵蚕10g、白附子15g、川芎30g、荆芥穗15g、瓜蒌30g、红花10g、炙甘草15g、全蝎5g、蜈蚣1条、生姜30片、大枣10枚。30剂。

后电话告知，服药后三叉神经痛已止。

半年后电话又告，三叉神经痛复发，要求前方再寄30剂，再投仍效。

按：关于三叉神经痛，李可先生曾谓："纵观历年病例，约在百人之数，悉属肾阴下亏，龙雷之火上燔，无一例外。病程愈久，病机愈显。"由是倡用引火汤加味治疗，确为经验之论。但若说本病"悉属肾阴下亏，龙雷之火上燔，无一例外"，未免武断。以临床所见，该病亦可由风寒外袭引发，本人即曾遇见多例，以麻黄附子细辛汤加味治之，获效也佳，本案即是一例。

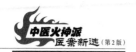

（2）王某，女，31岁。2013年10月26日初诊：左侧头痛1周，连及目眶、面颊，呈阵发性放射样疼痛，夜间多发两三次，每次约5分钟。面颊发木，左耳鸣。眠差，手足发凉，大便易泻，无汗，性急焦虑。舌暗赤胖润，脉沉滑数。从风寒入络入手，但当顾及阳虚之本，麻黄附子细辛汤加味治之：

麻黄10g，细辛10g，附子30g，白芷10g，蔓荆子15g，茯神30g，龙齿30g，磁石30g，酸枣仁30g，肉桂10g，生麦芽30g，炙甘草15g，生姜10片，大枣10枚。7剂。

复诊：头痛、三叉神经痛已止，手足发凉减轻。原方附子加至45g，另加远志15g，连用2周，三叉神经痛未再发作。

13. 痛风——姜附茯半汤加味

（1）2011年9月3日晚，余和朋友在澳大利亚布里斯班参加晚间的河节庆祝活动受寒，左膝突然疼痛肿胀，皮色未变，压痛（+++），屈伸不利，难以行走，上下楼梯尤痛。次日针灸2次，加上理疗反有加重之势，不像风湿痹证所致。忽然想起当晚曾进食西餐，吃牛排，喝红酒，宿有痛风之症，尿酸一向偏高，因想此必由痛风引发，按中痰论处，以姜附茯半汤加味投之：附子30g，生姜15g，茯苓30g，生半夏30g，枳壳10g，细辛10g，芒硝10g（烊化，得泻后停用）。因痛极难忍，4小时服药1次，一昼夜连进2剂。次日痛减大半，可以行走，又进2剂，疼痛已止。

按：痛风已是常见病。余因痛风10年，平日注意饮食清淡，不常发病。因秋水仙碱副作用大，且有伤肝肾，故一直在研究痛风的中医治疗。分析该病多发病突然，关节辛肿，符合"中痰"之证，治以姜附茯半汤加白芥子、枳壳；多累及足踝关节，属寒湿下注，方选四妙散。据此设计一方，名之为四妙姜附茯半汤。初起有表证者，加麻黄、细辛；大便不溏即加芒硝，泻后去掉。并不用虫类、活血药，治疗多例，多收捷效。本案获效还得益于日进2剂的给药频次。

（2）赵某，男，64岁。2013年5月30日初诊：痛风病5年，每因进食肥甘厚味、饮酒发作，须服秋水仙碱缓解。此次发作2天，左膝突然肿痛，艰以行走，时发抽搐。胸闷不适。舌淡胖润苔白，脉弦寸弱。即用上案自治方投之：附子30g，生姜15g，茯苓30g，生半夏30g，枳壳10g，细辛10g，苍术30g，黄柏10g，川牛膝30g，薏苡仁30g，丹参30g，檀香10g，砂仁10g，炙甘草

10g。5 剂。

药尽肿消痛止。

14. 心悸——补坎益离丹加味

（1）房颤：李某，女，72 岁。2014 年 4 月 5 日初诊：房颤一年半，心率50~100 次 / 分。几乎每天发作心悸，发时觉得心颤身也颤，眩晕，乏力，便溏，纳差，耳鸣，鼻干，眠差，后半夜睡眠差，动则汗出。舌胖润，脉沉滑，时有结代。心电图示"阵发性房颤"。前服某中医之药不效，视之，乃经方炙甘草汤。查其脉症乃系心脾肾三脏阳气不足，水湿偏盛，治当温扶心肾之阳，祛除湿气，方拟补坎益离丹扶助心阳，合真武汤温肾利水：

桂心 30g，白芍 25g，附子 30g，白术 30g，炮姜 30g，海蛤粉 30g，茯神30g，红参 10g，炙甘草 15g，龙骨 30g，牡蛎 30g，生姜 10 片，大枣 10 枚。7 剂。

复诊：心悸发作减少，余症也轻。附子加至 45g，服后感觉头痛而胀，遂减至 40g，同时出入药物尚有黄芪、肉桂、酸枣仁、砂仁、丹参等，服药 2 个月，症情稳定，偶有发作，程度也轻。

按：本例脉结代，心动悸所现之症皆属阳虚阴盛之象，前医用炙甘草汤不效势在必然，而且这种误治较为普遍，关键是这里有阴阳之异。

在有关伤寒的研究中，有一派主张"方证对应"，有是证用是方，对有证有方的条文拿来就用。如经文说："伤寒，脉结代，心动悸，炙甘草汤主之。"凡见脉结代，心动悸之证，无问其他，即可投之，称之为"方证辨证"，查仲景："察证候而罕言病理，出方剂而不言药性，准当前之象征，投药石以祛疾。"（岳美中语）确实有方证辨证的意味，乃至胡希恕先生"把辨方证称之为最高级辨证""辨证的尖端"，其他伤寒名家多有持此观点者。

编者也曾认同这个观点，但实践中发现，有效有不效者。像"伤寒，脉结代，心动悸，炙甘草汤主之"这一条文，用过经常无效。用阴阳辨诀衡量，发现这里有问题。条文系指阴血虚少导致心悸、脉结代之证，从炙甘草汤的组成以滋补阴血为主也可看出这一点。但是临床上，心阳不足，无力推动血脉亦可以造成心动悸、脉结代之证，而且比例不小，显然有阴阳之异。近代辽宁名医刘冕堂即指出："按他经也有此症（脉结代，心动悸），是阳分大虚，虚极生寒，非姜附辛热不为功，若用此药（炙甘草汤），是速其死也。"（《刘冕堂医学精粹》）说得确实有道理。

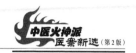

（2）辛某，男，55岁。2013年4月20日初诊：心悸，眠差1周。乏力，畏冷，尿无力，舌淡胖润，脉浮滑寸弱。心阳不足，郑钦安补坎益离丹正为此症而设，方药：附子30g，干姜20g，海蛤粉30g，桂心30g，红参10g，五灵脂10g，龙齿30g，茯神30g，酸枣仁45g，肉桂10g，炙甘草10g，生姜20片。

服药后心悸消失，眠差改善，余症均减。

按： 补坎益离丹为郑钦安所拟，主要用治心阳不足之证。组成：附子24g，桂心24g，蛤粉15g，炙甘草12g，生姜5片。

郑氏解曰："补坎益离者，补先天之火，以壮君火也。真火与君火本同一气，真火旺则君火始能旺，真火衰则君火亦即衰。方用附子、桂心之大辛大热为君，以补坎中之真阳；复取蛤粉之咸以补肾，肾得补而阳有所依，自然合一矣。况又加姜、草调中，最能交通上下。""此方功用最多，凡一切阳虚诸症，皆能奏功，不独此耳。"个人体会，治心阳不足所致心神不安、心悸等证，确为良方，所治多效。桂心补心，应该强于桂枝，只是多数药房不备此药。

（3）王某，男，59岁。猝受一个精神病人惊吓，随即心悸，胆小易惊，胸闷，正中处疼痛。呕恶，纳减。舌胖润，脉沉寸弱。惊则气馁，心气涣散，所现多为心经症状，故从心论治，郑氏补坎益离丹主之：

附子30g，桂心30g，海蛤粉25g，茯神30g，丹参30g，檀香10g，砂仁10g，龙骨30g，牡蛎30g，炙甘草15g，生姜20片，大枣10枚。7剂。

服药后，诸症均感减轻，自谓"强多了"，守方再服7剂。8个月后介绍他人来看病，告曰其病未再发作。

按： 本案惊吓表现在心脏症状为主，如心悸、胆小易惊、胸闷疼痛等，从心论治，自是正治。

15. 胃痛——五积散加附子

（1）任某，男，49岁。昨晚杂进香瓜、饺子、黏糕等食物，加之饮酒过多，半夜突然胃痛难忍，发胀，坐卧不安，痛苦不堪，因急请出诊。伴见呕恶、畏寒，小汗，不大便。舌胖润，脉滑软。曾按摩、针灸乏效。此伤于饮食，兼见外感侵袭，内外皆见寒滞，五积散当为的对之方，唯加附子方宜：麻黄10g，桂枝25g，干姜15g，白芷20g，姜半夏30g，陈皮10g，茯苓30g，苍术20g，厚朴15g，川芎15g，白芍15g，枳壳10g，附子25g，生麦芽30g，炙甘草15g。5剂，为争取迅速服药，采用免煎颗粒剂。

服药2次后症状即明显缓解，5剂服毕痊愈。3个月后因口服不慎，又发病与上次几乎相同，仍以上方收效。

按：五积散为治寒、气、食、痰、血五积偏盛之证而设，蒲辅周先生曾说，"一首五积散，房上不喊房下喊"，意思说应用颇广。编者用之多加附子，收效更捷。

（2）张某，女，9岁。10天前感冒发烧，经治疗已退。5天前食用冰块，遂呕吐，吃啥吐啥，饮食不进，腹胀不适，喜揉按。发烧37.6℃，无汗，未大便3天，尿少。曾服中药未效。精神萎靡，嗜卧床榻。舌淡胖润，脉沉滑软。此因外感余邪未尽，复伤于生冷，胃肠积滞，拟订五积散加附子：麻黄10g，桂枝尖15g，干姜10g，白芷10g，生半夏20g，陈皮10g，茯苓30g，苍术15g，厚朴10g，川芎10g，白芍10g，枳壳10g，桔梗5g，附子15g，生麦芽30g，炙甘草15g，姜、枣为引。5剂，按常规方法煎药，每次服50mL，以此体现小儿剂量，每天3次。服药2天，发烧已退，呕吐也止，可以进食，精神转佳，可以活动。继续调理。

16. 克罗恩病——附子理中汤合薏苡附子败酱散

王某，男，46岁。从事装卸工作，十分劳累，因乏力不能干活就医。血常规检查，血色素：50g/L，诊为贫血，前来求治。症见：乏力，大便溏软色黑，消瘦，手足不温，性功能减退，面色萎黄，眠纳尚可。舌淡胖润，脉左弦右浮寸弱，查大便潜血（++++）。此因过劳伤及脾肾元气，按阳虚失统，血从下泄论治，处以附子理中汤合薏苡附子败酱散加味，同时嘱其进一步深入检查。处方：

附子25g，炮姜30g，生晒参20g，苍术25g，白术25g，败酱10g，黄芪50g，当归15g，薏苡仁50g，肉桂15g，仙鹤草30g，白及20g，炙甘草10g。水煎服。

上方出入服用15剂，便血消失，便色转黄。其时在某医院经CT、大肠镜、钡透等检查，诊为克罗恩病。患者意欲手术，期望一劳永逸，医院认为无法手术，服西药乏效，无奈仍求中医治疗。现症：大便溏软，肠鸣，矢气多，时觉气往上顶，乏力已减，血色素有所增加，舌淡胖润，脉弦滑而软，寸尺沉弱。分析本证，终系劳倦伤及脾肾，阳气亏损，血失统摄，久则导致贫血，同时水湿偏盛，

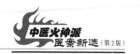
夹有气滞，仍拟理中汤合薏苡附子败酱散加味处治，考虑慢性病须长期服药，改汤为散，方便久服。处方如下：

附子60g，炮姜60g，生晒参60g，苍术30g，白术30g，茯苓30g，黄芪60g，当归15g，仙鹤草30g，薏苡仁90g，败酱10g，补骨脂30g，肉苁蓉30g，肉桂20g，白芍30g，木香10g，砂仁10g，炙甘草10g。5剂，打粉为末，过100目筛，每天服3次，每次服6~10g，饭前温水送服。嘱忌食生冷、辛辣之物，节制房事。

一料服完，以上方为主调整再服，出入药物有红参、淫羊藿、菟丝子、吴茱萸、山药、赤石脂、枳壳、厚朴等，间断服药一年半，痼疾终获显效，乏力恢复，血色素达112g/L，除性功能减退外各症若失，能从事轻体力劳动，今已7年矣。

按：克罗恩病乃肠道尤其是小肠病变，公认为疑难病症。由于肠道节段性炎症、溃疡，常常此伏彼起，迁延不愈，手术可以切除发病肠段，但继发病灶怎么办？莫非真要给肚皮按个拉链？

其实，像克罗恩病、线粒体脑肌病之类疑难病症西医基本上没办法，遑论治愈了。中医却有可能治好，景岳说："医不贵于能愈病，而贵于能愈难病；病不贵于能延医，而贵于能延真医。"言之有理。当然"治慢性病要有方有守"，像本案服药一年半方收良效，性急不行。

17. 慢性肾盂肾炎——真武汤加麻黄

楚某，女，41岁。慢性肾盂肾炎2年，反复尿路感染，尿中夹血，高度浮肿，伴有胸水、腹水，体重130kg（身高1.60m），行走不便，需坐轮椅，病已5个月。笔者赴诊：症状如前，腹胀，胸部憋闷，气短，身冷，尿少色淡黄，灼热，尿后余沥。无汗，纳可。舌淡红胖润，苔薄黄，脉沉滑寸弱右尺浮。尿检：红细胞（+++），蛋白（+++），白细胞（+++）。某医院教授处方八正散加银翘、蒲公英、紫花地丁屡服不效，水肿日渐加重。诊为阳虚夹表，处以真武汤加麻黄等：麻黄15g，附子30g，炮姜30g，苍术30g，茯苓30g，泽泻30g，猪苓30g，桂枝30g，淫羊藿30g，砂仁10g，黄柏10g，炙甘草10g，生姜30片。5剂。

复诊：服药次日尿量增加，达3000mL，5天间体重减轻20kg，已见汗。腹胀、气短均减，自觉身体转暖。药已见效，前方稍作调整：麻黄减为10g，附子增至45g，另加黄芪45g，再予7剂。

三诊：保持日尿量 3000mL 以上，体重已减轻 43kg，余症均有好转，自己步行前来，病态已无，恢复工作。

按：此案原本一派阳虚湿盛之证，前医囿于西医肾盂肾炎、尿路感染的诊断，惑于尿检中红细胞（+++）、白细胞（+++）的报告，盲目对号入座，认为湿热为患，以淋证论处，予以八正散加银翘、蒲公英、紫花地丁清热通淋，南其辕北其辙，寒凉重伤其阳，乃至水肿日渐增加至严重地步，说到底是中医西化的毛病在作怪。改予温阳利水，见效之速，出乎意料。

18. 糖尿病——附子理中汤加味

程某，女，11 岁，小学生。2011 年 1 月 13 日初诊：咳嗽 2 个月不愈，咽痒，鼻塞，咳嗽，无痰，但流清涕。在某中医学院住院，服养阴清肺汤迄今不效。昨日验血糖：空腹 16.2mmol/L，餐后 19mmol/L。便、纳均可，无汗，不乏力，足凉，形胖。舌淡胖润苔薄黄，脉沉滑。诊为寒饮咳嗽，处方小青龙汤加附子等：麻黄 10g，细辛 10g，炮姜 25g，桂枝 20g，白芍 15g，附子 25g，法半夏 25g，五味子 10g，紫苏 10g，防风 10g，甘草 10g。7 剂。

复诊：咳嗽显减，鼻涕黄而多，血糖 9.8mmol/L，足凉消失。上方适当调整，再进。

三诊：咳嗽已止，黄涕显减，时鼻塞，血糖 8.8mmol/L，舌淡胖润，苔薄，脉沉滑。调方附子理中汤加味：红参 10g，附子 25g，苍术 20g，茯苓 30g，姜半夏 20g，陈皮 10g，炮姜 20g，天花粉 30g，炙甘草 10g，生姜 10 片。

4 月 25 日：诸症消失，血糖 5.8mmol/L，上方调整，再进 7 剂。

按：有 4 类西医常见病，容易误判阴阳，认阴证为阳证，即高血压、糖尿病、肿瘤、各种慢性炎症（如慢性肝炎、慢性前列腺炎、慢性肾炎等），其源概出于中医西化。诚然不是说这些病都是阳虚使然，只不过强调要用阴阳辨诀来判定，辨证只求其与脉证相合，不必受制于检验指标；治疗只求其与阴阳相合，不必拘泥于病名。

19. 糖尿病——真武汤加味

白某，男，35 岁。2017 年 10 月 26 日初诊：糖尿病多饮多尿 3 年，头晕，口微干，乏力，眠可，纳差，便溏，尿夹沫，平日空腹血糖 7~10.8mmol/L，体型微胖。舌胖润，脉左沉滑尺弱，右弦滑寸弱。曾服前医凉药加重。处以真

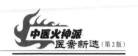

武汤加味治之：附子30g，白术30g，茯苓30g，白芍15g，生麦芽30g，红参10g，炙甘草15g，炮姜30g，生姜10g，7剂。

11月7日复诊：头晕消失，腹部略胀，便黏。空腹血糖6.6mmol/L。舌同前。前方加丁香10g，7剂。

三诊：便已不黏。入冬大腿外侧寒凉，腹部亦凉，轻微咳嗽。舌胖润，脉沉滑寸弱。空腹血糖6.1mmol/L，上方去炮姜加干姜15g，麻黄10g，7剂。

四诊：身体已不再寒凉，空腹血糖5.7mmol/L。稍咳，咽部略有堵感，黏痰。舌胖润，脉沉滑。前方白术增至45g，去干姜加山药30g，炮姜30g。7剂。

12月7日五诊：诸症显减或消失，唯仍有痰，背略痛。空腹血糖4.7mmol/L，上方去麻黄加羌活10g。7剂。

按：患者血糖虽高，一直坚持不服西药，纯以中医药治疗，不仅症状缓解，且血糖逐渐下降至正常。

20.血尿——潜阳封髓丹加味

（1）伊某，女，61岁。9年前患隐匿型肾炎经治已愈。4个月前开始尿血，迭治乏效，苦恼至极。其外甥系余朋友，怜爱姨妈而介绍来诊。现症：肉眼血尿，腰膂酸胀发木，低烧37℃，时有烘热，头胀，汗出，口苦不渴，舌淡稍胖润，脉滑无力。既往甲亢20年，用西药控制。查以往用药，无非清热凉血止血之品，致令患者便溏。观其舌淡稍胖润，脉滑无力，兼以口不渴，已属阴象。真气上浮而现轰热、头胀、口苦等症，俱属头面阴火；其低烧、汗出，乃属虚阳外越；血尿则属阳虚不能统摄阴血所致。综合分析，此证总属阳虚阴盛引起，不可被头面阴火所惑。治以温阳固摄，方用潜阳封髓丹加味：

附子15g，砂仁15g，黄柏10g，炙甘草10g，炮姜25g，肉桂10g，薏苡仁30g，白术15g，川断30g，茯苓25g。

3剂后，血尿消失，镜检尿中红细胞4~5个，体温正常，口苦消失，烘热减少。继续加减调理月余，镜检尿中红细胞1~3个，余症若失。

按：本案是我学习火神派不久，用温阳法接治的第一个血症病例，因无经验，附子仅用15g。但是，这个尿血4个月，中西医迭治乏效的患者，3剂即大见成效，疗效之速实出意料，益发坚定了对火神派的信心。以前治血证包括血尿多从火热或阴虚着眼，回顾疗效并不理想，不巩固。一般认为，血证由实火或阴虚引发者多见，"举世宗之而不疑，群医信之而不察"。我也是这样

学的。掌握火神派理论以后，凡病以阴阳辨诀判认，发现确如以郑氏所论，实火引起的血证少见，阳虚引起的血证多发，"十居八九"。

此案不用龟甲者，以其价昂，似未影响疗效，下案也同。

（2）邹某，女，47岁，2009年4月10日初诊：肾盂肾炎20年，反复血尿，尿涩而痛，尿检：潜血（++++），常吃阿莫西林消炎药。小腹两侧也痛，原有附件炎，白带呈豆渣状，经血色红量大，呕恶、眩晕，手足凉，畏冷，无汗，口疮反复发作。脉右弦尺弱，左滑寸弱尺沉。此属阳虚失于统血，常服消炎药更伤阳气，虚阳上浮故见口疮发作。治以温阳潜摄，潜阳封髓丹加味处之：

砂仁20g，附子30g，黄柏20g，炙甘草15g，牛膝30g，乳香5g，炮姜30g，血余炭30g，知母10g，肉桂10g，茯苓30g，淫羊藿25g，丁香10g，茜草20g。7剂。

复诊：血尿减轻，涩痛消失，继服7剂，血尿消失，余症也减，前方出入，巩固疗效。

21. 重症肌无力——真武汤加味

（1）原某，女，47岁，赤峰市人。2011年5月17日初诊：由赤峰市某中医院任主任电话求治：3年前曾做胸腺瘤切除术。渐发全身乏力，四肢软瘫，不能起坐，抓握无力，右下肢僵硬不适，至腹部有规律性抽动，昼夜不停，以致夜不能寐。言语不利（不能与人准确交流），纳食一般，舌淡胖，脉沉细。西医诊断：①线粒体脑肌病。②症状性癫痫。③重症肌无力。在京城各大医院治遍，花钱殆尽，毫无寸效，最后推出不治。揣摩病情，处方以真武汤加味：

附子30g，白术30g，生姜30g，白芍30g，麻黄10g，细辛10g，淫羊藿30g，茯苓30g，生龙骨30g，生牡蛎30g。5剂水煎服，每天1剂。此后一直电话沟通。

二诊：服药2剂后，患者右下肢症状缓解明显，5剂后右下肢至腹部抽动幅度明显减少，频率减慢，夜寐好转，已不用每晚肌注安定剂。上方附子增为60g，白芍增为45g，继服5剂。

三诊：右下肢至腹部抽动基本消失，双手抓握有力，失眠症状好转，唯下肢仍时有不适。上方附子改为90g，加吴茱萸30g，继服5剂。

四诊：右下肢至腹部抽动消失，已能自行坐起，自行吃饭，能与人正常交流，

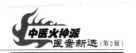

纳寐良好，能站立约 20 分钟。上方附子改为 100g，10 剂。

五诊：服用 3 剂后已能行走，饮食自行料理。5 剂后，能收拾室内卫生，到楼道行走，10 剂后患者精神状态日渐好转，生活能基本自理。

处方：附子 100g，白术 30g，白芍 45g，麻黄 10g，细辛 10g，淫羊藿 30g，茯苓 30g，吴茱萸 15g，红参 10g，石菖蒲 20g，远志 10g，天麻 30g，全蝎 5g，生姜 30 片。7 剂。

2011 年 7 月 20 日：下肢抽动未再发作，能行走 100m，生活可自理，亲自到沈阳找我看病，系第一次看到患者本人。精神可以，唯认知有时迟钝，仍感乏力，易疲倦。舌淡胖，脉沉滑软。处方：

附子 120g，黄芪 30g，桂枝 30g，白术 30g，白芍 30g，淫羊藿 30g，茯苓 30g，吴茱萸 15g，红参 10g，石菖蒲 20g，远志 10g，天麻 30g，全蝎 5g，生姜 45 片，大枣 10 枚。

2013 年 8 月，余应邀赴赤峰出诊，顺便到该患家中随访，已如常人。

按：本案西医诊断"线粒体脑肌病"，任主任没见过，不知从何下手，且病情确实严重。遂打电话给我，说有个疑难病，介绍给我看。考虑到患者行走不便，我说，你先说说病情。听了介绍后，断为阳虚夹表，我说这病你就可以治，我出方，你记录。如果无效，再请她过来不迟。就这样一路治疗下来。

坦率说，我不仅不知道线粒体脑肌病是什么病，而且到现在都未查资料，我凭的是中医脉证，不是西医的诊断，不会跟着它跑。已故名医谢海洲先生说："勿为病名所惑，切记辨证论治。症无大小，均需辨证才可施治；病有难易，亦唯辨证方能收功。临证之时，切勿为西医病名所惑……辨证论治四字，足矣。"说到底，要留住中医的根。

（2）孙某，女，26 岁，赤峰市人。2013 年 11 月 30 日由北京直接用救护车拉来沈阳求治。9 月出现腹痛，呕吐七八天，浑身肌肉疼痛，经治疗缓解。10 月中旬再度发作，伴呼吸困难，也已缓解。本次发病 25 天，膝以上、脐以下麻木刺痛，渐至全身麻木，瘫软无力，不能动弹已半月，仅手足指趾微动。双膝跳痛刺痛，止痛药乏效，饮水发呛，纳差，大便艰涩，尿色黄，眠差，夜里发热，汗出，平素畏冷。舌淡胖润，脉浮弦尺弱。经北京多家大医院收治，诊为"周围神经病，间歇性周围神经炎，血卟啉病"。屡经治疗无效，动员出院而来沈。

询知在北京谋生数年，居所寒湿，浸染肌肤，阻滞经络，阳气受伐，脾肾致损，治拟温阳解表，脾肾两补，兼化寒湿，选麻黄附子细辛汤、真武汤加味，携药回赤峰调养，嘱配合灸关元、中脘、气海穴。处方：

麻黄15g，细辛15g，附子45g，红参20g，五灵脂15g，茯苓30g，白术30g，干姜30g，川牛膝30g，肉苁蓉30g，淫羊藿30g，砂仁10g，生麦芽30g，黄芪30g，桂枝30g，白芍20g，炙甘草15g，生姜15片，大枣10枚。7剂。

此后电话沟通由任素玉主任治疗。服药1周后无进展，知病重药轻，前方附子加至75g，黄芪加至60g，再予7剂。

三诊，全身麻木减轻，膝痛也轻，大便偏干。上方调整，附子加至120g，黄芪加至90g，出入药物尚有当归、生半夏、菟丝子、枸杞子、桂枝、白豆蔻等，服药3个月病情渐有起色，全身麻木疼痛消失，经人搀扶可以行走，大便、睡眠改善。

2014年5月，余赴赤峰出诊，见患者已可行走1km，在家调养，疏李可固本复元散长服。

2019年4月，其父母来沈阳找我看病，言及患者完全正常，目前在呼和浩特市工作。

按：景岳说："医不贵于能愈病，而贵于能愈难病。"此案是迄今为止所治最重的病例，患者在京城遍求各大医院，均无寸功。当时也是抱着试治的心情处方，没想到效果这么好。能够愈此难病，主要仗恃的还是火神派理路。

对于运动神经元病这类疑难病症，我主张还是要辨证论治，阴阳辨诀，具体情况具体分析，不宜先设定一个方子。上案原某的"线粒体脑肌病"也是运动神经元病，同样不是也治好了吗？

22. 重症肌无力——附子理中汤加味

喻某，男，50岁。半年前做胸腺瘤切除手术，术后服用大剂量泼尼松类激素。现行走无力，只能行走10分钟，右手发抖，口中黏痰多，吞咽无力，心悸，胸闷气喘，动则尤甚，自汗。舌淡赤胖润，脉沉无力寸弱。西医诊为重症肌无力。据云服黄芪则头晕。辨为阳气受损，脾肾不足，拟附子理中汤加味：

附子15g，干姜15g，白参20g，白术15g，白芍15g，桂枝15g，龙骨30g，牡蛎30g，茯神30g，炙甘草10g，生姜10片，大枣10枚。3剂后吐痰较多，自觉咽部松快，余无改进。前方加丹参30g，檀香10g，砂仁10g，5剂后，

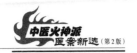

胸闷气喘减轻，乏力、眠差也好转。病势进入坦途，前方加减调理月余，各症基本消失，自觉精神、体力增旺，能够行走1小时。

按： 重症肌无力之病，许多名医倡用大剂量黄芪，甚则几百克投用，几成定论。本案患者自"云服黄芪则头晕"，谨慎起见，不用黄芪，竟然也收佳绩，在善于运筹罢了。余曾治疗胸腺瘤切除手术后病例八九个，均出现如本案之重症肌无力症状，用本法治疗多可取效。此种手术令人不无疑虑。

23. 肿瘤——四逆汤合六君子汤

（1）**肺癌：** 丁某，男，53岁。2009年11月10日初诊：左肺下叶小细胞肺癌半个月，化疗1次。现呕恶，食不消化，咳嗽，无痰，咽痛，乏力，不大便，舌淡紫胖润有痕，脉弦浮右尺弱。辨证为脾肾阳气亏损，肺有痰积，益气扶正为主，兼化痰积，四逆汤合六君子汤出入：

党参30g，茯苓30g，苍术25g，炙甘草15g，生半夏25g，陈皮10g，川朴15g，麦芽30g，附子30g，炮姜20g，丁香10g，大黄10g，麻黄10g，细辛5g。10剂。

复诊： 呕恶消失，乏力轻减，舌干。守方调理，其间化疗6次，放疗28次，服用中药60剂，各症平伏。至2011年6月14日来诊，存活已经一年半，自觉精神很好，纳眠均佳，后无音信。

按： 肿瘤已是常见病、多发病，更属于疑难病，其辨治大有争议。大多数医家包括著名专家都认为肿瘤是热毒之症，癌细胞等同于热毒，用药不离白花蛇舌草、半枝莲之类寒凉解毒之品，其疗效不尽如人意，这是目前肿瘤治疗现状。如果以阴阳辨诀为指导，不难看出，大多数患者的病机属于阳虚阴盛。即如本例，舌淡紫胖润有痕，右尺脉弱，显系阴证。因其系小细胞肺癌，对化疗较为敏感，故攻癌任务由化疗担当。中医着眼于扶正为主，调整由化疗引起的种种副作用，这里有个名堂，即减毒增效——减轻化疗的毒副作用，增加化疗效果。

肿瘤误伤于凉药而不治的病例编者见过许多，有两例印象深刻。曾治邻居吕某患小细胞肺癌，2008年开始求治，即用扶阳方药治法，配合化疗，患者活得挺好，历时3年，同期几个病友全死了，唯独她一人"硕果仅存"。其主治医师每次化疗之后，都让她"快找你的中医吃中药去"。后其女儿在北京找某中医院肿瘤专家，开的是"肺癌颗粒"等药，吃药2个月，腹泻，呼吸越来越困难，最后亡故。揣摩"肺癌颗粒"等无非清肺养阴，解毒抗癌为法，凉药肆虐，用治阴证肺癌，雪上加霜，不死何待？

又治兄长的一个朋友，也患肺癌，拒绝了手术、化疗，经编者断续服用中药2年，虽说未能治愈，但病情尚属平稳，仅有咳喘时轻时重。后又转求于某中医学院教授，用药无非白花蛇舌草、半枝莲之类所谓的抗癌药，家属还曾提醒："听张主任说，我们这病不能用凉药。"该教授信口说道："没事。"结果服药5剂，病情即急转直下，咳喘大作，再找编者治疗，竭尽全力也未能挽回性命。想其患病之初，竟能拒绝手术、化疗，专心求治于中医，也算是有主意的人了。遗憾的是，躲得明枪，躲不过暗箭，最后还是死于凉药。

（2）肺癌：陶某，男，65岁。2010年12月16日初诊：左肺中心型鳞癌6.6cm×4.4cm，病已1个月，胸闷，咳嗽夹血，痰白黏，无汗，乏力，畏冷，手足凉。舌淡胖有痕苔黄润，脉滑数软寸弱，拟行化疗。证属阳气亏损，肺有痰积，拟四逆汤合六君子汤加味，处方：红参15g，茯苓30g，苍术30g，炙甘草10g，半夏30g，陈皮10g，炮姜30g，桂枝20g，麻黄15g，细辛10g，附子30g，蜈蚣2条，蜂房10g，砂仁10g，莱菔子20g，薏苡仁40g。7剂。

复诊：咳嗽减轻，咳血、畏冷消失，胸闷也减。上方附子增至60g，蜈蚣增至4条，另加黄芪45g，五灵脂15g，再服7剂。咳嗽、咳血、胸闷等症基本未发。其间曾予化疗，症情稳定。

以上方出入，服用半年多，2011年6月20日复诊：患者自觉"特别好""自从服药后，与病前差不多"。随访2年一直平稳。

按：中医药治癌自有优势，毒副作用少，与化疗、放疗相比尤其稳妥，只要对证治疗，就会有效。而化、放疗则不能这么说，所谓"杀敌一千，自损八百"，很多人可能未死于病，而死于化、放疗，这种悲剧屡见不鲜。

（3）胃癌：罗某，男，77岁，原某设计院院长。胃癌术后2年。近期能食化艰，腹胀，时有噎塞感，食后恶心呕吐，口和，手足不温，畏凉，尿清，便溏不畅，舌、唇疮迭起。曾经黑便，贫血，血红蛋白77g/L。舌淡润，脉沉滑。

此属胃癌术后复发，脾肾阳气已亏，治当攻补兼施，拟四逆汤合六君子汤加味：附子15g，炮姜15g，党参15g，茯苓25g，白术15g，半夏15g，陈皮10g，吴茱萸10g，黄芪30g，当归15g，牵牛子20g，槟榔20g，桃仁10g，红花10g，枳壳10g，川朴10g，砂仁10g，鸡内金10g，蜈蚣2条，炙甘草15g，

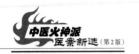

大枣 10 枚，生姜 10 片。

10 剂药后，噎、呕症状均消失，纳增、足凉、畏寒显减，继续调理，症情平稳，纳食起居正常。1 年后死于胸部动脉瘤突然破裂。

24. 肿瘤——加味异功散

（1）胆管癌：程某，女，69 岁，2014 年 3 月 21 日初诊：自述腹胀，右胁下痛，纳差，便溏便急，乏力，小便橘黄色，全身黄染，面晦无泽。肝功化验：转氨酶略高。腹部彩超示：肝内胆管异常实质性回声，性质待查，考虑胆管癌。磁共振检查提示：①考虑肝门区占位，肝内胆管扩张。②肝内多发低密度结节，不除外转移瘤。③腹腔多发肿大淋巴结。④右肝管结石。⑤脾大，脾低密度结节。赤峰学院附属医院建议保守治疗，没有手术必要。遂请中医治疗，拟加味异功散：红参 15g，五灵脂 15g，茯苓 30g，生半夏 30g，茵陈 30g，白术 30g，姜黄 25g，郁金 20g，丁香 10g，附子 45g，柴胡 15g，生麦芽 30g，炮姜 30g，淫羊藿 30g，麻黄 10g，炙甘草 15g。水煎服，每天 1 剂，早晚分服。

4 月 19 日：诸症明显好转，全身黄染渐消，腹胀消失，纳差改善，便急消失，夜尿减少。上方将附子增至 60g，加黄芪 30g，黄精 30g。

5 月 19 日：患者外感后出现身热，纳差，恶心呕吐，腹胀如鼓，动则心悸气短，双下肢中度水肿，少寐，大便次数多而急迫。全身黄染再现，住院治疗，恶心呕吐好转，其他症状无改善。腹部彩超示：肝右叶可见大小为 5.6cm×5.1cm 实性占位，性质待定。肝内胆管内偏强回声，大者为 1.3cm×0.7cm。

处方：红参 15g，五灵脂 15g，茯苓 30g，生半夏 30g，苍术 30g，白术 30g，青皮 10g，陈皮 10g，姜黄 20g，茵陈 30g，丁香 10g，郁金 20g，柴胡 15g，薄荷 10g，附子 75g，炮姜 30g，黄精 30g，牡蛎 30g，蜈蚣 2 条，炙甘草 15g，生姜 20 片，大枣 10 枚。诸症向好，平稳。此种重病，不发展，平稳就是佳绩。

6 月 1 日：因外感高热，体温高达 39.2℃，时有大汗淋漓，用抗生素及各种退烧药、物理降温等皆无效，拟桂枝汤加味：桂枝 25g，白芍 25g，炙甘草 25g，茵陈 25g，红参 10g，五灵脂 10g，附子 30g，茯苓 30g，生姜 10g，大枣 10 枚。水煎服，每天 1 剂，早晚分服。上方服用 3 剂后，热退，改服初诊方。

2014 年 6 月 9 日：胃胀及乏力好转，上方加肉桂 10g，赤石脂 30g。至 7 月 6 日，各症状均有缓解，唯眼皮发沉，舌淡胖，脉沉弦，上方稍作调整，隔日 1 剂，早晚分服。诸症继续向好，平稳。

10 月 21 日：腹部彩超示：肝右位实性占位基本消失，肝内胆管扩张，其内可见多个弱回声，较大为 1.5cm×0.7cm。胆总管内径正常。

2019 年 5 月回访，患者基本恢复正常，胜任家务。

按：加味异功散为方药中教授所拟，系在异功散基础上加味而成：党参 15g，苍术 10g，白术 10g，茯苓 30g，甘草 6g，青皮 10g，陈皮 10g，黄精 20g，当归 12g，焦山楂 10g，神曲 10g，丹参 30g，鸡血藤 30g，柴胡 10g，姜黄 10g，郁金 10g，薄荷 3g。

功能健脾和胃，养肝疏肝。适应证：迁延性肝炎、慢性肝炎、肝硬化、肝癌等病，辨证为脾胃气虚肝乘，气滞血瘀者。编者用以移治肝、胆、胰腺等癌肿，收效理想，但一般必加附子。

编者一向推崇用药简练，唯独对于恶性肿瘤，用药难免偏多，概因此病症情复杂，正虚邪实，多脏器受累，所谓"杂合之病，须用杂合之药治之（何梦瑶语）。"曹仁伯说："每遇病机丛杂，治此碍彼，他人莫能措手者，必细意研求，或于一方中变化而损益之，或合数方为一方而融贯之。"但要注意多而不乱，分清主次，"有制之师不在多，无制之师少也乱"。

（2）肝癌：陈某，女，39 岁，教师。2011 年 11 月 14 日，反复呕血，后转至某医院治疗 1 周脱险。检查结果：慢性乙型肝炎，肝硬化失代偿期，肝硬化引起上消化道及胃底静脉曲张破裂出血。2011 年 12 月至 2013 年 8 月原病 3 次复发，均急救脱险。检查结果：①原发性肝癌。②门静脉高压症。③失血性贫血重度。④甲状腺功能减退症。发病至今，一直接受西医治疗。

2013 年 9 月 21 日就诊：神差乏力，面色萎黄，唇淡，牙龈时出血，咯痰时多，肢凉。眠纳较差，厌油，时欲吐，便溏，小便可。月经提前 10 天左右，量少色暗，痛经轻微。脉紧弱，舌淡红苔淡白润。辨证：气血两亏，脾肾阳虚，兼痰、湿、瘀、寒、郁热，蕴结中焦。身体明显虚弱，决不可用峻药攻伐，唯有培补中土，固扶宗气，才是最佳方案。拟砂半理中汤加减，守方服用 64 剂，出入药有藿香、生麦芽、鸡内金、佛手、郁金、木香、黄芩、茵陈、黄柏、丹参、大黄、当归、黄芪等。制附子由 10g 递增到 30g。服药调治 3 个月，身体不适症状均获得改善。

继续调治 7 个月，用方附子理中汤合潜阳丹加味。守方服用 109 剂，出入药尚有桂枝尖、肉桂、茯苓、白芍、三七、鳖甲、木香、生龙骨、生牡蛎、黄精、当归、黄芪、仙鹤草、血余炭等。制附子由 30g 递增到 60g，收到佳效。

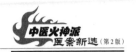

2014年7月中旬,弟子黄某与患者同去沈阳到张存悌所在的门诊部,望、闻、问、切后处方加味异功散:红参15g,五灵脂15g,炮姜30g,茯苓30g,白术30g,陈皮15g,黄精30g,姜黄20g,郁金15g,柴胡10g,薄荷10g,制附子45g,吴茱萸10g,蜈蚣2条,牡蛎30g,生麦芽30g,生半夏20g,砂仁10g,炙甘草15g,大枣20枚,生姜15片。5剂,水煎服,1剂服2天。

上方服至10月14日,主方不变,随症加减。经5次调方,服药3个月,病情获得很好改善。如感冒另加麻黄10g,辽细辛10g;头痛加川芎15g,头痛不显后去掉;肝区隐痛加重,加三七10g,川楝子10g;牙龈出血增多,心惊胆怯,加血余炭30g,桂枝尖30g,生龙骨30g,制附子改成60g。

继守前方,稍作加减。10月21日复诊:晨起现鼻塞,咯黄色稠痰,头昏闷痛,颈项强痛,疲乏。牙龈出血量多,时肝区隐痛,眠纳差,夜间项部出汗多,胃里现火辣感,大便不成形,小便可。脉紧微缓,苔薄润舌尖红。因无法接通老师电话,由黄某处方,用附子理中汤合潜阳封随丹加味:制附子60g,红参15g,白术20g,炮黑姜30g,桂枝尖25g,茯神30g,制龟板15g,砂仁15g,生黄柏15g,佛手片15g,紫丹参30g,仙鹤草40g,血余炭20g,生半夏20g,防风15g,淫羊藿20g,炙甘草30g,生姜60g。6剂,水煎服。

此后守方调治,12月13日复诊:面色萎黄,疲乏,眠纳一般,饭后胃脘闷胀并欲吐,时牙龈出血量少,大便不成形,小便可。考虑患者虚弱,如用重剂治疗,脾胃不能纳受,方用附子理中汤加味:制附子30g,红参20g,炒苍术15g,炮黑姜20g,三七粉10g,紫苏梗15g,广藿香15g,炙甘草10g,6剂。此后一直守方调理,随症出入。

2015年3月1日区医院检查:全身皮肤及巩膜无黄染,未见肝掌及蜘蛛痣,心肺未见异常,腹平软,无压痛,肝肋下未及,脾于肋下3cm扪及,表面光滑。彩超提示:①肝硬化,脾大,门脉高压。②胆囊壁水肿。③原有肝癌未发现。心理压力减轻很多,继续服中药调治,仍用附子理中汤合潜阳丹为主调治。近两年身体状况较好,已上班工作,还在间歇服药,至今已存活5年10个月。

按:本案师徒二人合力救治,症状得以缓解,最后"原有肝癌未发现",且"已上班工作",存活5年10个月,应该算是成功案例。

(3)胰腺癌:韩某,男,88岁。外地住院患者。2017年正月十五因肠梗阻发烧入院,经治疗缓解。此后1个月内曾两次发烧入院。检查腋下淋巴结肿大，微量元素免疫指标有异常，其他指标未见异常。转至某医大附属医院诊治，B 超显示：胰体实质性占位，胰周淋巴肿大，胸腹腔少量积液。PET 显示：胰体软组织团块病变，量不均匀，考虑为胰腺癌。胸骨剑突、胰周间隙、腹腔间隙有多个淋巴结肿大，左腹部疼痛。心律不齐，房颤（安有起搏器）。胸水严重，轻微腹水。大便细软。既往糖尿病 20 余年。曾邀某中医药大学中医治疗，服 1 周西黄丸，出现便血、呕逆、纳差、嗜睡、疲乏无神，半昧半醒。目前以西药赛莱昔布控制，停药则反复发烧。舌淡胖润苔略垢，脉左沉滑弦，右弦细寸关有浮象，偶有早搏。

前医处方：西洋参 60g，制黄芪 80g，沙参 60g，生地 30g，麦门冬 30g，五味子 10g，青蒿 15g，龟板 30g，地骨皮 30g，白花蛇舌草 40g，土茯苓 60g，生石膏 60g，知母 15g，焦三仙 30g，当归 20g，黄芩 30g，赤芍 30g，怀牛膝 30g。

服药月余，精神萎靡，无力。纳差，无食欲，腹胀，略有腹痛。便血，大便不成形。下午觉得燥热，踢被子，脱衣服，面赤。脉右弦滑寸弱，左脉弦滑，舌质略红胖润。

2017 年 9 月 11 日由弟子傅勇初诊：辨为脾胃气虚，木乘克土，阳气虚损，先经诊治 3 次，处方加味异功散加附子等，计服 12 剂。

复诊：精神明显好转，已能坐起，可见言笑。排便后腹胀明显改善，自述想吃红烧鱼。问及哪里还难受，清楚回答"没哪儿难受的"，声音还挺洪亮。恰逢"九一八"纪念日，开玩笑道："等你病好了一定要打回东北老家去。"患者哈哈大笑，并敬了一个标准的军礼。

9 月 24 日由编者亲诊：精神尚好，未再发烧，午后面赤消失，腹部凉不舒服，但不痛不胀，进食少，3 天未排便，尿多色淡。白细胞由之前 30×10^9/L 减至 4×10^9/L。口和，呃逆。舌暗赤胖苔垢，脉左弦浮尺沉，右弦浮尺沉，似有数象。

据情同意胰腺癌诊断，此前诊治 3 次已见显效，如精神好转，未再发烧，白细胞由 30×10^9/L 减至 4×10^9/L，胸水明显减少，其他化验均趋正常。效不更方，处方：红参 25g，五灵脂 15g，茯苓 45g，白术 30g，生半夏 30g，砂仁 15g，丁香 10g，郁金 20g，柴胡 10g，姜黄 25g，薄荷 10g，附子 45g，炮姜 30g，生麦芽 45g，泽泻 30g，龙骨 30g，牡蛎 30g，白芍 15g，黄精 30g，炙甘草 15g，姜、枣引。7 剂。计又服药 21 剂，附子增至 75g，白术增至 75g，患者病情平稳已

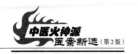

经40余天，此后因故失联。

按：本案前医用药西洋参60g，生地30g，白花蛇舌草40g，生石膏60g，黄芩30g等一派苦寒大剂，致脾肾阳气大衰，精神萎靡，无力，纳差，腹胀，便血等，甚至有阳气外浮之象，如午后燥热、面赤、踢被子等。照此治下去，恐致阳脱而亡。改以温通法，以加味异功散加附子等，温补脾肾，兼以疏肝，摒弃一切寒凉抗癌套药，衰颓病势得以扭转，症情明显好转，趋于平稳，连病房医生也纳闷："也没用什么特别方法，怎么就好起来了呢？"不知道患者在服中药。说明辨证正确，治疗有效，后来失联，遗为憾事。

以阴阳两纲判断，不难看出大多数肿瘤病机属于阳虚阴盛，本案即是例证。

李可先生认为：肿瘤系"寒湿为患，十占八九。损伤人体阳气者，寒湿之邪最重，阳气受损则易形成阴证。因此，肿瘤患者除肿瘤本身表现出的诸多症状以外，多数表现为口不渴，或渴不欲饮，或喜热饮，手足厥冷，小便清长，大便溏，舌色淡或暗紫，舌体胖大，苔白腻而润，脉沉细或紧硬等一派阳虚阴盛之象。有的肿瘤患者有口渴烦热、恶热、喜凉饮食、持续高热或低热不退等热象，此为假热或为标热，不能把它作为辨证用药的唯一证据而恣用寒凉。这种假热源于真寒，寒主收引，阻遏气机，气机升降出入受阻，郁而化热。此时再用寒药清热，无异于雪上加霜，则犯虚虚实实之戒"。

25. 肠梗阻——旋覆代赭汤

（1）王某，男，50岁，2007年正月初二出诊。宿有克罗恩病，经治病情已稳定。昨天春节聚餐，饮酒饱食，夜半发作肠梗阻，疼痛异常，脘腹胀满，恶心呕吐，大便不通，精神萎靡，X线示：肠道多个液平面。在某医院外科观察室做胃肠减压处理，静滴抗生素，建议手术未允，电话邀余赴诊。症如上述，舌淡胖，苔白腻，脉沉弦。胃肠积滞，腑气不通，拟旋覆代赭汤加味：

人参15g，代赭石50g，枳壳15g，川朴30g，槟榔片30g，旋覆花15g，木香10g，沉香10g，莱菔子30g。2剂，急煎。另用白萝卜2500g切片，水5kg，分3次下入萝卜，煮熟则换，得汁浓缩煎取500mL，加芒硝125g，每服125mL。两方各服2次后，患者便通，症情缓解出院。

按：此后两年内复发两次，均以此法获效，免予手术。所用白萝卜芒硝汤系张锡纯所制硝菔通结汤，治大便燥结久不通，身体兼羸弱者。原方组成：净朴硝200克，鲜白萝卜2500g。将萝卜切片，同朴硝和水煮之。初次煮用萝卜片 500g，水 2500g，煮至萝卜烂熟捞出。就其余汤再入萝卜 500g。如此煮 5 次，约得浓汁一大碗，顿服之。若不能顿服者，先饮一半，停 1 小时，再温饮一半，大便即通。若脉虚甚不任通下者，加人参数钱，另炖同服。

（2）邓某，男，60 岁，北京患者。2011 年 4 月 30 日电话求诊：胃癌术后复发，肠梗阻已经 3 天，便秘，腹胀，疼痛，嗳气，呕恶，肠鸣，西医采取禁食措施。其爱人电话求诊，旋覆代赭汤加味处之：

旋覆花 10g，代赭石 30g，红参 15g，半夏 30g，茯苓 30g，五灵脂 15g，丁香 10g，郁金 20g，生姜 30 片。3 剂。考虑到进药呕吐，嘱其每次呷服，能喝多少就喝多少。服药 2 次，总计约 100mL，大便得通，胀消，腹痛即止。

26. 不孕症——真武汤加味

曹某，女，28 岁，葫芦岛某中药店员工。2011 年 3 月 19 日初诊：结婚 5 年未孕，其丈夫三代单传，屡治乏效，家庭关系已受影响。患盆腔炎半年，中等量积液，腰以下发凉，小腹胀痛，白带量较多，大便偏干艰涩，经期尚准，舌淡胖润，脉浮滑尺弱。子宫肌瘤 2.1cm×2.8cm。考虑胞宫寒湿偏盛，种子着床不易，真武汤加味温阳利水，胞宫温暖，自易受孕，处方真武汤加味：

附子 30g，苍术 30g，白术 30g，茯苓 30g，干姜 20g，吴茱萸 10g，肉桂 15g，沉香 10g，泽泻 20g，猪苓 25g，蒲黄 10g，艾叶 10g，乌药 10g，牡蛎 45g，生姜 10 片，炙甘草 10g。10 剂。

二诊：小腹胀痛显减，腰以下发凉转温，便干改善，寸脉见沉象，前方去沉香、蒲黄、乌药，加黄芪 30g，当归 30g，再服 10 剂，不觉竟已受孕，喜出望外，辞去工作，专意保胎，足月顺产一男，今应 3 岁矣。

按： 余先前治疗不孕症多选少腹逐瘀汤，王清任称："此方种子如神，每经初见之日吃起，一连吃 5 剂，不过四月必成胎。"曾用治两例，均成功受孕产育。自学习火神派后，崇奉"治之但扶其真元"之论，本案即遵此旨，并未投种子套方套药，而是"但扶其真元"，竟收佳效，诚如郑钦安所言："此处下手，便是高一着法。"

27. 小儿痿证——附子理中汤加味

白某，男，8 岁，2014 年 5 月 21 日就诊：患儿自幼手足痿软无力，步态

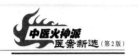

不稳，行走踉跄，痴呆，消瘦，口角流涎。舌胖润，脉沉弦。此先天不足，后天脾弱，附子理中汤乃的对之方：附子30g，干姜10g，红参10g，茯苓30g，白术30g，淫羊藿30g，菟丝子30g，补骨脂30g，黄芪30g，桂枝30g，白芍20g，怀牛膝30g，炙甘草15g，生麦芽30g，生姜10g，大枣20g，5剂，水煎服，1剂服用2天。

6月7日，患者诉症状均有好转，守方加益智仁25g，续服。

2周后，行走已正常，已不留口涎，精神状态良好。

28. 口疮——潜阳封髓丹加味

李某，女，82岁，2009年4月9日初诊：口疮反复发作，舌痛，病已3年，口干口黏，夜间起来几次漱口，牙龈痛肿，口腔医院屡治不效，西瓜霜喷药，"顶药好一会"。脚凉，大便艰涩六七日一行，尿等待，夜三四次，舌淡胖润，右脉滑尺沉，左浮滑寸弱。分析其症，脚凉，舌淡胖润，右脉尺沉，是为阴证；口疮、舌痛、口干则属阴盛逼阳上浮所致，用潜阳封髓丹加味治疗，药用：砂仁20g，黄柏20g，炙甘草30g，附子20g，干姜15g，牛膝15g，肉桂10g，骨碎补20g，白术10g，茯苓30g，淫羊藿20g，通草5g，7剂，水煎服。

复诊（2009年5月5日）：1个月后，因看他病而告，服药后诸症消失，便涩也通，迄今未犯。

按：本案阴火，用四逆汤扶阳治本；牛膝、茯苓引火归原，砂仁纳下，30g炙甘草厚土伏火，皆为引火归原之佐助方法。没用通便药物，但由于治阳虚之本，故大便也通畅了。

在阴阳辨诀中，神、色、舌、脉、口气、二便7项中，我的经验是有两项符合，个别的一项符合，所谓"但见一症便是"，比如舌胖润一项就可以确诊阴证。

29. 牛皮癣——麻黄附子细辛汤加味

（1）王某，女，32岁。2015年6月14日初诊：患牛皮癣多年，10年前吃海鲜过敏后出现皮肤红痒，后逐渐发展，用药治疗后消失。3个月前全身皮损增厚粗糙，连成大片，简直"体无完肤"，色红起屑，无汗，纳寐尚可，腹凉，二便正常，舌胖润滑，脉沉弱。素体阳虚，风寒久伏，麻黄附子细辛汤加味治之：麻黄15g，细辛10g，附子45g，荆芥穗15g，防风10g，乌蛇30g，徐长卿30g，蝉蜕10g，土茯苓30g，砂仁15g，炮姜30g，炙甘草30g，川牛膝25g，姜、枣引。15 剂，水煎服，每天 1 剂。

6 月 29 日二诊：皮损略见缩减，余无改善。调方：麻黄 20g，细辛 10g，附子 60g，荆芥炭 15g，防风 10g，乌蛇 30g，徐长卿 30g，蝉蜕 10g，土茯苓 30g，砂仁 15g，炮姜 30g，炙甘草 30g，川牛膝 25g，白芷 10g，狼毒 5g，白鲜皮 30g，生姜 20g，大枣 10 枚。15 剂。

7 月 15 日：前胸后背皮损明显缩减，变薄，已可见到斑剥的正常皮肤，四肢仍无明显改善。调方：麻黄增至 30g，土茯苓增至 45g，白鲜皮增至 40g，生姜增至 30g，加桂枝 30g，15 剂。

7 月 30 日：全身皮损明显好转，已能见正常皮肤。去掉狼毒，附子增至 75g，白鲜皮增至 60g，加当归 15g，30 剂。

8 月 30 日：皮损大部分消失，仍无汗。麻黄 40g，细辛 10g，附子 90g，荆芥穗 15g，防风 10g，乌蛇 30g，徐长卿 30g，蝉蜕 10g，土茯苓 30g，砂仁 15g，炮姜 30g，炙甘草 30g，川牛膝 25g，白鲜皮 25g，桃仁 15g，红花 10g，生姜 30g，大枣 10 枚。

随症调方至 2016 年 6 月，将汤药做成蜜丸口服，至今未发。

按：牛皮癣属顽固性皮肤病，"外科不治癣，治癣丢了脸"。习惯上多从风燥、湿热、血虚等治疗，疗效不确。今从全身着眼，认定素体阳虚，风寒久伏，以麻黄附子细辛汤加味治之，麻黄、附子逐渐加量，终于愈此痼疾。

（2）曹某，男，34 岁。全身大面积皮肤泛红，粗糙增厚，脱屑，瘙痒，汗少，怕凉。舌淡胖润，脉沉。麻黄 10g，细辛 10g，附子 30g，乌蛇 40g，荆芥炭 15g，防风 10g，徐长卿 30g，皂角刺 15g，茯苓 30g，炙甘草 30g，姜、枣为引。7 剂，水煎服。服上方 7 剂后无明显改善，加狼毒 3g，7 剂。

皮损减轻，瘙痒减轻，仍无汗，上方去狼毒续服半月后，复诊时皮损明显好转，活动后略有汗出，已无脱屑，上方续服半月，诸症消失。

按：患者皮损伴见畏寒，少汗，故投麻辛附子汤解太阳表邪，温少阴之阳，调整全身状态；另加皮肤病专药如乌蛇、徐长卿、荆芥炭等治标，合为标本兼顾，顽疾得愈。

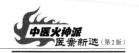

参考文献

［1］唐步祺.郑钦安医书阐释［M］.成都：巴蜀书社，1996.

［2］唐步祺.咳嗽之辨证论治［M］.西安：陕西科学技术出版社，1982.

［3］吴佩衡.麻疹发微［M］.昆明：云南人民出版社，1963.

［4］黎庇留.黎庇留经方医案［M］.北京：人民军医出版社，2008.

［5］戴丽三.戴丽三医疗经验选［M］.昆明：云南人民出版社，1979.

［6］姚贞白.姚贞白医案［M］.昆明：云南人民出版社，1980.

［7］李继昌.李继昌医案［M］.昆明：云南人民出版社，1978.

［8］赵守真.治验回忆录［M］.北京：人民卫生出版社，1962.

［9］萧琢如.遁园医案［M］.长沙：湖南科学技术出版社，1960.

［10］冯伯贤.上海名医医案选粹［M］.北京：人民卫生出版社，2008.

［11］孙秉严.孙秉严40年治癌经验集［M］.北京：华龄出版社，1997.

［12］杨殿兰.四川名家经方实验录［M］.北京：化学工业出版社，2006.

［13］邢斌.危症难病倚附子［M］.上海：上海中医药大学出版社，2006.

［14］傅文录.火神派学习与临证实践［M］.北京：学苑出版社，2008.

［15］庄严.姜附剂临证经验谈［M］.北京：学苑出版社，2007.

［16］吴生元.著名中医学家吴佩衡学术思想研讨暨纪念吴佩衡诞辰120周年论文集［M］.

［17］张存悌.中医火神派探讨［M］.2版.北京：人民卫生出版社，2010.

［18］张存悌.欣赏中医［M］.天津：百花文艺出版社，2008.

［19］张存悌.中医火神派医案全解［M］.北京：人民军医出版社，2008.

［20］郑重光.素圃医案[M].北京：人民军医出版社，2012.

［21］张存悌.关东火神张存悌医案医话选[M].沈阳：辽宁科学技术出版社，2015.

［22］任岩东，张存悌.火神派诊治十大慢性病[M].沈阳：辽宁科学技术出版社，2018.

［23］张存悌，王天罡.火神派示范案例点评（上）[M].2版.北京：中国中医药出版社，2020.

［24］张存悌，辛喜艳.火神派示范案例点评（下）[M].2版.北京：中国中医药出版社，2020.

［25］张存悌，张泽梁，王天罡.中医火神派温阳十法[M].沈阳：辽宁科学技术出版社，2020.

原版后记

　　3 年前，《中医火神派探讨》及《中医火神派医案全解》相继出版后，我一直在研究火神派，深感该学派特色鲜明，经世致用，它使我真正步入岐黄之门，领略中医奥妙。

　　在深入学习和研究后，我不断有新的体会和认识，因此对《中医火神派探讨》加以补充修订，出版了第 2 版，随即着手编著了本书。一年内能出两本书，心中自然高兴，首先向被引录的 20 位火神派名家表示衷心的感谢，他们的医案、经验将永远光耀医林。其次感谢我的弟子史瑞锋、黄靖淳、聂晨旭、白龙、车群、陈春雷等，他们以研究生的资质参与本书编纂，显然加快了进程。当然，还要向辽宁科学技术出版社的寿亚荷编审表示衷心的感谢。

　　编著这种书的辛苦在于查找资料不易，本书与《中医火神派医案全解》两书总计收录医案 600 多个，对于研究火神派的经验而言，差不多够用了。还要对原文进行一定的加工，使之简洁畅晓，照抄照录是偷懒做法，我不为也。再有就是要精心点评，说到点子上，予人启迪，否则少说为妙。

　　2 年前退休，本想过得安闲些，岂料较前还忙碌了。白天临床带教，闲时做些学问，不时外出讲学，多少有些"忙并快乐着"的感觉。为此，我要向火神派"首领"郑老夫子在天之灵表示感恩之心，是他的学说给我指引了研究方向，让我晚年生活得充实些、愉悦些，当然也祈望能够享点清福。

　　玉本天成，琢需灵气。火神派犹如一块璞玉，要将其发掘出来，还有很长的路。我会努力向读者奉献更新、更好的成果。书中不当之处在所难免，还望高明赐教。

张存悌

2010 年 5 月于辽宁中医药大学第三附属医院

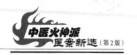

第2版后记

本书 10 年前出版以来，一直畅销不衰，即便我今天重读，仍然从书中所选的名家案例中很受教益，真如苏东坡所说："旧书不厌百回读，熟读深思子自知。"今根据读者需要，决定出版第 2 版，重新修订，并增加了两位名家的医案，约 60 个病例。我的诸多弟子参与本书修订，在此表示谢意，具体分工如下：

张泽梁：负责本书第一至第三章，10 万字。

陈玉强：负责本书第四至第五章，8 万字。

陈乙彬：负责本书第六至第七章，7 万字。

聂晨旭：负责本书第八至第十章，7 万字。

张存悌：负责全书统稿。

在此还要向寿亚荷编审表示衷心感谢，这是我们合作的第 24 本书。

一本专业书，读者面窄，能够再出第 2 版并不多见。本书能够再版充分表明它的市场价值所在，作为主编当然很高兴，聊赘数语。

张存悌

2020 年 6 月 2 日于沈阳东北国际医院